痴呆及认知障碍
神经心理测评量表手册
（第二版）

HANDBOOK OF RATING SCALES FOR
NEUROPSYCHOLOGICAL ASSESSMENT OF
DEMENTIA AND ASSOCIATED COGNITIVE DISORDERS

王 刚 主编

U0289552

科学出版社

北京

内 容 简 介

本书第二版在保持第一版实用性和权威性的基础上,结合作者团队近年来的研究进展,增加了新的内容:病前智力的评估、设置记忆门诊对神经心理测评的要求、神经心理测评量表的电子化和网络化、神经心理测评量表的跨文化研究和本土化过程,从更深、更全面的角度介绍了神经心理测评的前世今生;同时,增加、修订了近八十余项量表,对于常用的、无版权争议的或得到授权的及来源于作者团队的部分量表进行了全文收录;此外,增加了"标准认知评估报告"一章,为神经心理测评的临床规范化奠定了基础;本书保留、更新了平行于临床神经心理测评的动物认知行为学实验。

本书可供神经、精神、心理、老年、康复等临床专科医师及从事脑科学转化研究的研究生、科研人员及痴呆、认知障碍药物临床试验专业人员参考。

图书在版编目(CIP)数据

痴呆及认知障碍神经心理测评量表手册 / 王刚主编.
—2 版. —北京:科学出版社,2021.1
ISBN 978 – 7 – 03 – 067545 – 3

Ⅰ.①痴… Ⅱ.①王… Ⅲ.①痴呆—神经心理学—心理测验—手册 ②认知障碍—神经心理学—心理测验—手册
Ⅳ.①R749.1 – 62 ②B845.1 – 62

中国版本图书馆 CIP 数据核字(2021)第 000876 号

责任编辑:闵 捷 / 责任校对:谭宏宇
责任印制:黄晓鸣 / 封面设计:殷 靓

科 学 出 版 社 出版
北京东黄城根北街 16 号
邮政编码:100717
http://www.sciencep.com

南京展望文化发展有限公司排版

广东虎彩云印刷有限公司印刷
科学出版社发行 各地新华书店经销

*

2014 年 10 月第 一 版 开本:B5 (720×1000)
2021 年 1 月第 二 版 印张:17 1/4
2025 年 3 月第八次印刷 字数:348 000

定价:100.00 元
(如有印装质量问题,我社负责调换)

《痴呆及认知障碍神经心理测评量表手册》
（第二版）
编委会

第二版前言

《痴呆及认知障碍神经心理测评量表手册》第一版自2014年10月出版以来，有幸受到了各位师长、同道的欢迎和青睐，成为国内认知障碍领域具有代表性的原创性专著之一，但也有不少读者反映，本书未能将临床工作中常用的神经心理测评量表的具体内容收入书中，同时，随着学科发展，部分内容也迫切需要与时俱进，不断更新。基于以上背景，我们从2019年初开始着手修订再版。

在第二版中，我们增加了认知障碍神经心理测评及量表的发展和演变中，当代发展阶段的介绍（与功能影像、生物标志物结合）；更新了认知障碍神经心理测评量表的评价及相关统计学处理；结合作者团队近年来的研究，增加了全新的内容：病前智力的评估、设置记忆门诊对神经心理测评的要求、神经心理测评量表的电子化和网络化、神经心理测评量表的跨文化研究和本土化过程，从更深、更全面的角度介绍了神经心理测评的前世今生。同时，对于收录的八十余项量表进行了补充、修订，对于常用的、目前无版权争议的、可公开使用的或得到授权的及来源于作者团队的部分量表进行了全文收录，尤其是考虑到记忆门诊临床实战的需要，特增加"标准认知评估报告"一章，以期为神经心理测评的临床规范化打下基础和进行样板式展示。同时，作为本书的特点和亮点，我们继续保留了平行于临床神经心理测试的动物认知行为学实验，并做了更新，全书在彰显临床实用和转化医学特色的基础上，更不忘突出神经心理的应用基础进展及诊治指南的最新成果。

从第一版酝酿、出版到本次再版，弹指一挥十载，十年来，秉持海纳百川的精神，深耕不倦的态度，我们在认知障碍的临床转化研究中取得了一系列进展，并连续举办了多届痴呆及认知障碍神经心理评估学习班及论坛，本书也成为历届学习班及论坛的指定参考图书。但作者深知，要打造一部真正的精品专著，必须与时俱进，吐故纳新，作者与图书一道成长，图书与读者一道成长！

在本版修订过程中，我要感谢导师——上海交通大学医学院附属瑞金医院陈生弟教授对我多年来的培养和指导；感谢亦师亦友的上海交通大学附属第六人民医院郭起浩教授、上海市精神卫生中心李春波教授对我的支持和帮助；感谢认知障碍领域的前辈学者——武汉大学中南医院章军建教授、中国人民解放军总医院贾建军教授、天津市环湖医院纪勇教授、山东大学护理学院娄凤兰教授对我的鼓励和支持；我也要感谢科学出版社的编辑对本书从出版到再版的持续支持，"出版社和作者一起成长"让我铭记在心；同时，我要深深感谢本书编写团队的每一位成员，感谢上海交通大学基础医学院张永芳副研究员、中国人民大学中国调查与数据中心胡以松副教授和首都医科大学附属北京天坛医院神经病学中心黄越教授的继续加盟，感谢我院认知障碍团队主要成员任汝静副主任医师和乔园博士，潘小玲副主任医师，崔诗爽博士，研究生黄强、谢心怡、陈施吾为再版所付出的努力。第一版编委陈帅、陈伟、陈晓霞、刘丽华、孙治坤、王丽玲、徐菁、徐旭华、周夷医师等由于临床工作繁忙或国外求学等诸多原因未再参与本版修订及再版，再次对他们前期基础性工作表示感谢。

本书继续保持语言的简洁规范，全书风格统一，图文并茂，便于理解，内容努力与国际规范接轨，书中若有纰漏，恳请各位前辈及同道继续批评指正，以期再次修订时完善。

王刚

上海交通大学医学院附属瑞金医院

2020 年 5 月 25 日

第一版前言

神经心理测评及其工具——量表已逐渐渗透到医学临床研究和实践的各个领域,在神经病学、精神病学、老年病学及医学心理学等临床学科中占据了重要的地位,尤其在对以阿尔茨海默病(老年性痴呆)为代表的认知功能障碍疾病的诊断、疗效评估中起到了无可替代的作用,近年来相关研究学者对神经心理测评量表的需求与日俱增,大量的临床研究(随机对照试验)及转化医学研究都越来越多地使用神经心理测评量表进行检测和分析;但与此不符的是,一些工作在临床一线及从事调查研究的使用者对如何合理使用神经心理测评量表还缺乏清晰的认识和明确的概念,对"能否用、如何用、用什么、如何解释"等一系列问题还缺乏一个系统性的理解和认识,在一些临床研究中,量表的选用方法和测评流程还缺乏规范性,存在随意性,甚至一些未经信效度验证而仅仅照搬翻译的量表也被采用,这有违神经心理测评的初衷和目的。因此,本书的宗旨之一就是以一本相对客观、正规的手册形式来介绍目前应用于痴呆及相关认知障碍的神经心理测评量表的具体应用范围、特点及要求,以期增强临床工作者及相关使用者正确合理使用神经心理测评量表的概念和意识,从而为整体提高和促进我国临床神经心理测评的发展尽绵薄之力。

从构思、准备到具体实施、撰写完成这部专著,弹指一挥,已是五载,五年来,无论是何种困难和挫折,都不曾淬灭我们为同道奉献出一本中国版神经心理测评量表手册的信心和决心。五年来,无论是编制原创的中文版神经心理测评量表,还是汉化国外的神经心理测评量表,无论是对上述神经心理测评量表在国内进行推广,还是在同道中开展合作交流,我都有幸得到了导师——上海交通大学医学院附属瑞金医院神经内科陈生弟教授的鼓励和支持,他严谨求实的治学精神、一丝不苟的科研态度深深地影响了我和本书的编写,本书的出版更是他所培养出的芬芳桃李们向老师汇报、致敬的一种特殊方式;我也有幸得到了好友——上海市精神卫生中心李春波教授的大力支持和帮助,他执着敬业、不断追求的学术态度时时给我以榜样作用;我也要感谢科学出版社对本书从酝酿到完稿过程的鼓励和支持,"出版社和作者一起成长"让我铭记在心;国内神经心理认知研究的前辈,在诸多领域做出原创性工作的复旦大学附属华山医院神经内科郭起浩教授在我构思及前期准备过程中给予了指点并提供了宝贵的建议,在此也深表感谢;同时,我要深深感谢本书编写团队的每一位成员,他们中有我的合作伙伴——澳大利亚神经科学学院黄越博士、我的同窗好友——上海交通大学基础医学院张永芳副教授、中国人民大学中国调查与数据中心胡以松副教授,他(她)们的加盟使得本书的深度和广度独树一帜;我也要感谢我的同事、师弟师妹和我的学生对我的鼎力支持和帮助,他们的青春智慧、聪明才智融入本书的每一个章节和段落中,熠熠生辉。最后,我要感谢我的妻子和家人对我义无反顾的支持。

与以往类似国内外神经心理专著不同的是,本书在系统介绍神经心理测评量表的应用基础上,还分别增加了对神经心理测评量表发展演变历史和具体评估要点的介绍,同时,考虑到转化医学研究的需要,增加了与神经心理测试平行的动物认知行为学实验的介绍,全书在彰显临床实用和转化医学特色的基础上,也不忘突出神经心理的学科进展及诊治指南的最新成果,更不忘融入每位作者来源于临床实践的经验与智慧。

本书在写作时注意简洁规范,条理清晰,全书风格统一,图文并茂,便于理解,文中所选用图片多为作者团队成员原创,内容努力与国际规范接轨,然而由于各章节作者写作习惯和风格难免有所差异,加上受个人学识所限,错误和商榷之处恳请各位前辈及同道批评指正,以期再版时修订完善。

同时,上海交通大学医学院附属瑞金医院消化内科周洁医师应邀绘制了部分插图,神经内科杜敏女士、任汝静副主任医师提供了部分图片,北部院区神经内科方嵘医师在前期量表目录整理上提供了帮助;山东大学护理学院娄凤兰教授对收集相关量表给予支持,均在此一并致谢。

王刚

上海交通大学医学院附属瑞金医院神经内科

2014 年 5 月 25 日

目　录

第三章 动物认知行为学实验

211

第四章 标准认知评估报告

238

附 录

253

索 引

257

评新书《痴呆及认知障碍神经心理测评量表手册》(代跋)

265

第一章 总 论

第一节 认知障碍神经心理测评及
量表的发展和演变

作为神经科学中研究脑和行为关系的分支,神经心理学(neuropsychology)在近几十年来逐渐发展成为一门重要的交叉学科,它综合神经解剖学、神经生理学、神经药理学、神经生物化学和实验心理学及临床心理学的研究成果,采用独特的研究方法,融心理学与神经科学于一身,在单纯科研价值之外,发展出了具体化形式——神经心理测评(neuropsychological tests),更加体现了与医学临床科学(神经精神病学)的融合与应用价值。神经心理测评旨在评估患者在脑部病变时心理变化的特点,以神经心理测评量表(以下简称"神经心理量表")为工具,通过定性和(或)定量的方式,了解不同性质、不同部位的病损及不同病程阶段的心理变化及保留心理功能的状况,从而为临床医师在诊断、制订干预和康复计划方面提供有益依据。其中,痴呆及认知功能障碍在神经精神系统疾病谱中,无论对于疾病自身的诊断,还是预后疗效的研判,都较其他疾病更加依赖和需借助神经心理测评,因此,神经心理测评成为目前临床神经心理学中最重要的组成部分之一,其发展和演变过程也是整个神经心理学发展和进化的一个缩影。

虽然,"神经心理学"一词的正式出现至今不到百年,但其发展历史却可以追溯到18世纪的欧洲,历经二百多年的曲折发展,形成了今天的全貌。

一、发端——Gall 和脑功能定位学说

近代认知科学的先驱——德国解剖学家 Franz Joseph Gall 于 1796 年提出了独特的"颅相学(phrenology)"理论,该理论认为根据头颅形状可以确定每个人的心理特质,通过测量头颅能够判断每个人不同的人格。这一学说在 19 世纪的欧洲曾风靡一时,但同时也遭到了一些同时代学者的质疑和批评,被斥为"当代的伪科学"。但不可否认的是,这一学说深刻影响了 19 世纪欧洲精神病学与现代神经科学的发展,其中 Gall 对古希腊医学家及哲学家 Galen(129—199)关于"脑室是大脑最重要结构,而皮质仅起保护作用"学说的修正揭开了近代神经认知科学的发展序

幕。Gall 通过解剖实践,发现脑组织是由一束束传导纤维所组成,他大胆地提出,小脑皮质(德国人形象地称之为"外壳")而非脑室才是注意力的中枢,并提出神经系统是由一系列独立的神经中心所组成,每个中心各具特殊的心理功能。虽然这一理论存在诸多缺陷,但他却创立了脑功能定位(cerebral localization)理论,从而为随后神经心理测评的发展提供了理论基石。同时,Gall 还较早地认识到精神疾病也是一种脑的疾病,而并非当时社会普遍认为的"妖魔附体"或"严重道德堕落",这为采用神经心理量表测评精神病患者提供了道义和理论支持。

二、基于失语的神经心理测评发展史

1. 起源——Broca 和布罗卡失语症　　基于 Gall 的脑功能定位理论,1860 年,法国神经外科学家 Paul Broca(1824—1880,图 1-1)在脑外科手术中发现左侧额叶的外接区域损伤常可导致患者出现失语,这也就是今天以其命名的运动性语言中枢所在区域——布罗卡区(Broca's area)(位于大脑皮质额下回后部的 44、45 区)的由来。Broca 提出,在评估失语症患者时,需要考虑到发音、手势、理解力、写作、与文字或语言无关的记忆力及总体智能(general intelligence),同时,还需要和其他可能导致类似失语症状的疾病进行鉴别,如当时较流行的麻痹性痴呆(梅毒)。虽然 Broca 对于失语症患者评估的直接目的在于对脑的功能定位而非诊断,且未建立神经心理测评的系统流程,方法相对简单,但他的这一研究却开创了神经心理测评的先河。从某种意义上讲,临床神经心理测评的发展源头即在于对失语症的评估。

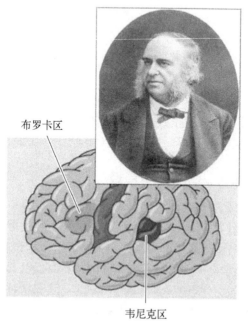

布罗卡区

韦尼克区

图 1-1　Paul Broca(1824—1880)

2. 早期发展——三位追随者　　进入到 20 世纪,三位法国神经病学家 Pierre Marie(1853—1940),Francois Moutier(1881—1961)和 Jules Dejerine(1849—1917)继承了 Broca 对失语的研究,并发展出了更加精细复杂的神经心理测评。其中,Marie 所发明的多步命令式的三张纸检测(Three Paper Test)最为经典。

三张纸检测指令

检查者将 3 张不同大小的纸放在桌子上,告诉受试者:"请把最大的 1 张纸给我(检查者)。"然后把中等大小的纸弄皱,扔到地上,最后把最小的 1 张纸放到你(受试者)的口袋里。

Moutier 则将失语症患者的检查进一步细分为 12 个部分:听觉理解、内在语言、言语、读、写、模仿、智能状态、失用、运动、感觉、吞咽、视觉。每一部分又可再细分为不同的任务(指令),如第 3 部分"言语"可分为自发言语、重复言语和歌唱;如第 4 部分"读"包括读出钟表上指示的时间,是后世著名的"画钟测验(Clock Drawing Test, CDT)"的雏形。Dejerine 的检查方法与 Marie 类似。这一时期的神经心理测评逐渐向系统性发展,但评估的过程过于耗时和烦琐,检查指令的干预过多,未能体现出 Broca 所提出的根据临床需要灵活分析、重点选择的特点。

3. 中期发展——Head 成套序列神经心理测评　　第一次世界大战期间,英国神经病学家 Henry Head(1861—1940)在检查颅脑外伤士兵的过程中,逐渐发现此前失语的解剖定位并不准确,检测失语的工具也不规范和实用,鉴于此,他于 1926 年编制了一套新的失语评估检查量表——Head 成套序列神经心理测评(Head's Serial Test)量表,该检查主要侧重于言语的听力理解和文字理解,并在检查过程中强调了测试地点的环境和患者情绪对配合程度的影响,以及出现了真正意义上规范的专用检查工具(铅笔、钥匙、硬币、卡片等,表 1-1)。值得一提的是,我国神经精神病学家许英魁(1905—1966)在 20 世纪 40 年代将此量表翻译并应用于国内,使该量表成为有案可查的最早被引入国内的欧美神经心理检查。该检查相比之前的类似检查,更加规范和易操作,但检查的内容过于偏重智能,某些内容过于简单,而某些内容又相对复杂。

表 1-1　Head 成套序列神经心理测评要点

---

1. 命名和识别日常物体(专用检查工具:6 对实物——铅笔、钥匙、硬币、火柴盒、剪子、小刀,以及 6 张分别写有上述实物名称的卡片)

　　a. 指出上述检查工具中与检查者手上拿的物体(专用检查工具的复制品)相同的物体

　　b. 指出物体的名称

　　c. 口头命令:指出检查者说出的物体

　　d. 书写命令:指出卡片上所写名称的物体

　　e. 指出对应于放在受试者手里物体(复制品)的物体(受试者应避免看到该物体复制品)

　　f. 写出检查者所指物体的名称

　　g. 写出听到的物体名称,复写物体名称(从印刷体到签名体)

　　h. 复述检查者说出的物体名称

　　i. 指出 1 件名称被印在卡片上的物体

（续表）

2. 命名和识别颜色［操作与第 1 项类似，检查工具为 8 种不同颜色（红、橙、黄、绿、黑、蓝、紫、白）的丝线各 1 对］
3. 人、猫、狗测验（最基本的读写测验）
4. 钟表测验（根据口头和书面命令设置钟表盘面上的时间）
5. 硬币-饭碗试验（执行口头命令及朗读卡片上指令后执行）
6. 手、眼、耳定位试验［让受试者分别根据书写命令（卡片上的文字和图画）、口头命令和镜相中检查者的动作以 1 只手轻触眼睛或耳朵］

4. 近期发展　由于 Head 成套序列神经心理测评量表所存在的缺陷，20 世纪 30 年代，美国学者 Theodore Weisenburg（1876—1934）和 Katherine McBride（1904—1976）又修订了一组新的失语检查量表，这一组量表主要针对儿童的教学成绩测试，包括发音测试、口头段落阅读、基本阅读测试等，由于完成整个测试需要耗时 10 小时以上，且成组量表缺少新意，因此，并未起到替代 Head 成套序列神经心理测评的作用。直到 20 世纪 60 年代，美国波士顿退役军人医院（Boston Veterans Administration Hospital）的精神科医师 Harold Goodglass（1920—2002）和 Edith Kaplan（1924—2009）编制出了著名的波士顿诊断性失语检查（Boston Diagnostic Aphasia Examination，BDAE）量表。BDAE 量表于 1972 年正式编制发表，一直到今天还在不断更新，最新版本为 2003 年第三版，是目前国际公认的标准失语症检查，BDAE 量表由 27 个分测验组成，分为对话和自发言语、听觉理解、言语表达、书面语理解、书写等 5 大项；还附加 1 组评价顶叶功能的非言语分测验，包括计算、手指辨认、左右辨认、时间辨认和三维木块图测评等。BDAE 量表既包括语言功能本身的检查，也包括非语言功能的检查；既可对患者语言交流水平进行定量分析，又可对语言特征进行定性分析；既可确定患者失语症的严重程度，又可做出失语症的分类，包括我国在内的许多国家都据此修改应用或作为蓝本制定本国的失语症诊断试验。但 BDAE 量表仍存在耗时较长的缺点，且评分较烦琐。由于 BDAE 量表的亚项目单独使用仍然具有诊断价值，因此，临床上逐渐出现了采用 BDAE 量表部分项目［如饼干-小偷场景图片描述（the Cookie-Theft Picture Description），图 1－2］对患者进行检查，这正体现了失语症评估的先驱——Broca 所倡导的"灵活性"原则。

三、以智能和社会为重点的神经心理测评的细化发展

1. 精神状态和总体智能检测：从智商到韦氏智能量表　19 世纪的最后 20 年，神经精神病学家关注的重点逐渐从单纯的疾病症状——"失语"向个体的精神状态（mental state）转移，对于精神状态的评估不仅包括个体的精神特性，如反应时间、简单的运动技巧和感觉识别等，还包括复杂的精神处理过程。作为精神状态健康程度的重要体现——总体智能随之成为研究的焦点，并逐渐出现了一批针对儿童、成人和某些特殊人群（学生、外国移民和士兵）智能进行测评的神经心理量表。早期代表性总体智能测评量表包括：① 比奈-西蒙智力量表；② 在比奈-西蒙智力

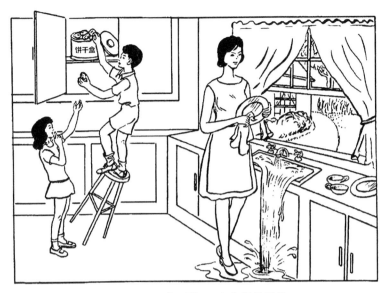

图 1-2　汉化版饼干-小偷场景图片

量表基础修订而成的斯坦福-比奈成套量表；③ 诺克斯成套量表。

1905 年，应法国巴黎教育当局的要求，心理学家 Alfred Binet（1857—1911）和 Theodore Simon（1872—1961）联合编制了一种专门用来测试 5~15 岁间学生智力的量表，它包括 30 个测量一般智力的项目，如比较相同外观盒子的重量、复制图形、重复句子、数硬币、将两个相同的直角三角形组合成四边形等，其中既有对感知觉方面的测评，也有对判断、推理、理解等高级智能的测评。此后，该量表又陆续进行了扩充、修订，在第一版的基础上增加并修改了测评项目（增加到 54 个项目），并将全部项目按年龄分组，逐渐延伸到成人段，提出了心理年龄（mental age）的概念，成为第一个纳入年龄因素的智能测评量表，并逐渐被用于低智能和精神发育迟滞的检测，并在全世界范围内被推广。在比奈-西蒙智力量表的基础上，美国斯坦福大学 Lewis Terman（1877—1956）于 1916 年主持修订了著名的斯坦福-比奈成套量表，该量表第一次将复合智商（composite intelligence quotient）概念运用到智力测验中，提出了复合智商的概念，即复合智商=心理年龄/时序年龄×100。

"复合智商"的提出使智力分数能在不同年龄间比较，从而进一步发展和完善了比奈-西蒙智力量表以智龄评定智力的方法，由于量表检测所需时间成人仅为 80~90 分钟，儿童为 1 小时，因此，该量表很快成为世界范围内被广泛使用的智能检测量表。此后，斯坦福-比奈成套量表又经过多次修订、补充。

随后，美国出现了专门为测评外国移民和士兵等特殊人群智商（intelligence quotient, IQ）而设计的诺克斯立方体测试［Howard Knox（1885—1949）］和 α/β 军用检查［Robert Yerkes（1876—1956）］，前者为非语言性测试，排除了语言障碍对智能测评的干扰；后者则既包括语言任务，也包括行为任务。

　　上述智能测评量表虽各具特点，但设计初衷主要针对儿童或某些特殊人群，并且，基于心理年龄的 IQ 不适合所有成人。因此，1939 年，美国著名心理学家 David Wechsler（1896—1981）在早期量表的基础上，博采众长，编制出了著名的韦克斯勒-贝尔维尤（Wechsler-Bellevue，WB）量表，该量表将语言能力和行为能力测试联合纳入，检测项目包括语意类、表意类；并在每个年龄段设置了 IQ 的参考

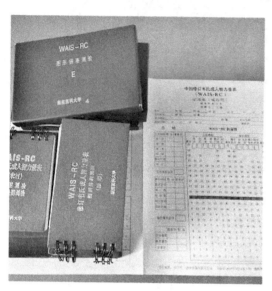

图 1-3　韦氏量表

范围，成为智能测评量表的集大成者，在世界范围内获得了广泛的应用，并逐渐细分为成人、儿童及幼儿版本（图 1-3）。韦氏成人智力量表（Wechsler Adult Intelligence scale，WAIS）包括 11 个分量表（言语量表 6 个：知识、领悟、算术、相似性、数字广度、词汇；操作量表 5 个：数字符号、图画填充、木块图、图片排列、图形拼凑）。韦氏儿童智力量表（Wechsler Intelligence Scale for Children，WISC）包括 12 个分量表，其中，语言量表 6 个和操作量表 6 个。由于 WAIS 中缺少记忆力项目的检测，随着量表测评的需要，1945 年 David Wechsler 又设计研制了单独的韦氏记忆量表（Wechsler Memory Scale，WMS），包括对定向、精神控制、逻辑记忆、数字广度、视觉复制、相关学习任务等的测评。直到今天，WAIS 和 WMS 还在不断更新修订，并被广泛采用。

　　2. 从普通人群向患者的转变——专业化神经心理量表的出现和发展　　无论是韦氏智力量表（Wechsler Intelligence Scale，WIS），还是其他类似量表，这些神经心理量表的最大特点是使用人群（应用范围）并非专门针对神经精神疾病患者，虽然部分相关内容可用来测评患者，但却对疾病的鉴别诊断少有帮助，并缺少相应亚认知结构域的检测，且量表内容复杂，耗时较长，无法做到床边测评（Bedside Assessment），限制了在临床上的推广使用。因此，检测总体智能的神经心理量表必须向更加精练，向医学专业化、标准化发展，这成为众多神经精神病专家的共识和努力方向。20 世纪，尤其是第二次世界大战后，伴随着 1946 年国际上第一例随机对照试验（randomized control trial，RCT）的出现，如雨后春笋般出现的临床药物试验极大地促进了痴呆及认知功能障碍神经心理量表的编制研发，一大批以简易智能状态检查（Mini-Mental State Examination，MMSE）量表为代表的条目相对简单、耗时短、易操作的神经心理量表相继出现，并根据神经心理测评

的认知结构域(总体智能)评估、亚认知结构域[包括注意力和信息处理速度(attention and information processing speed)、语言(language)、视空间(visuospatial)、学习记忆(learning and memory)、执行功能(executive function)等]的分类而依次发展衍生,出现了上百种神经心理量表,极大地推动了痴呆及相关认知障碍临床研究的进展,逐渐形成了目前神经心理量表的发展格局和分类,使神经心理量表成为痴呆及认知障碍疾病的诊断、鉴别诊断、疾病严重程度分级、监测疾病进展、评估疗效的重要手段和工具。

3. 从个体基本认知向社会认知的发展——心智理论的出现和发展　从1978 年美国心理学家 Premack David 和 Guy Woodruff 首次提出灵长类动物的"心理推测能力"(the theory of mind, TOM,也译为"心智理论""心理理论")以来,到2000 年 Helen Tager - Flusberg 和 Harry Stack Sullivan 从主体信息加工的角度首次提出 TOM 模型,认为 TOM 包括两个亚成分:社会认知成分和社会知觉成分,属于一种高级认知功能,TOM 已逐渐成为融合心理学和神经科学的交叉理论(假说),体现出了包括人及少数高等级灵长类群居动物(如黑猩猩)的心理特点——社会认知,而神经心理测评的内容也因此在原先对个体基本认知(总体智能及亚认知结构域)评估的基础上,增加了对社会认知的评估内容,成为目前认知领域的一个新兴研究方向(图 1 - 4)。

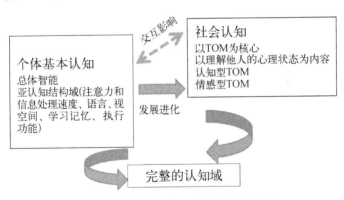

图 1 - 4　从个体认知向社会认知的发展

现在认为,TOM 是能够理解自己及推断他人客观状况(精神心理状态)的一种能力,是人类进化的一种表现,它有助于成功地维系复杂的社会关系,TOM 包括情绪、信仰、欲望、意图等精神状态,按照精神状态内容的特点,TOM 可以分为认知型和情感型,前者主要指具备推理和表达他人的观点和企图的能力,涉及信念和企图,与背外侧前额叶皮质(dorsolateral prefrontal cortex)有关;后者主要指能够察觉和理解他人的情感,涉及情绪和感受,与腹内侧前额叶皮质(ventromedial prefrontal cortex)有关。心智方面的缺陷往往导致人际交往困难,TOM 应用于临床疾病的研究也从早前的儿童心理发育迟滞及精神疾病向包括阿尔茨海默病(Alzheimer's disease，AD）在内的神经变性疾病发展。最为经典的 TOM 受损疾病——儿童自闭症表现出个体认知缺陷相对较轻甚至反而超出常人［高功（智）能自闭症］，而社会认知则明显发育迟滞甚至缺损。近年来，随着运用于成人的 TOM 检测方法［以错误信念任务（False Belief Task）测验为代表的单项任务测试及以上述方法为基础组合而成的成组（套）TOM 检测（详见第二章第十二节），由于 TOM 的检测方法与常规量表不同，本书只介绍目前争议较小、相对成熟的代表性方法］的逐渐发展，阿尔茨海默病及相关认知功能障碍患者是否存在 TOM 损害正逐渐成为一个新的研究热点。最近的研究表明，包括阿尔茨海默病和额颞叶痴呆（frontotemporal dementia，FTD）在内的患者 TOM 都存在缺陷，如阿尔茨海默病患者在简单任务和一级错误信念任务上与正常老年人无显著差异，但在二级错误信念任务及更高级任务（区别谎言和玩笑、识别失礼仪环境等）上则较正常老年人明显下降，但也有学者认为这与阿尔茨海默病患者的一般个体认知功能（工作记忆、执行功能）下降有关而非心智理论能力的特异度下降，且对错误信念任务测验的特异度提出异议，因此，阿尔茨海默病及相关认知障碍的 TOM 研究还存在较多争论，需要更多的实验证据来求证阐明，TOM 的理论和符合中国文化的检测方法还需要不断发展和更新。

四、当代神经心理测评的发展趋势——认知评估与生物标志物的结合

进入 21 世纪，伴随着多项国际多中心的大型队列研究的出现和兴起，神经心理测评已从 20 世纪下半叶的 RCT 中走出，不再将 RCT 单独作为临床研究的手段和工具，开始与新兴的功能影像学和各类体液标志物有机结合，联合评估患者的病情，并且开始作为前瞻性队列研究的重要结果变量，其中以著名的阿尔茨海默病神经影像学倡议（Alzheimer's Disease Neuroimaging Initiative，ADNI，http：//adni.loni.usc.edu）研究为代表（图 1-5），ADNI 是由美国国立卫生研究院（National Institutes of Health，NIH）及美国国家衰老研究所（The U.S. National Institute on Aging）联合二十余家医药公司于 2004 年共同建立，覆盖了欧美的多个医疗中心。第 1 期研究（即 ANDI-1）通过分析阿尔茨海默病患者各种临床前检查（包括系统的心理测验、1.5T MRI、FDG-PET、PiB-PET、遗传学检查和脑脊液检查）指标来开发能作为临床试验结果指标的生物标志物。随着纳入患者增多，患者病程推进，基于 ADNI-1，研究者进一步增加 ADNI-GO（ADNI grand opportunities）、ADNI-2 及 ADNI-3 研究。ADNI 系列研究追踪正常衰老人群、早期轻度认知功能损害人群和晚期阿尔茨海默病患者的病程进展，分析上述生物标志物的改变模式，以开发阿尔茨海默病早期诊断的生物标志物及反映疾病预后的生物标志物。ADNI-1 共招募 229 例正常老年人、402 例轻度认知功能损害（mild cognitive impairment，MCI）老年患者和 188 例轻度阿尔茨海默病老年患者，美国 57 个研究单位参加，迄今基于该研究数据已经发表高质量论文 1 800 余篇（截至 2020 年 3 月 15 日），其研究模式被欧洲、澳大利亚、中国、日本、韩国所效仿。

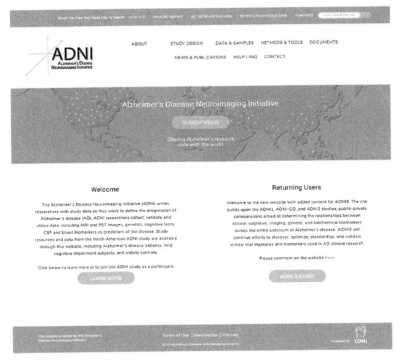

图 1-5　ADNI 网站界面（http://adni.loni.usc.edu）

ADNI 采用的成套神经心理测验包括 MMSE 量表、逻辑记忆（Logical Memory，LM）测验、动物流畅性测验、数字广度测验（Digit Span Test）、连线测验（Trail Making Test，TMT）、符号数字模式测验（Symbol Digit Modalities Test，SDMT）、波士顿命名测验（Boston Naming Test，BNT）、听觉词语学习测验（Auditory Verb Learning Test，AVLT）、CDT（自发与模仿）、阿尔茨海默病评估量表认知评分（Alzheimer's Disease Assessment Scale-Cognitive Subscale，ADAS-Cog）、老年抑郁量表（Geriatric Depression Scale）、神经精神科问卷（Neuropsychiatric Inventory，NPI）、临床痴呆评定（Clinical Dementia Rating，CDR）、日常生活活动能力（Activities of Daily Living，ADL）等 14 种。神经心理测验作为认知障碍的诊断标准工具之一，其结果变化也可反映随访过程中疾病进展状况。通过从公开的数据库获取数据，研究者可以分析神经心理测评同神经影像和体液标志物的相关性及串联上述指标作为诊断标志物群的灵敏度、特异度。Toledo 等研究发现：在对患者的随访过程中，脑脊液中 α-突触核蛋白与 Aβ1-42 的比值及 T-Tau 与 Aβ1-42 的比值的升高与 ADAS-Cog、CDR 得分下降呈现相关性，因此，上述两个比值的升高是阿尔茨海默病病情进展的表现。在对受试者进行静息态功能 MRI 检查时，许多研究采用了低频振荡振幅（amplitude of low frequency fluctuation，ALFF），而不同脑区的 ALFF 与受试者 MMSE 量表得分呈现一定的相关性。在阿尔茨海默病患者中，MMSE 量表得分与楔前叶及后扣带回皮质 ALFF 呈现正相关；而对晚期轻度认知功能损害患者,MMSE 量表得分则与右侧丘脑、楔前叶及后扣带回皮质等脑区 ALFF 呈现正相关。为了解决实际使用过程中,各个量表结果的侧重点不同、诊断灵敏度和特异度不一的问题,Crane 领导的团队基于 MMSE、ADAS－Cog、AVLT 及 LM 测验结果定义一个新的指标 ANDI－Mem,以反映受试者的综合记忆水平。在随访过程中,ANDI－Mem 可以更好地反映受试者认知状态的下降;在阿尔茨海默病患者中,ANDI－Mem 与 MRI 各个参数有着较好的相关性。

ANDI 研究覆盖医疗中心之多、纳入病例之广、研究过程之规范、数据分享之透明,为临床研究者们提供了大量的高水平数据,从而实现了研究的横向、纵向对比的可能。研究者也通过认知评估与生物标志物相结合的方法,不断深入对认知障碍的认识,进而更新其诊断、治疗的方法。国内已见利用 ADNI 开放数据进行分析发表的相关论文。

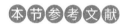

本节参考文献

Mioshi E, Hodges J R, 2009.几种常用诊断痴呆的认知筛查工具.潘小玲,王刚,译.内科理论与实践,4(4):247－250.

Po H L,任汝静,2009.老年痴呆患者精神状态和神经心理测评进展.诊断学理论与实践,(4):380－382.

王刚,陈生弟,2007.老年痴呆量表的分类及应用.中国现代神经疾病杂志,7(5):461－464.

王刚,吕发金,2017.痴呆及相关认知障碍的神经影像学诊断流程建议.重庆医科大学学报,42(6):684－686.

Bloom P, German T P, 2000. Two reasons to abandon the false belief task as a test of theory of mind. Cognition, 77(1):B25－B31.

Castelli I, Pini A, Alberoni M, et al., 2011. Mapping levels of theory of mind in Alzheimer's disease:A preliminary study. Aging Ment Health, 15(2):157－168.

Crane P K, Carle A, Gibbons L E, et al., 2012. Development and assessment of a composite score for memory in the Alzheimer's disease neuroimaging initiative (ADNI). Brain Imaging Behav, 6(4):502－516.

Henderson V W, 2010. Chapter 17:cognitive assessment in neurology. Handb Clin Neurol, 95(8):235－256.

Jouanne G, 2000. Neuropsychological evaluation of the older adult:a clinician's guidebook. Salt Lake City:Academic Press.

Liang P, Xiang J, Liang H, et al., 2014. Altered amplitude of low-frequency fluctuations in early and late mild cognitive impairment and Alzheimer's disease. Current Alzheimer Research, 11(4):389－398.

Petersen R C, Aisen P, Beckett L A, et al., 2010. Alzheimer's disease neuroimaging initiative (ADNI):clinical characterization. Neurology, 74(3):201－209.

Toledo J B, Korff A, Shaw L M, et al., 2013. CSF α－synuclein improves diagnostic and prognostic performance of CSF tau and Aβ in Alzheimer's disease. Acta neuropathologica, 126(5):683－697.

Weiner M W, Aisen P S, Jack C R, et al., 2010. The Alzheimer's disease neuroimaging initiative: progress report and future plans. Alzheimers Dement, 6(3): 202 - 211.

Weiner M W, Veitch D P, Aisen P S, et al., 2015. Impact of the Alzheimer's disease neuroimaging initiative, 2004 to 2014. Alzheimers Dement, 11(7): 865 - 884.

（王　刚　黄　强）

第二节　认知障碍神经心理测评量表的定义、分类、选择和判读

神经心理量表的产生与发展的历史绝不仅仅只涉及神经病学(认知障碍)的发展,而是与多学科(社会科学、心理学、流行病学以及生物统计学)密切相关,在社会科学中常将"量表(scale)"定义为"由很多题项构成,并且这些题项构成一个复合分数,试图揭示不能轻易用直接方法来观察的理论变量水平的测量工具"。笔者首次从临床的角度定义"神经科量表",细化到认知障碍神经心理量表,也即"由一组针对痴呆及认知障碍疾病临床表现和症状的题项组成,并且可按照一定等级顺序排列计分,最终以分值形式评判的辅助测量工具"。通常判断一份神经心理量表优劣的标准包括:① 任务明确;② 具有较高的信效度;③ 方便使用而无须特殊的培训。

一、神经心理量表的分类

1. **按照评估内容分类**　　按照评估内容可将神经心理量表分为认知评估量表和非认知评估量表。前者又分为总体智能评估量表和专项认知结构域评估量表(记忆力、注意力、语言、执行功能、视空间等);非认知评估量表包括日常功能评估量表、精神行为评估量表、生活质量评估量表、照料者负担评估量表等。

2. **按照报告(实施)人分类**　　按照报告(实施)人可将神经心理量表分为自评量表(self-rated scale)和他评量表(rater-administered scale)。自评量表不需要神经心理评估师的直接参与,简单易行,适合评估患者精细和主观的状态,但可信度较差,且不适合所有患者,通常需要与他评量表联合使用;他评量表则需要由神经心理评估师按照每个量表的测试指南或手册操作,一般通过结构化或半结构化的访谈完成;此外,还有独立于访谈之外的神经心理测验[如搜钟测验(Bells Test, BT)、迷宫测验(Maze Test, MT)]。

3. **按照评估目的分类**　　按照评估目的可将神经心理量表分为诊断用量表和

症状评估量表。前者通常项目繁多、耗时长、多有常模参考;而后者则主要针对某一症状(抑郁、激越、睡眠等),内容相对简单,多为临床药物试验所选用。

4. 按照评估项目的多少分类　　按照评估项目的多少可将神经心理量表分为单项量表和成套量表,前者主要针对某一种功能或症状进行检测,专一但局限,操作相对简单;而后者对认知功能的多个方面进行评估,可涉及病情或症状的严重程度,耗时长、内容复杂,需要考虑到患者及家属的依从性。

5. 按照使用方式分类　　按照使用方式可将神经心理量表分为开放(免费)使用神经心理量表和限制(有偿)使用神经心理量表(具体参见本节"神经心理量表的版权问题")。

6. 按照测评依托媒介分类　　按照测评依托媒介可将神经心理量表分为传统纸笔式和计算机辅助软件式,绝大多数神经心理量表现在仍然采用传统的面对面纸笔式评估,一些量表则兼有纸笔式和计算机辅助软件式两种版本,但是否所有神经心理量表都适合借助于计算机辅助软件测评还存在争议,需要进一步研究。

二、需要与神经心理量表区分的两种工具

1. 调查问卷　　神经心理测评过程中,有时会涉及问卷调查,问卷(questionaire)和量表都属评估工具,但严格意义上,两者之间存在以下区别。

(1)编制架构不同:通常神经心理量表的编制较为复杂,需要一系列理论来支持,需设置不同维度和相应的条目,每个维度代表一个分量表,需要有明确的定义;而问卷只需要专注某个主题(临床症状),将需要了解的问题罗列出来就可以完成编制。

(2)计分方法不同:量表通常有明确的计分方法(如常用的利克特5分法正向或反向计分),以各个分量表为计分单位,相加得出总分,并有相应的划界值(cut-off);而问卷则以每个问题为单位记次,亦即以每一题的各选项被选择的次数来计算。

(3)统计分析不同:由于量表的分数为连续变量,而问卷为选项的次数,属于间断变量,因此,两者在统计分析上明显不同,量表所采用统计描述和方法有均数、标准差及 t 检验、方差分析、回归分析等;而问卷为百分数(率)和 χ^2 检验等。

2. 诊断用工具　　目前痴呆及认知障碍最常用的诊断标准为:① 世界卫生组织(World Health Organization, WHO)发布的《疾病国际分类第十一次修订本》(*The International Classification of Diseases 11th edition*, ICD‑11);② 美国的《精神疾病诊断和统计手册》第四版(*Diagnostic and Statistical Manual of Mental Disorders 4th edition*, DSM‑4)和第五版(DSM‑5,主要或轻度神经认知障碍);③ 美国国立神经病学、语言交流障碍和卒中研究所-老年性痴呆和相关疾病学会(National Institute of Neurological and Communicative Diseases and Stroke/Alzheimer's Disease and Related Disorders Association, NINCDS‑ADRDA)标准;④ NIA 和阿

尔茨海默病协会(Alzheimer's Association,AA)2011年颁布的NIA‐AA标准及2018年颁布的阿尔茨海默病的ATN诊断框架(A：β淀粉样蛋白；T：病理性Tau蛋白；N：神经变性)(表1‐2)；⑤痴呆研究国际工作组(International Working Group,IWG)制定的IWG‐2标准。

表1‐2 阿尔茨海默病的ATN诊断框架(2018)

ATN 生物标志物	是否诊断为阿尔茨海默病
A-,T-,N-	正 常
A+,T-,N-	阿尔茨海默病疾病谱系
A+,T+,N-	阿尔茨海默病疾病谱系
A+,T+,N+	阿尔茨海默病疾病谱系
A+,T-,N+	阿尔茨海默病疾病谱系
A-,T+,N-	非阿尔茨海默病病理改变
A-,T-,N+	非阿尔茨海默病病理改变
A-,T+,N+	非阿尔茨海默病病理改变

资料来源：改自 Jack C R, Bennett D A, Blennow K, et al., 2018. NIA‐AA research framework：toward a biological definition of Alzheimer's disease. Alzheimer's & Dementia, 14(4)：535‐562.

上述诊断标准各有利弊,并都在不断地更新中。但无论如何更新,上述诊断标准很大程度都是建立在神经心理量表发展的基础之上,换而言之,无论哪种诊断标准或工具,其中的纳入或排除条目多需神经心理量表结果来支持,如DSM‐4诊断标准中,"A1记忆的损伤；A2至少有下列一个的认知障碍(失语、失用、执行功能等)",均需以相关的记忆量表、执行功能量表和语言功能量表来量化评估,通过划界值判断是否受损,从而为是否达到诊断标准的要求提供依据。

三、理想神经心理量表的特点

目前,一种版本的神经心理量表是否理想,需要经过实践的检验。理论上讲,一个理想神经心理量表常具备如下特点。

(1)设计简单,测试时间短,适合门诊和(或)床边检测：研究显示,普通人一次性坐位接受评估的耐受时间为45～60分钟,时间越长,依从性越差,假阳性率越高,因此,神经心理量表的设计结构应清晰明了,简单易行,检测时间应尽量控制在合理范围内。

(2)符合受试者文化心理背景：量表内容依托的文化背景和受试者的文化背景要契合,如某些原版量表中含有较多西方的历史宗教知识,假如不加以对等置换,直接翻译过来给国内人群使用,则会影响检测的准确性,造成假性结果。

(3)内容一致性好：即信效度好,具有较高的灵敏度和特异度。

(4)具有多套平行版本：尤其对于需要反复检测的较短小的神经心理量表,由于内容相对简单,检测程序一致,需要避免"学习效应(learning effect)"对量表评分的影响。

（5）受教育程度和年龄因素干扰小：早期的神经心理量表曾出现受教育程度严重干扰检测结果，出现大批假阳性的现象，因此，通用的量表应尽量降低教育程度的"门槛"，保证文盲或小学文化程度的受试者也可以顺利完成测试。

坦率地说，目前完全能够符合上述条件的神经心理量表还很少，这在一定程度上限制了神经心理量表的使用范围，即使许多相对成熟的神经心理量表也需要不断更新和修订。

四、神经心理量表的选择

神经心理量表的种类繁多，特点各异，如何选择神经心理量表需要遵循以下原则。

（1）根据研究目的选择：如用来诊断或分组用，则一般需要选择已建立常模的成套诊断用量表，而如果仅为筛查或评估某种症状，则宜选择耗时短、内容相对简单的单项量表。

（2）根据需要评估的功能选择：不同的认知量表检测结构域不同，如评估记忆力，可选用 WMS；如评估语言可选用言语流畅性测验（Verbal Fluency Test，VFT）量表、BNT 量表等；如评估执行功能，可选用 Stroop 色词测验－C（Stroop Color Words Test－C，SCWT－C）量表、额叶功能评定量表（Frontal Assessment Battery，FAB）。

（3）根据受试者的特点选择：包括受教育程度、文化背景和年龄，如检测文盲患者的综合智能则不宜选用 ADAS－Cog，因其部分项目需要受试者有一定阅读书写能力；如需评估轻度阿尔茨海默病患者的语言功能则不适合选用严重损害量表语言部分（Severe Impairment Battery language Scale，SIB－L），其主要针对中重度。

（4）根据版权情况选择：科研多选用开放使用的神经心理量表，少用需要付费的量表，但作为临床检测项目和部分 RCT 选用时，则可考虑使用有偿量表。

五、神经心理量表结果的判读

顺利完成神经心理量表测评，获得可信的结果后，接下来就是研读、分析和判断受试者是否存在认知功能的损害及其损害程度，通常判读结果的方法有以下几种。

（1）与常模比较：该方法是最常见的直接方法之一，快速、简单易行，主要是直接按照是否低于划界值来判断，但并非所有量表都有常模和可信的划界值，因此，并不适用于所有量表的判读。

（2）个体随访比较：该方法是间接方法之一，通过对发病前后及病程中（时间序列上）某量表分值的变化差异来综合判断，该方法体现了个体化特点，受试者所表现出的减分率信息有助于提高诊断的可信度，但多数患者缺少发病前的基线数据，同时多数量表缺少平行配套材料，易引起学习效应。

（3）自身前后认知储备比较：该方法是间接方法之一，通过患者的人口学信息(主要是受教育程度和工作经历等),以常识和某些测验(智力测验及单词阅读测验)等估计发病前的认知储备[也称病前智力(premorbid ability)],然后再与当前的实际认知水平比较,如一名大学毕业的退休会计(MMSE量表得分27分)和一名小学毕业的退休工人(MMSE量表得分21分)比较,前者丢分全部在计算一项,而后者虽然计算其他项目也出现丢分,但仍然提示退休会计存在认知功能障碍的风险远大于退休工人。

六、神经心理量表的版权问题

一种神经心理量表从编制到被广泛应用,得到公认通常需要数年甚至数十年时间,在此期间,原作者投入了大量的精力和资源,因此,无论使用何种神经心理量表,使用者都应有版权(copyright)的概念和意识。通常大多数量表对于科学研究用途都是免费开放的,少部分量表需要收费,商业用途涉及商业利益则不能免费使用。因此,在确认研究需要使用某种神经心理量表时,首先需要确定是不是开放免费使用;如果未得到明确的免费使用信息,则需要与原作者和/或版权持有人(copyright holder)联系,以获得同意。大多数原版量表为英文,在我国使用还涉及中文版本的版权问题,还需和原作者指定的中文版本修订者(和/或版权持有人)联系,获得同意后才能使用,有时还需签署相关协议书及承诺。作为对原作者的尊重,使用该量表发表的论文、专著的致谢及附录中均需列出提供量表的原作者姓名及单位以表示感谢。本书所介绍量表中,列出了绝大多数量表原作者(版权持有人)及单位(仅供参考),部分量表获得原作者和/或中文版作者同意后,列出了量表的全文内容及下载网址供读者在科研中使用(不包括商业用途)。

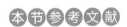

陈生弟,王刚,2015.痴呆及相关认知功能障碍研究的挑战与展望:停滞中的前行.中国现代神经疾病杂志,15(7):512-513.

郭起浩,2007.如何应用神经学测验判断认知损害.中国现代神经疾病杂志,7(6):485-488.

Mioshi E, Hodges J R, 2009.几种常用诊断痴呆的认知筛查工具.潘小玲,王刚,译.内科理论与实践,4(4):247-250.

汪凯,程怀东,2009.正确使用神经心理学量表.中华神经科杂志,42(2):73-74.

王刚,陈生弟,2007.老年痴呆量表的分类及应用.中国现代神经疾病志,7(5):461-464.

邹扬,任汝静,王刚,2015.阿尔茨海默病:从临床诊断标准到神经病理诊断标准的进展和重塑.内科理论与实践,10(2):131-134.

Daltroy L H, 1997. Common problems in using, modifying, and reporting on classic measurement instruments. Arthritis Care Res, 10:441-447.

Jack C R, Bennett D A, Blennow K, et al., 2018. NIA-AA research framework:toward a biological definition of Alzheimer's disease. Alzheimers & Dementia, 14(4):535-562.

(王　刚)

第三节　认知障碍神经心理测评的流程及注意事项

假如把神经心理测评的过程比喻成一条河流或航道,神经心理量表就是在其中自由行驶的船只,而如何有序、合理地安排这些船只顺利而快速地通过航道,避免搁浅或相撞,则需要建立一整套评估的流程和相关原则,以使神经心理量表能得到正确、合理的使用,其结果能被科学客观地解释,其价值能真正体现在临床的诊疗活动中(图1-6)。

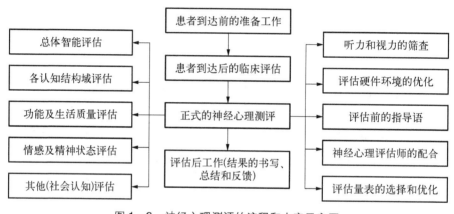

图1-6　神经心理测评的流程和内容示意图

一、神经心理测评前的准备

1. **患者到达前的准备工作**　　虽然,目前国内的医疗体系还缺乏常规的转诊制度,尤其是专病门诊患者的就诊存在随意性和不确定性,但间或存在的外院会诊、院内会诊等仍然为神经心理测评创造了类似转诊的前期准备间期。假如我们能在见到患者之前,通过转诊单(会诊单、住院病史等)初步了解患者的转诊原因和主诉,快速判断患者可能的病因(是否合并有其他器质性疾病,如内分泌科甲状腺功能异常患者记忆力下降的会诊)、情绪状态(近期的生活应激事件导致的抑郁,如失去亲人)、生活能力(是否自理)、人格改变(举止行为是否合乎社会规范和年龄身份)、诊疗历史及现状[已有辅助检查,如 MRI 检查已发现左侧额叶萎缩,提示除总体智能评估外,还需测评执行功能;是否服用特殊药物,如一名长期服用盐酸苯海索的老年帕金森病(Parkinson disease, PD)患者逐渐出现记忆力下降和幻觉等]、遗传背景(是否有家族史)、自知力(是否存在自知力损害,接下来的神经心理测评是否需要家属或照料者陪同),总之,患者到达前的必要准备将为接下来的临床评估和正式的神经心理测评起到提供线索的作用,帮助临床医师做到"心中有数",在诊疗过程中能用最短的时间直入主题。

2. 患者到达后的临床评估 在正式的神经心理测评之前,专科医师有必要利用 15~30 分钟的时间(根据门诊的实际情况可以机动,相应缩短或延长时间,但不能省略)对患者进行初步的临床评估,避免在没有看过患者的情况下,为节约就诊时间,直接让患者及家属进行神经心理测评(即使是最简单的 MMSE 量表)。因为,对于患者(尤其是初诊患者)而言,见面后的临床评估有利于:① 直接为建立医师与患者及家属间的相互信任打下基础;② 第一时间判断患者是否具有完成神经心理测评的自控力和自知力;③ 第一时间判断患者是否具有完成神经心理测评的必要功能支持[肢体运动能力(握笔、写字和画图)、感觉能力(听力和视力)];④ 决定患者将要完成的神经心理量表种类(形成初步的临床印象,决定选择哪种或哪套神经心理量表,必须完成项目和选择完成项目;总体智能和各认知结构域的重点检测项目)。形象地说,临床评估的直接目的就在于通过对患者的言行举止的观察,明确一名患者(和/或家属)是否"值得做(就诊指征)""能够做(自控-自知-功能)""做哪些(选择检查项目)"。

在临床评估过程中,除了常规获取患者的主诉、现病史、既往史之外,尤其要重点关注患者的以下信息。

(1)受教育程度和职业史:对于痴呆程度已经影响到全面智能的患者而言,评估病前智力尤为重要。病前智力可通过人口学变量,如受教育程度和职业史粗略估计。一些神经心理测试,如词汇的广度测试或一般常识测试,在痴呆的早期阶段相对不受影响,与发病前总体智能高度相关。此外,要求患者对一些不规则发音的单词进行发音可部分反映患者的病前智力,因为正确发音取决于患者既往的熟练程度和职业环境,而非患者现在的语音译码能力(通过语音进行识别并将这些语音存储在记忆中的能力,与拼写和处理语音符号有关)。

(2)头部外伤、物质滥用(酗酒等)和特殊感染史:如皮肤科转诊的一名出现记忆力下降伴发精神症状的中年男性,5 年前梅毒感染病史高度提示麻痹性痴呆的可能。

(3)家族史:患者的直系亲属出现或曾出现类似的认知功能障碍高度提示遗传性疾病的可能,尤其是家族性早发型阿尔茨海默病。

(4)与患者交谈中对其反应的判断和处理:通常因认知功能障碍就诊的患者最常见的主诉(患者及家属的抱怨)为"记性越来越差(记忆力障碍)""整天疑神疑鬼(精神行为障碍)"等,当专科医师直接询问患者是否存在上述问题时,患者的回答多表现为表 1-3 所示的 3 种类型。

表 1-3 就诊患者的 3 种类型

类型	反 应 内 容	语 言 质 量	情 绪
甲	完全承认和接受自身存在记忆力障碍	语句组织合理,对答切题	稳定或伤心流泪(需考虑抑郁因素)
乙	部分承认,如承认自己有时丢三落四、健忘,但强调家属夸大了严重程度,并认为这只是衰老的表现	语句组织基本合理,对答基本切题	正常或淡漠,面无表情
丙	完全否认,敌视陪诊家属,对医师不礼貌,甚至在交谈中表现出激惹状态	语句组织混乱,词不达意	愤怒、不安、易激惹

对于甲类型患者,依从性显然较好,适合直接、更细致地询问和进行接下来的神经心理测评;对于乙类型患者,需要专科医师以一种在患者和家属间保持中立的姿态,对患者表示出足够的同情和理解,并强调神经心理测评并非特殊的检查,和其他常规检查一样,同时,神经心理测评的结果将有助于证明患者自己的观点,解决和家属间的分歧,通常经过上述交谈沟通后,乙类型患者也可较好配合神经心理测评;对于丙类型患者,需尽量缩短交谈时间,避免使用激惹患者的敏感词语、不直接违拗患者的话语,避免表现出支持或反对的姿态,尽可能地与最了解患者病情的家属单独交谈,甚至需要先考虑如何控制患者突出的精神症状再进行下一步的其他测试。

通过交谈及观察患者的反应(线索),专科医师可以对患者进行初步评估,对于相对配合的患者,通过询问一些详细的问题可发现一些提示认知结构域损害的线索(表 1-4)。

表 1-4 病史提供的定位线索举例

患者及家属主诉	可 能 定 位
我以前自己可以去银行取钱买基金,但现在我发现我什么也不会了	失执行——额叶
我老伴的手越来越不听使唤,早上起来梳头都梳不好了,穿衣服也不行,但跟在我后面买菜拎东西没问题	失用——顶下小叶、缘上回
看到很熟悉的东西,我心里知道,但我想不出该怎么说	命名困难——颞枕交界
过马路有困难,拿不到放在眼前的东西,但眼科检查都正常	视觉失用——后部皮质萎缩

交谈中,如需要反复重复问题,患者仍反应迟钝,首先需要排除听力障碍及方言交流障碍的因素,而后再考虑患者可能存在注意力障碍和口语理解障碍,接下来的神经心理测评中需要增加对语言功能(失语)的重点评估;此外,患者需要反复依靠陪同家属的帮助回答问题,提示患者存在记忆力障碍,但自知力完整,能意识到自己的问题。

回避患者,与家属单独交谈的场合把握:只有当患者出现明显的不安和易激惹,或陪同家属明显不情愿当着患者的面描述患者发病时的情况时,这时专科医师可以考虑选择单独和家属进行交谈了解情况,通常可选择在患者进行神经心理测评的过程中与家属交谈;但如果患者无法完成神经心理测评,在保证患者情绪稳定和安全(有人看护)的前提下,可以和家属交谈了解病情。

根据初步临床印象和患者的表现,预估患者对神经心理测评的耐受力,选择难易适宜、顺序合理的一组(套)神经心理量表,评估时间最长不超过 3 小时,评估量表的顺序以最重要的放在最前面,次要的放在后面为宜。

二、正式的神经心理测评

1. 听力和视力的筛查 在正式开始神经心理测评前,需要常规对受试者进行听力和视力的初步筛查,避免受试者因为听力和视力的障碍而引起神经心理量表评分的"假阳性"。由于受试者多为老年人,因此,少部分受试者常需在老花镜和助听器的帮助下完成神经心理测评。对于检查者以正常音量和语速询问后,无法对答的受试者,检查者可适当提高音量,如果音量提高后患者反应改善,提示受试者存在听力减退的可能;但如果提高音量、减慢语速后受试者仍然无法理解检查者的意图,则需要考虑患者存在失语、注意力缺陷的可能;对于主诉视力有问题的受试者,可用视力检查表初筛受试者的视力(视敏度),通常视敏度低于 20/50 提示完成神经心理量表测评存在困难。检查过程中,受试者如无法固定注视检查者指令的图标,眼神目光反复跳跃,通常提示注意力障碍;如无法识别一侧(左或右)图标而能识别对侧,提示偏侧空间忽视症(unilateral spatial neglect)的可能,可考虑增加 BT 等测验。

2. 评估硬件环境的优化 开展神经心理测评的房间需要环境安静,物品不要过多,受试者避免坐在朝向窗户的方向,室内温度要舒适,检测工具(如卡片、铅笔等)先放在患者视野之外,患者的座椅要相对舒适,可有 1 名家属(照料者)陪伴并坐在受试者旁边(图1-7)。

3. 评估前的指导语

(1)自评神经心理量表:告诉受试者并强调如实填写,填写中有任何问题可随时咨询医师和(或)神经心理评估师。

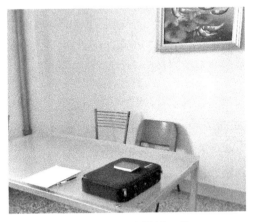

图1-7 心理测评室环境

(2)他评神经心理量表:在正式评估前,检查者需要用清楚的声音朗读或叙述一段检查前指导用语:"××先生/女士,你好,我们要开始检查了,接下来我会问你一些问题或和你做一些小游戏,有些问题很容易,有些比较难,你不可能所有问题都回答得很好,我也一样,但只要尽力就可以了,如果回答错了或想不起来怎么回答,我们会跳过去,再开始其他的问题和游戏。总之,请放松,尽力做就可以了。检查可能需要一段时间,因此,如果你需要上卫生间或喝水,站起来走走,请随时告诉我们,我们很乐意配合你,好吗?那我们开始了。"

4. 神经心理评估师的资格和角色 通常,神经心理测评主要由专业的神经心理评估师完成,但实际上,在国内一些单位是由低年资住院医师或研究生完成,通常认为无论是专业的神经心理评估师,还是住院医师和研究生,均需满足如下条件。

(1)具有医学及相关专业本科及本科以上学历。

(2)经过伦理学培训,能主动维护患者相关结果的私密性。

(3)接受过神经心理测评的系统培训。

(4)具有处理突发情况(患者激越、自杀和他杀威胁、不合社会规范的侮辱性行为等)的知识和基本技能。

一名称职的神经心理评估师,除了承担对受试者进行神经心理测评的主要任务之外,还应在专科医师进行临床评估时参与其中,同时,在条件容许下,初始的神经心理测评可考虑先由专科医师完成一小部分,这样可增加受试者及家属的依从性,同时更重要的是,通过受试者对初始神经心理测评的反应和完成情况,可修正专科医师选择哪几种(套)神经心理量表的决定。这里需要指出的是,某些特殊的神经心理量表,基于临床表现和体征评分,要求必须由临床医师而非神经心理评估师完成,如临床医师访谈时对病情变化的印象补充量表(Clinicans' Interview-Based Impression Change-Plus,CIBIC – Plus)、CDR 量表(CDR 量表相对特殊,为了避免主观偏移,原则上应由接诊之外的临床医师完成)。此外,在第一部分结束时,专科医师应以询问和征求意见的语气,当着受试者面,说出:"××,我们还需要再做哪些量表?"自然地结束自己的测评,从而引入神经心理评估师的测评工作,增加受试者及家属对神经心理评估师的信任。

三、神经心理测评过程的注意事项和要点

(1)测评准备:预先了解患者病史(尤其是年龄和文化程度),提供合适环境,注意患者听力和视力。注意方言问题,尤其对老人,检查者需要能熟练掌握当地的方言,避免交流障碍引起的假阳性。

(2)测评时间:患者一次性坐位接受测评的耐受时间为 45~60 分钟,如果要完成 2~3 小时的神经心理测评,中间必须有 10~20 分钟的休息时间,患者一次性接受神经心理测评的总时间上限为 3 小时,超过 3 小时,量表的可信度、患者的依从性均大打折扣。

(3)良好测评的标准:完成所有测评项目;收集信息全面可靠;与患者及家属的交流和谐通畅;生成随访测评方案。

(4)结果的解释和保存:测评结果原则上应由专科医师负责向患者及家属做

出解释、交代，相关原始文件应作为医疗及临床研究文档和知情同意书一起保存。同时完整版的神经心理测评报告（标准认知评估报告详见第四章）将由记忆门诊医师签发并发送给转诊医师。

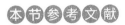

陈生弟，王刚，2010.阿尔茨海默病的昨天、今天和明天：痴呆研究的历史、现状与展望.中国现代神经疾病杂志，10（2）：147 - 150.

陈生弟，王刚，2009.对认知功能障碍疾病诊断标准的认识与思考.诊断学理论与实践，8（4）：365 - 366.

陈生弟，王刚，2009.防治并重——痴呆研究的挑战与展望.内科理论与实践，4（4）：245 - 246.

崔海伦，任汝静，王刚，2017.酒精诱发的神经认知障碍：从对疾病认识的发展到诊疗的新进展.内科理论与实践，12（2）：152 - 156.

Henderson V W, 2010. Chapter 17：cognitive assessment in neurology. Handb Clin Neurol, 95（8）：235 - 256.

Jouanne G, 2000. Neuropsychological evaluation of the older adult：a clinician's guidebook. Salt Lake City：Academic Press.

（王　刚）

第四节　病前智力的评估

既往研究发现，病前智力（能）与当前智力的差异可以提示智力是否受损及损伤的程度，因此，在临床实践中可用于阿尔茨海默病等认知障碍疾病的诊断评估、病程预测及颅脑外伤等脑器质性疾病的智力损伤和康复评估，同时在临床科研中可作为一种控制变量用于研究各种疾病治疗手段和有害作业环境对智力的影响。

一、病前智力评估的必要性

病前智力指的是个体在疾病或颅脑创伤之前的智力水平。由于不同患病个体在健康状态下基础认知水平不同，故发病后采用统一的神经心理量表进行认知功能评估存在无法避免的偏差。即使依据受教育程度区分划界值，仍难以确保结果不受既往认知功能的影响。因此，为了更好地评估特定病变对认知功能的影响，有必要明确患者总体认知水平或某项认知功能在发病之前的基线值。但遗憾的是，病前智力很少有现成的准确记录，更多地需要临床医师和研究者进行估计，这项工作被日益视为神经心理评估的一项关键环节。

二、病前智力评价

IQ 是通过一系列标准测验得出的各年龄段智力发展水平。神经心理功能包含多个领域：注意力、记忆力、语言、情绪、性格等方面。尽管 IQ 测量值难以与上述各具独立性的认知功能较好地关联，但目前通常认为 IQ 值可以代表个体智力水平，是其整体认知功能的较好体现。其中，最为广泛认可的是 WAIS，现已修订至 WAIS-Ⅳ。基于该量表的 3 项基本指标——语言智商、操作智商、全量表智商，全量表智商是目前绝大多数病前智力评价研究的比较金标准。病前智力评价的直接证据需要来自疾病发生之前患者曾经进行过的智力测验结果、神经心理量表得分或标准化考试成绩，但该类数据在临床实践中往往难以取得，因而多采用间接方法对患者病前智力进行评估。间接评估方法主要包括阅读和词汇测验、人口统计学回归方程，以及将两者结合进行。

1. 阅读和词汇测验　晶体智力（crystalized intelligence）又称保留智力，即一生积累的知识和技能，不同于通常在年轻时达到峰值的流体智力[如思考和推理能力（fluid intelligence）]，不随年龄增长而衰减。词汇知识和阅读发音能力作为晶体智力的一部分，与病前智力之间存在较高的关联性，故用于病前智力评价。

（1）美国国家成人阅读测验：该测验是 Nelson 和 O'Connell 于 1978 年发表的一项词语阅读测验，采用 50 个不规则发音的英文单词嘱受试者进行发音，由检查者评价发音准确性，将错误数目代入标准计算公式从而获得病前智力。由于良好的信度和简便的操作方法，加之许多国家相继发表本土语言版本，美国国家成人阅读测验（National Adult Reading Test，NART）此前已成为世界上最广泛的病前智力评价工具之一。北美成人阅读测验与美国国家成人阅读测验类似，两者均与韦氏成人智力量表修订版（WAIS-R）IQ 测量值存在良好的关联性，但至今尚未经 WAIS-Ⅲ 和 WAIS-Ⅳ 验证，现已较少使用。根据汉语属意音文字的特点，陈美蓉等编写中文版 NART 量表，即汉语词语阅读测验（the Chinese Words Reading Test，CWRT），分为单字和词语两部分，单字部分包括 50 个非形声字，如玻、勋、贫等，即声旁与本字发音不一致；词语部分是包含上述单字的词汇，如玻璃、功勋、贫乏等（图 1-8）。CWRT 量表难度适中，与 WAIS 的全量表智商相关系数为 0.79，适用于汉语语言人群的病前智力评价。

（2）词语选择测验：该测验是一项非阅读性词汇测验，受试者要在 60 对英语真词和假词卡片中选择真实的一个。词语选择测验中文版为中文字词识别测验（Chinese Words and Vocabulary Discerning Test，CWVDT），分为识字分测验和词汇分测验，每部分包含 50 项条目，并提供包含人口统计学信息的回归方程，信效度良好，可较好反映患者病前智力水平。

睛	腔	盼	阴	措	眼睛	口腔	盼望	阴阳	措施
件	硬	铡	叹	屹	条件	软硬	铡刀	赞叹	屹立
驭	叶	玻	灶	坳	驾驭	树叶	玻璃	病灶	山坳
贻	抠	冶	肘	洽	贻误	抠门	冶炼	手肘	融洽
剥	湛	视	耐	勒	欺骗	沉默	颠倒	功勋	海豚
欺	默	颠	豚	勋	剥削	精湛	鄙视	耐用	勒索
尘	岩	置	斋	宰	尘土	岩石	位置	书斋	宰相
肩	奢	窖	泵	竺	肩膀	奢侈	地窖	水泵	天竺
贫	盲	盘	兑	禁	贫乏	盲目	算盘	兑换	禁止
瓷	督	吉	咎	忐	瓷器	督促	吉利	不咎	忐忑

CWRT-Ⅰ　　　　　　　　　　　　　　　CWRT-Ⅱ

图1-8　汉语词语阅读测验(CWRT)

CWRT 字(词)的确定:CWRT-Ⅰ全部为非形声字,每个字阅读正确记1分,其中偏旁在左的汉字20个(如睛、腔、盼)、偏旁在右的汉字10个(如剥、勒、勋)、偏旁在上的汉字10个(如斋、宰、竺)、偏旁在下的汉字10个(如贫、兑、咎);CWRT-Ⅱ为双字词语,如眼睛、口腔、盼望等,每个词语的一个字与 CWRT-Ⅰ相同,没有时间限制,记录错误的发音。分析指标:阅读 CWRT-Ⅰ 50个字的正确数为 x,阅读 CWRT-Ⅱ 50个词的正确数为 y,两者之差($x-y$)为 CWRT-D,两者之和($x+y$)为 CWRT-T,满分100分

(3)其他常用的阅读测验量表:广泛成就测验修订版包括阅读、拼写和计算三部分,其中阅读部分用于评价病前智力。韦氏成人阅读测验(Wechsler Test of Adult Reading,WTAR)与 WAIS-Ⅲ同期开发,并且提供根据人口统计学信息计算得出的标准评分。

2. 人口统计学回归方程　　1978年,Wilson 等进行了采用人口统计学信息评价病前智力的早期尝试,根据1955年 WAIS 常模标准化资料,纳入性别、年龄、种族、受教育程度和职业信息,发现与全量表智商、语言智商、操作智商的多重相关系数分别为0.54、0.53、0.42。随着1981年 WAIS-R 的大规模修订且其与 WAIS 第一版的测验结果存在一定差异,因此,Barona 等于1984年以 WAIS-R 为基础建立 Barona 回归方程,在 Wilson 建立的回归方程基础上增加居住地和出生地两项变量,提出受教育程度、种族和职业为病前智力最可靠的预测因素。戴晓阳和龚耀先以韦氏成人智力量表中国修订版(WAIS-RC)为模板的标准化资料为基础,分别针对农村和城市两个常模,纳入性别、年龄、受教育程度和职业4个变量建立 WAIS-RC 病前智力回归方程。唐细容和姚树桥根据2006年编制的中华成人智力量表(Intelligence Scale for Chinese Adult,ISCA)常模编写病前智力回归方程。

上述两项研究均有令人满意的相关性,但研究者发现回归方程可能低估高于平均水平智力者或高估低于平均水平智力者,使智商测验的全距变窄。Vanderploeg 和 Schinka 于 1995 年分析 WAIS－R 常模标准化资料袋 1 880 个样本信息,将人口统计学信息结合 WAIS－R 中 11 个分项目,分别针对全量表智商、语言智商、操作智商共拟定 33 个回归方程。后续研究推荐以 11 个方程中最高评分或关联性最高的信息、词汇和填图 3 个方程中最高评分作为结果评价病前智力,分别称为 BEST－11 法和 BEST－3 法。Vanderploeg 方程准确性优于 Barona 回归方程,但方程变量涉及当前认知功能评分,在颅脑创伤患者中的可靠性不如 Barona 回归方程。

3. 阅读词汇测验与回归方程的结合 将阅读词汇测验与人口统计学信息结合可有效发挥两者的优势,减少单独使用的误差。研究显示,NART 经年龄校正,以及 WTAR 经教育时长校正,均可增加各自预测 WAIS－Ⅳ的全量表智商得分的准确性。俄克拉荷马病前智力评估(Oklahoma Premorbid Intelligence Estimate, OPIE)是 Krull 等将 Wilson 回归方程纳入的 5 项人口统计学信息与受试者采用的当前版本 WAIS 评分结合所得的回归方程,其第三版(OPIE－Ⅲ)和第四版(OPIE－Ⅳ)可分别用于估计病前 WAIS－Ⅲ和 WAIS－Ⅳ的各部分得分。该方程在正常人群中较 Barona 回归方程显示出更好的准确性,但在患者中却恰好相反,可能与该方程纳入当前认知功能水平有关。病前功能测试(the Test of Premorbid Functioning, TOPF)是基于 WAIS－Ⅳ和 WMS－Ⅳ而提出的成人智力记忆功能测验,可单独使用以评估病前总体认知功能,也可将测试结果与人口统计学回归方程结合使用以规避单用时的局限性。Kirton 等比较了 TOPF、OPIE－Ⅲ 和 Barona 回归方程等模型在预测 WAIS－Ⅳ的全量表智商实际得分,结果显示,经校正弗林效应后,Barona 回归方程得分在三者中更为精确地预测全量表智商得分。但该研究采用 OPIE－Ⅲ估计 WAIS－Ⅳ的得分结果,可能存在版本差异,分析时应当予以注意。

三、病前智力评价在痴呆研究中的应用

自病前智力评价方法于 1980 年被提出后,越来越多的研究者开始关注病前智力的科研和临床应用。Merema 等采用 NART 量表证实病前智力越好的老年人记忆力下降主诉与测验所得的记忆力减退之间的差别越大,解释了为何受教育程度越高的患者更易存在记忆力下降的问题。美国一项纳入 478 例临床可疑阿尔茨海默病患者历时 3 年的随访研究显示,病前智力越好的患者认知功能下降速度越慢。Topiwala 等分析认知功能正常的老年人 MRI 和神经心理测评结果,发现病前智力较好的个体出现海马萎缩的比例较小。上述两项研究将病前智力与神经心理测评和神经影像检查结合起来,进一步佐证认知储备的理论。此外,来自瑞典的一项纳入 43 540 例受试者的大型前瞻性队列研究显示,较好的病前智力水平与较低因抑郁入院风险成明显相关。由此可见,病前智力较好者可能更倾向采用积极心态处

理致抑郁应激因素。而丹麦的一项纵向研究结果显示,有酒精相关性疾病入院史的患者病前智力水平较无该病史者明显偏低,且智力下降程度更大。换句话说,病前智力水平较低者可能更倾向产生酗酒习惯并因此受到更加严重的智力损害。

四、小结

截至 2020 年 6 月,尚缺乏关于在神经功能紊乱或疾病发病前进行直接的智力水平评估的数据。在更具说服力的证据出现之前,将阅读和词汇测验与人口统计学回归方程结合起来分析,可以更为准确地评估受试者病前智力水平,从而为神经心理测评设定较为可信的基线,以便更清晰地判断认知障碍相关性疾病对认知功能的影响。

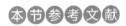

陈美蓉,郭起浩,洪震,2008.汉语词语阅读测验的应用研究.中国行为医学科学,17(7):656－657.

唐细容,姚树桥,2002.病前智力估计:效度与局限.心理科学进展,10(4):439－446.

邹扬,陈美蓉,任汝静,等,2016.认知功能障碍患者病前智力评价.中国现代神经疾病杂志,16(09):636－639.

Bright P, Ian V D L, 2020. Comparison of methods for estimating premorbid intelligence. Neuropsychol Rehabil, 30(1): 1－14.

Kirton J W, Soble J R, Marceaux J C, et al., 2020. Comparison of models of premorbid IQ estimation using the TOPF, OPIE－3, and Barona equation, with corrections for the Flynn effect. Neuropsychology, 34(1): 43－52.

Lager E, Melin B, Hemmingsson T, et al., 2017. The evolving relationship between premorbid intelligence and serious depression across the lifespan — a longitudinal study of 43,540 Swedish men. J Affect Disord, 211: 37－43.

(王　刚　陈美蓉　陈施吾)

第五节　设置记忆门诊对神经心理测评的要求

记忆门诊是一种新型化专病化管理的门诊诊疗模式,是以患者为中心,通过整合临床、神经心理、影像学、分子生物学诊断技术、药物和非药物治疗等医疗资源,从而规范认知障碍疾病的诊治流程,旨在早期诊断、早期治疗痴呆及相关认知功能障碍患者,并提供家庭护理教育、照料者培训的新型诊断—治疗—宣教模式。本节只聚焦于记忆门诊对于神经心理量表及人员的要求,至于记忆门诊的软硬件及诊治内容具体可参见笔者参编的国内相关指南及标准操作(standard operating procedure，SOP）流程。

一、记忆门诊对神经心理量表的要求

建议选用国际上应用广泛且有中文常模、具有较高灵敏度和特异度的神经心理量表。综合考虑年龄、文化程度、测评需求、拟诊疾病和严重程度，本着从易到难、有的放矢的原则进行选择。

（一）如何选择量表

1. 用于临床筛查的量表选择　　最常用的为 MMSE 量表与蒙特利尔认知评估（Montreal Cognitive Assessment，MoCA）量表。MMSE 量表的优点在于简单便捷，对痴呆识别的灵敏度和特异度较高，劣势在于识别轻度认知功能损害灵敏度不高，同时，由于缺乏执行功能的评估，对皮质下痴呆灵敏度差；MoCA 量表对轻度认知功能损害及痴呆均有较高的灵敏度和特异度，但其对文化程度的要求较为苛刻，对低教育水平者可采用 MoCA 基础版（MoCA basic，MoCA‑B）量表；此外，Addenbrooke 认知功能检查（Addenbrooke's Cognitive Examination，ACE）是最早针对额颞叶痴呆，尤其是语言功能的检测，现已广泛用于轻度认知功能损害、帕金森病-轻度认知功能损害、血管性认知损害（vascular cognitive impairment）的筛查和评估，ACE 量表吸纳了 MMSE 量表的部分内容，同样常用于认知功能筛查。

2. 不同疾病时期的量表选择　　疾病早期宜选择灵敏度高的量表，以利于早期识别；中期测评强调量表覆盖面广，以全面了解认知障碍及严重程度；晚期患者多难以完成量表测试，可选用专门设计的测验（如 SIB）。

3. 针对不同认知域的量表选择

（1）记忆力评估：AVLT 量表等。记忆功能评估尤其是情景记忆，对于描述记忆障碍的特征及鉴别诊断具有重要价值，阿尔茨海默病患者以情景记忆障碍为主。

（2）语言功能评估：BNT 量表、VFT 量表等，阿尔茨海默病和血管性痴呆（vascular dementia）患者均可出现语言障碍。

（3）视空间功能评估：CDT 量表、线方向判断测验（Judgement of Lineorientation，JLO），路易体痴呆患者视空间功能损害严重而额颞叶痴呆患者视空间功能相对保留。

（4）注意力和信息处理速度评估：SDMT 量表、数字广度测验量表。

（5）执行功能评估：形状连线测验（Shape Trails Test，STT）量表、SCWT 量表、语音和语义词语流畅性测验量表、TMT 量表、Rey-Osterich 复杂图形测验（Rey-Osterich Complex Figure Test，CFT）量表、MT 量表等，帕金森病和路易体痴呆的执行功能损害尤为突出。

（6）社会认知功能评估：眼神阅读任务测验（Reading the Mind in the Eyes Test，RMET）量表、爱荷华博弈任务（Iowa Gambling Task，IGT）量表。

不同疾病损害的认知域往往不同，实际应用可根据拟诊疾病进行合理选择。

4. 针对非认知评估的量表选择

（1）精神行为评估：老年抑郁量表、汉密尔顿抑郁 17（Hamilton Depression‐17，HAMD‐17）量表、汉密尔顿焦虑量表（the Hamilton Anxiety Scale，HAMA）、NPI。

（2）日常生活能力评估：ADL 量表、社会功能活动问卷（Functional Activities Questionnaire，FAQ）；其他方面如睡眠评估可用匹茨堡睡眠质量指数（Pittsburgh Sleep Quality Index，PSQI）量表，步态评估常用 Tinetti 平衡和步态量表，以及视、听、嗅、触等五官功能评估。其中，日常生活能力的评估具有重要的临床意义。日常生活能力下降是痴呆的核心症状，与认知的改变密切相关，其程度和覆盖面直接决定患者需要的照料措施和数量。

5. 痴呆严重程度分级和鉴别诊断量表

（1）总体衰退量表（Global Deterioration Scale，GDS）：主要根据患者的认知功能和社会生活功能对痴呆的严重程度分级，共分为 7 级，1~3 级为痴呆前阶段，4~7 级为痴呆阶段。

（2）CDR 量表：用于评估痴呆患者认知功能和社会生活功能损害的严重程度，包括记忆、定向、解决问题、社区事务、家庭生活、生活自理等 6 个方面，分为认知正常、可疑痴呆、轻度痴呆、中度痴呆和重度痴呆 5 个等级。

（3）Hachinski 缺血指数量表（Hachinski Ischemic Scale，HIS）：可鉴别血管性痴呆和阿尔茨海默病，由 13 个项目组成，阴性回答记为 0 分，1、3、10、12、13 项阳性回答记为 2 分，其余项记为 1 分，总分≤4 分可能为阿尔茨海默病，≥7 分可能为血管性痴呆，灵敏度和特异度分别为 90% 和 98.8%。

（4）总体生活质量评估：可优先选用痴呆生活质量量表（Dementia Quality of Life Instrument，DQOL）等，详见第二章第八节。

6. 痴呆照料者负担评估　　可选用 Zarit 照料者负担量表（Zarit Burden Interview，ZBI）等评估，详见第二章第十节。

二、记忆门诊神经心理量表的三级配置

1. 标准版　　简易筛查用量表包括简易智力状态评估表、痴呆自评量表、MMSE 量表、MoCA‐B 量表等，其中 MMSE 量表、AVLT 量表、动物流畅性测验、数字广度测验、CDT 量表、TMT 量表、ADL 量表和老年抑郁量表是认知领域最常用的神经心理测试量表，总耗时 40~60 分钟，可全面反映各个认知结构域。

2. 加强版　　一般为成套测验，完成全套神经心理测验约需 1 小时，主要用于各种病因的轻度认知功能损害及痴呆的研究。

3. 研究版　　用于脑科学研究的专业化测验，通常是电子版，如用于语义性痴呆（semantic dementia）语义学研究的成套测验，用于后部皮质萎缩症（posterior cortical atrophy，PCA）空间研究的成套测验、计算机辅助虚拟环境测验、自动语音分析等。

记忆门诊神经心理量表的三级配置具体可参见表1-5。

表1-5 记忆门诊神经心理量表的三级配置

	认 知 量 表	非 认 知 量 表
标准版	总体：MMSE量表、MoCA量表、ACE量表、简易智力状态评估表、痴呆自评量表、长谷川痴呆量表 记忆：AVLT量表、LM量表 空间：CFT量表、CDT量表 语言：动物流畅性测验量表 注意：数字广度测验量表 执行：TMT量表	情绪：老年抑郁量表 行为：NPI 日常认知：老年人认知功能下降知情者问卷(Informant Questionnaire on Cognitive Decline in the Elderly, IQCODE)、日常认知(Everyday Cognition, Ecog)量表 日常生活：ADL量表、FAQ
加强版	总体：CDR量表及多种成套测验，如剑桥自动化成套神经心理测试(Cambridge Neuropsychological Test Automated Battery, CANTAB) 记忆：R-O复杂图形测验回忆、简易视觉记忆测验 语言：BNT量表、VFT量表 空间：R-O复杂图形测验模仿、局部-整体测验、JLO量表 注意：SDMT量表 执行：SCWT量表	特异性症状量表：Cohen-Mansfield激越量表、社会轻信量表、刻板量表、额叶行为量表、匹茨堡睡眠质量指数量表 躯体状态评估：Fried衰弱表型、衰弱指数、衰弱筛查量表、Tinetti平衡和步态量表及视、听、嗅、触等五官功能评估
研究版	总体：病前智力评价 记忆：多重记忆系统 空间：虚拟空间 语言：范畴特异性、自动语音分析 注意：注意选择与分割 执行：社会认知与行为调整	照料者评估量表：照料者焦虑抑郁量表、照料者自我效能问卷、照料者慢性病自我效能评估、自我照顾健康行为评估、照顾负担量表、社会支持调查表

三、记忆门诊对测评人员的要求

记忆门诊的核心团队原则上由医师、神经心理评估师和护师(士)组成，团队成员可以是记忆门诊的全职人员，也可以由医院其他科室的在职人员兼任。有条件的地区可以增加治疗师、药剂师、社会工作者(以下简称"社工")、社区志愿者及其他相关工作人员作为辅助成员。其中主要负责神经心理测评的人员为医师和神经心理评估师。绝大多数神经心理量表可由神经心理评估师完成，个别量表则必须由医师完成(如CDR量表)。

（一）医师/专科医师

依法取得执业医师资格或者执业助理医师资格，经注册在医疗、预防、保健机构中执业的专业医务人员。医师在记忆门诊团队的工作中具有主导地位，负责主要的诊疗和管理工作，并由其他团队成员辅助进行工作。

1. 资质要求

（1）取得"医师执业证书"，执业范围为内科(含神经内科、老年医学)、精神卫生、康复医学或其他相关专业；通常为主治及以上资质的医师。

（2）具有一定年限的神经内科、内科、精神科、老年科、康复科或其他相关科室的临床工作经验。

（3）受过痴呆及相关认知障碍理论知识及神经心理评估的系统培训并取得相关资质认证。

2. 职责

（1）负责记忆门诊日常工作的组织和管理，通常由一位高年资医师作为记忆门诊的主要负责人，协调处理记忆门诊团队成员的分工和日常工作。

（2）负责记忆门诊患者的接诊，进行诊断或转诊，并制订和调整患者的诊疗及随访计划；主导建立记忆障碍患者的诊疗档案，为监测患者疾病的进展和康复情况，制订和调整后续诊疗和随访，以及为相关临床试验和转化研究提供数据基础。

（3）组织开展或参与相关临床试验及转化研究，并对相关患者进行知情同意的告知和说明。

（4）可独立完成由医师他评的神经心理量表（如 CDR 量表、ADAS－Cog）。

（5）定期组织开展及参与相关医学继续教育活动，交流和学习记忆门诊相关最新基础研究进展和临床工作经验，强化医疗工作的理论基础。

（6）定期组织并指导开展患者及照料者的科普宣教活动，贯彻医院和家庭治疗并重的方针。

（二）神经心理评估师

神经心理评估师通过神经心理测验的方法，评估患者感觉、知觉、运动、言语、注意、记忆和思维等功能的情况，从而对病灶定位与定性，可为医师在临床诊断、制订康复计划方面提供有益依据。

1. 资质要求

（1）具有医学（含护理）或相关专业本科及本科以上学历。

（2）经过伦理学培训，能主动维护患者相关结果的私密性。

（3）经过正规神经心理量表的系统培训并取得相关资质认证。

（4）具有处理突发情况（患者激越、自杀和他杀威胁、不合社会规范的侮辱性行为等）的知识和基本技能。

2. 职责

（1）对首诊记忆障碍患者进行神经心理测试及评估，协助医师进行临床诊断。

（2）在记忆障碍患者的随访中依照患者个体情况选择适当的量表对其进行神经心理测试及评估，协助医师制订和调整诊疗及随访计划。

（3）对记忆障碍患者测评结果进行记录和归档，评估其疾病进展或康复情况，并为临床试验和转化研究提供数据基础。

（4）关注患者心理和情绪状态，及时反馈、告知医师。

（5）协助医师开展或参与相关临床试验及转化研究。

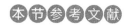

郭起浩,王刚,武力勇,2019.痴呆及相关认知障碍的神经心理诊断流程.重庆医科大学学报,44(4):15-18.

贾建平,王荫华,张振馨,等,2011.中国痴呆与认知障碍诊治指南(三):神经心理评估的量表选择.中华医学杂志,91(11):735-741.

贾建平,武力勇,2018.2018 中国痴呆与认知障碍诊治指南(九):中国记忆障碍门诊建立规范.中华医学杂志,98(21):1653-1657.

任汝静,王刚,陈生弟,2015.对构建我国规范化记忆门诊的思考和展望.内科理论与实践,10(2):90-91.

中华医学会老年医学分会老年神经病学组,记忆门诊操作规程撰写专家组,2015.记忆门诊标准操作规程指南.中华老年医学杂志,34(8):819-828.

中华医学会神经病学分会神经心理与行为神经病学学组,2019.常用神经心理认知评估量表临床应用专家共识.中华神经科杂志,52(3):166-176.

（王　刚　任汝静　陈施吾）

第六节　神经心理测评量表的电子化和网络化

以 MMSE 量表与 MoCA 量表为代表的传统纸笔类型的评估在临床实践中越来越表现出局限性:评估过程中必须要有受过专业培训的评估人员一对一询问,在社区大规模筛查中需要投入大量的时间成本与人力、物力成本;对于评估结果只能记录评分,无法获取更多的参数,数据整理费时、费力,也无法实现个体的纵向评估结果管理;此外,不同的评估人员、方言问题也会影响评估结果的一致性。

随着人工智能(artificial intelligence,AI)技术的发展,计算机辅助的神经心理评估具有传统纸笔类型的测试无可比拟的优势,且能覆盖更广泛的认知功能,最大限度地降低地板和天花板效应。但目前基本还只是应用于相关学术研究领域,未在临床实践和社区筛查中开展。本节主要结合笔者课题组的工作介绍国内外计算机辅助神经心理评估相关工具及其在认知筛查方面的应用。

一、综合的成套测试

1. 剑桥自动化成套神经心理测试　　CANTAB 最早是由剑桥大学(University of Cambridge)在 20 世纪 80 年代开发的计算机化评估软件,包含多个子测试任务,涉及全部的认知结构域,测试内容被不断完善以提高特异度、灵敏度和科学有效性。CANTAB 是目前国际上最确证的、应用最广泛的计算机辅助认知评估系统,适用于中枢神经系统、神经病学及精神病学相关神经心理评估研究,并且广泛应用于全球药物试验和学术研究中。全部的测试分为以下 4 个部分。

(1)注意与心理运动速度(attention & psychomotor speed):具体的子测试项目为反应时间(Reaction Time,RT)测试、快速视觉信息处理(Rapid Visual Information Processing,RVP)测试、运动筛查任务(Motor Screening Task,MOT)测试和样本视觉搜索匹配(Match to Sample Visual Search,MTS)测试,该部分测试评估的是患者的持续注意与心理运动速度(反映的是个体察觉与响应环境的快速变化的能力),记录的指标主要集中于反应时间、移动时间及准确性。

(2)执行功能:包括剑桥博彩任务(Cambridge Gambling Task,CGT)测试、内外维度集转变(Intra-extra Dimensional Set Shift,IED)测试、多任务测试(Multitasking Test,MTT)、剑桥单触式长筒袜(One Touch Stockings of Cambridge,OTS)测试、空间工作记忆(Spatial Working Memory,SWM)测试、剑桥长筒袜(Stockings of Cambridge,SOC)测试和停止信号任务(Stop Signal Task,SST)测试,反映受试者的心理灵活性、规划、策略及反应抑制(Response inhibition)。

(3)记忆:包括延迟样本匹配(Delayed Matching to Sample,DMS)测试、配对关联学习(Paired Associates Learning,PAL)测试、图形识别记忆(Pattern Recognition Memory,PRM)、空间跨度(Spatial Span,SSP)和言语识别记忆(Verbal Recognition Memory,VRM),考察受试者的情景记忆、识别记忆及工作记忆。

(4)社交及情绪认知:包括情绪识别任务(Emotion Recognition Task,ERT)及情绪偏倚任务(Emotional Bias Task,EBT),评估受试者识别面部表情中情绪的能力及处理正面/负面刺激的信息偏向的能力。

研究者可选择单独的某项测试,也可根据所研究的神经精神疾病选择合适的成套测试且测试难度可以自行调整。老年人群标准结果来源于 787 例正常老年人志愿者(55~80 岁,MMSE 量表得分结果排除可能的痴呆),结果显示测试表现与年龄及 IQ 相关,并且学习与记忆、反应速度、执行过程、视觉感知能力与认知功能对应。研究认为这些子测试之间存在重叠的认知过程,缺乏高度的区分能力,如 CANTAB 中记忆测试结果与传统神经心理评估工具相比,除了与记忆相关,与执行功能也有显著相关性。其结果更能反映受试者的总体认知水平,而不是直接的认知域功能。Megan 等研究也有相似的结论,挑选 CANTAB 中涉及情景记忆、工作记忆、执行功能的 6 项测试(PAL、SSP、SWM、RVP、MTS、RT),与传统评估量表结果进行比较,结果显示这些子测试并不只是对应单个的认知域,在正常人群中检查离散认知功能可能会缺乏灵敏度,但也能反映传统评估量表所无法涉及的其他认知域。既往多项研究显示,CANTAB 中单个测试或测试组合识别阿尔茨海默病及帕金森病功能缺损及进行性下降灵敏度较好,可在临床前阶段预测痴呆的发展,可有助于鉴别阿尔茨海默病与额颞叶痴呆。CANTAB 也可用于筛查轻度认知功能损害,一项研究纳入轻度认知功能损害和阿尔茨海默病两组受试者进行记忆、注意与执行功能相关测试,阿尔茨海默病组受试者表现更差,与正常相比两组受试者在 PAL、DMS 测试中均显示功能损害,而阿尔茨海默病组在 MTS、RT 和 PRM 测试中表现较差(轻度认知功能损害组受试者表现与正常对照差异不显著)。有研究通过注意/心理运动速度、SOC、PAL、SWM 子测试证实早期阿尔茨海默病患者(MMSE 量表得分≥20)与正常对照相比,即可出现额叶执行功能下降(SOC 测试表现),并且与 PAL、SWM 及注意/心理运动速度测试得分下降无明显相关。

2. 自动神经心理评估指标测试 自动神经心理评估指标测试(Automatic Neuropsychological Assessment Metrics Battery,ANAM)总共包含 30 项子测试,已被应用于阿尔茨海默病、帕金森病、多发性硬化、获得性脑损伤、偏头痛等疾病。其中 6 个子测试构成了 ANAM 痴呆筛查成套测试:简单反应时间、选择反应时间、样本匹配、连续记忆测试、Sternberg 字母记忆任务和空间辨别力测试。研究证实这些测试与传统神经心理量表的相关性。Levinson 等分别对 8 例早期阿尔茨海默病患者及 8 例正常对照进行此 6 项测试,结果显示,若使用准确性评分作为单变量分析,早期阿尔茨海默病患者[MMSE 量表得分(24.5±3.55)]与正常对照[MMSE 量表得分(29.6±0.8)]相比,延迟样本匹配、连续记忆及 Sternberg 测试表现明显受损,这 3 项测试均涉及工作记忆部分,判别函数正确分类率为 93.8%(1 例早期阿尔茨海默病患者被误判为正常对照);而如果使用吞吐量(throughput)作为单变量时结果显示除简单反应时间测试外,早期阿尔茨海默病患者在其余 5 项测试中表现更差且判别函数的正确分类率达到 100%;逻辑回归发现,仅使用 Sternberg 字母记忆任务与连续记忆两项测试的吞吐量得分,即可以准确识别受试者分组信息。本研究提示 ANAM 作为痴呆简易筛查手段的应用前景:仅使用两项测试便可区分受试者分组且能辨别轻度认知功能损害。ANAM 用于识别认知受损和认知正常的灵敏度和特异度较高,将得分≤15%定义为认知受损时,灵敏度为 81%,特异度为 89.1%,总体分类率为 87.9%。

3. 计算机神经心理测试 计算机神经心理测试(Computerized Neuropsychological Test Battery,CNTB)被开发用于替代阿尔茨海默病评估量表(Alzheimer's Disease Assessment Scale,ADAS),其并非是完全自我管理的自动测试,需要专业人员输入相关回答。共包含 11 项子测试:手指点击、简单反应时间、词语学习及延迟回忆、选择反应时间、配对关联学习可选性回忆及延迟回忆、视觉匹配及延迟回忆、视觉记忆和 BNT,年轻人、认知正常的老年人及阿尔茨海默病老年人受试者表现差异显著。CNTB 可替代 ADAS 用于阿尔茨海默病临床疗效的评估,且对早期阿尔茨海默病患者的治疗效果更敏感。

4. 其他 类似的综合神经心理评估工具还有很多,例如,剑桥脑科学平台(the

Cambridge brain sciences platform)、触屏式痴呆评估量表(Touch Panel-Type Dementia Assessment Scale,研究者开发其作为传统评估工具 ADAS‐Cog 的替代)、轻度认知功能损害计算机化神经心理筛查测试(the Computer-Administered Neuropsychological Screen for Mild Cognitive Impairment, CANS‐MCI)等,总体上说各个认知域的测试内容及子测试项目差别并不大。国内目前相关领域研究不多,国内王庆松等基于中文版 MoCA 纸质量表开发了电子版 MoCA 评估工具(a computerized tool for the Chinese version of the MoCA, MoCA‐CC),研究结果显示,电子版量表总分与传统 MoCA 量表总分相关性很好($r=0.93$, $P<0.001$),且正常对照与轻度认知功能损害两组受试者总分及各项分数(除命名外)差异显著,在 25/26 的最佳临界分值下,MoCA‐CC 灵敏度为 95.8%,特异度为 87.1%。CoCoSc(Computerized Cognitive Screen)是我国香港地区研究机构开发的自我管理的认知筛查工具,测试分为 7 个部分,包括词语学习、延迟回忆、执行功能、定向力、注意力、工作记忆及前瞻性记忆(prospective memory, PM),满分 49 分,总分与 MoCA 量表的相关性较高($r=0.71$, $P<0.001$),将总分 ≤ 30 分设为阈值时,灵敏度 78%,特异度 69%。

二、基于语言的自动测试

痴呆患者除了记忆、注意力、执行功能等方面功能下降外,语言功能损害(失语、流利性损害、找词困难等)也在病程中出现。一项基于机器学习的语言测试结果显示,仅使用单词记忆任务及 BNT 便能获得优于 MMSE 量表、CDR 量表的诊断性能。但在电子化评估过程中,因为涉及的语音识别及判定等技术问题较难实现,故前文提及的评估工具多是不包含语言的,除了个别评估工具会涉及 BNT,如 CNTB,此过程也需要专业人员输入受试者回答。

近年来随着技术发展,相关软件及应用也不断涌现。国外的一项半自动语言和语音分析研究,采用波士顿量表中饼干-小偷场景图片描述(详见本章第一节),应用于额颞叶痴呆的分型鉴别效果较好。研究发现,借助于自动语音识别软件(automatic speech recognition, ASR)对自发性语言声学参数的分析,有助于识别正常对照与轻度认知功能损害受试者,与机器学习相结合的完全自动版本可应用于社区轻度认知功能损害的自动筛查。一款手机语音分析应用在研究中显示其区分主观认知功能下降、轻度认知功能损害、阿尔茨海默病和混合性痴呆的能力较好(分类准确度 86%~92%)。笔者团队近年来自主研发的一款自动语音识别辅助评估软件(认知功能障碍筛查用 ASR 语音识别软件 V1.3,著作权登记号:2016SR164680)通过采集受试者对汉化版"饼干-小偷场景图片描述"的语音,分析有声片段及静默片段相关参数,研究结果显示,其在阿尔茨海默病及轻度认知功能损害筛查中的应用前景:7 个参数与认知能力显著相关,其中静默片段平均持续时间这一参数与认知水平相关性最强(图 1‐9)。

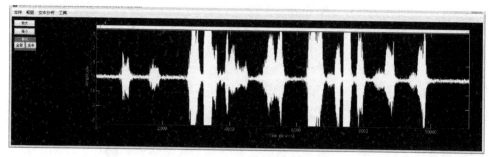

图 1-9 笔者课题组研究发的认知功能障碍筛查用 ASR 语音识别软件 V1.3 分析界面

三、小结与展望

科技进步为神经心理评估带来了无限的可能,除前文所述之外,虚拟现实技术(virtual reality, VR)的发展与应用也在评估注意、记忆与执行功能方面取得了满意的效果。计算机辅助神经心理评估具有更加高效、经济等特点,且评估过程统一标准化,不会产生人为误差,在社区筛查中具有极佳的应用前景;同时,能自动记录更多的过程变量与各项测试结果数据,能进行更多的后续分析及研究;也可作为认知训练工具或评估干预措施的认知改善效果;更重要的是,结合互联网及云存储技术能实现对单个受试者的纵向动态管理,当偏离正常波动值时便可引起患者本人及家属警觉,真正实现"早期发现"。相信电子化神经心理评估技术会更好地服务于疾病管理及公共健康。

本节参考文献

乔园,王刚,任汝静,等,2014.阿尔茨海默病的语言障碍研究进展[J].诊断学理论与实践,13(4):433-436.

Kabat M H, Kane R L, Jefferson A L, et al., 2001. Construct validity of selected automated neuropsychological assessment metrics (ANAM) battery measures. Clin Neuropsychol, 15(4):498-507.

Kane R L, Roebuck-Spencer T, Short P, et al., 2007. Identifying and monitoring cognitive deficits in clinical populations using automated neuropsychological assessment metrics (ANAM) tests. Arch Clin Neuropsychol, 22(S1):15-26.

Lenehan M E, Summers M J, Saunders N L, et al., 2016. Does the Cambridge automated neuropsychological test battery (CANTAB) distinguish between cognitive domains in healthy older adults?. Assessment, 23(2):163-172.

Qiao Y, Xie X Y, Lin G Z, et al., 2020. Computer-assisted speech analysis in mild cognitive impairment and Alzheimer's disease: a pilot study from Shanghai, China. J Alzheimers Dis, 75(1):211-221.

Robbins T W, James M, Owen A M, et al., 1994. Cambridge neuropsychological test automated battery (CANTAB): a factor analytic study of a large sample of normal elderly volunteers. Dementia

（Basel, Switzerland）, 5(5)：266－281.

Smith P J, Need A C, Cirulli E T, et al., 2013. A comparison of the Cambridge automated neuropsychological test battery（CANTAB）with "traditional" neuropsychological testing instruments. Journal of clinical and experimental neuropsychology, 35(3)：319－328.

Sternin A, Burns A, Owen A M, 2019. Thirty-five years of computerized cognitive assessment of aging-Where are we now?. Diagnostics（Basel, Switzerland）, 9(3)：114.

Wong A, Fong C H, Mok V C, et al., 2017. Computerized cognitive screen（CoCoSc）：a self-administered computerized test for screening for cognitive impairment in community social centers. J Alzheimers Dis, 59(4)：1299－1306.

Yu K, Zhang S, Wang Q, et al., 2015. Development of a computerized tool for the Chinese version of the montreal cognitive assessment for screening mild cognitive impairment. Int Psychogeriatr, 27(2)：213－219.

（谢心怡　王　刚　任汝静）

第七节　神经心理测评量表的跨文化研究和本土化过程

目前的神经心理量表多原创于欧美国家,因此,在我国及其他非欧美国家使用时,都存在本土化问题。以我国为例,神经心理量表的使用则存在汉化版本差异的问题(如文字上的简体与繁体,读音上的普通话和粤语等)。常有人认为汉化版本就是简单地把原版量表(英文或法文等)翻译为中文;事实上,翻译量表和汉化量表是完全不同的概念和过程。由于使用人群的文化和语言背景差异,本土化量表需要在对原量表进行对等翻译的基础上,重新进行信效度和划界值评价。作为诊断或研究分组依据,神经心理量表还需要建立符合我国人群的常模,不宜直接使用国外已有的常模数据。其中,对等翻译是最重要的第一步,它绝不是简单语言的转化,仅举一例,作为目前被广泛使用的,由英国学者首先编制的 ACE 量表,笔者在参与中文版修订时,经过讨论和征得原作者同意,将看图命名的语言(命名)测试项目中"袋鼠"置换为"熊猫",则是考虑到了两种动物分别在两个种族人群中的对等形象和地位,其他还包括诸如语言的对等置换等(如序列信息 ABCD 转化为甲乙丙丁或一二三四),具体到每个量表不尽相同,但都以体现所使用人群的文化心理素质为准绳。

一、神经心理量表跨文化研究的目的和方法

神经心理量表跨文化研究的核心为保证汉化过程中的"信、达、雅",消除因词汇、

习语、经验、文化概念等不对等带来的量表测试偏倚。为了解决翻译质量及译文与原文间的对等性问题,美国当代学者 Richard W. Brislin 于 1970 年在 *Journal of Cross Cultural Psychology* 发表了论文"Back-translation for cross-cultural research"(引用近 4 000 次,被认为是当代神经心理学最具影响力的论文之一,图 1 - 10)。

Journal of Cross-Cultural Psychology
Vol. 1, No. 3, September 1970, pp. 185-216.

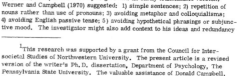

BACK-TRANSLATION FOR CROSS-CULTURAL RESEARCH[1]

RICHARD W. BRISLIN[2]
The Pennsylvania State University

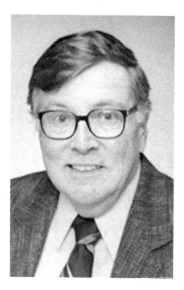

Two aspects of translation were investigated: (1) factors that affect translation quality, and (2) how equivalence between source and target versions can be evaluated. The variables of language, content, and difficulty were studied through an analysis of variance design. Ninety-four bilinguals from the University of Guam, representing ten languages, translated or back-translated six essays incorporating three content areas and two levels of difficulty. The five criteria for equivalence were based on comparisons of meaning or predictions of similar responses to original or translated versions. The factors of content, difficulty, language and content-language interaction were significant, and the five equivalence criteria proved workable. Conclusions are that translation quality can be predicted, and that a functionally equivalent translation can be demonstrated when responses to the original and target versions are studied.

Psychologists interested in cross-cultural research often translate their experimental instructions or questionnaires from one language to another in order to test hypotheses about human behavior. In the back-translation techniques for cross-cultural research, an investigator writes a set of questions or passages in his (source) language, following rules (Campbell, Brislin, Stewart, & Werner, 1970) that are likely to give him an easily translatable version. Werner and Campbell (1970) suggested: 1) simple sentences; 2) repetition of nouns rather than use of pronouns; 3) avoiding metaphor and colloquialisms; 4) avoiding English passive tense; 5) avoiding hypothetical phrasings or subjunctive mood. The investigator might also add context to his ideas and redundancy

[1] This research was supported by a grant from the Council for Intersocietal Studies of Northwestern University. The present article is a revised version of the writer's Ph.D. dissertation, Department of Psychology, The Pennsylvania State University. The valuable assistance of Donald Campbell, Juris Draguns, Carolyn Sherif, Don Trumbo, and Walter Scott Wilson is appreciated.

[2] Now at the Center for Cross-Cultural Research, Department of Psychology, Western Washington State College, Bellingham, Washington, 98225.

图 1 - 10　Richard W. Brislin 和他发表于 1970 年的学术论文

该文首次提出了以"回译(back-translation)"为核心的跨语言翻译模型,称作 Brislin 翻译模型(Brislin's translation model)(图 1 - 11)。在此模型中,至少两名精通源语言和目标语言的翻译专家参加翻译工作,第一位双语专家将原文翻译为译文,再交由第二位双语专家将译文进行回译。经由独立的评价者比较原文与回译版本,若两者之间无语义差异,则将译文转入后续的信效度评价;若两者之间存在语义差异,则将有差异部分的原文转交第三位双语专家进行重新翻译,再由第四位双语专家进行回译,评价者比较原文与回译版本。"翻译—回译—比较"过程需要反复进行,直至原文与回译版本间无语义错误。Brislin 翻译模型自从发表,便被学术界广泛接受,后续还出现了各种基于 Brislin 翻译模型的改良版本。

与此同时,Brislin 在后续的跨文化翻译的过程中,发现各个文化中存在一些特有概念(如我国传统的儒家文化)。为了保证"翻译—回译—比较"过程的高质量,Brislin 提出参加翻译的双语专家要熟悉量表中所涉及的文化特有概念。传统的

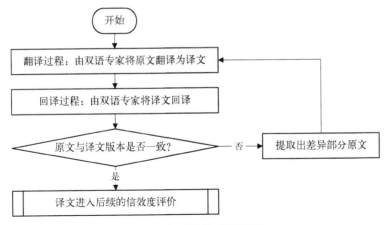

图 1-11 Brislin 翻译模型

Brislin 翻译模型需要反复进行"翻译—回译—比较"的过程,国外学者 Patricia 等 2001 年针对此问题进行了一定的改良。改良 Brislin 翻译模型尽管能节约一定的人力、物力,但依旧操作过程冗长,并且量表的翻译质量极大程度上依赖于参与翻译的双语专家的水平。

考虑到以上的问题,美国整形外科医师协会(American Association of Orthopaedic Surgeons, AAOS)推荐采用跨文化调整 6 步法(图 1-12)。此翻译方法特别设置

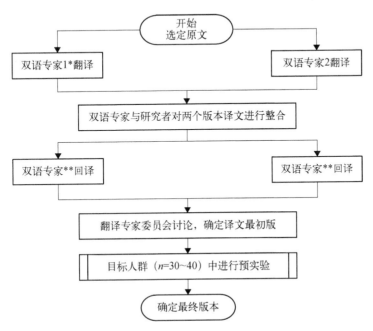

图 1-12 AAOS 跨文化调整 6 步法

*一位专家必须有一定专业背景知识;**双语专家母语为源语言,且完全不了解量表内容

翻译专家委员会,其成员包括:所有参与翻译的双语专家、研究者、语言学家、医学/社会学专家、方法学家,最好包括量表的作者或编制者。此外,参与研究的双语专家也有一定的要求:在参与翻译的双语专家中,有一位必须有一定专业背景知识;而参与回译的两位双语专家的母语皆为源语言,且完全不了解量表内容。当翻译专家委员会确定译文最初版后,将在目标人群(包含 30~40 人)中进行预实验,评价量表并做最后调整,确定最终版本。

二、引入神经心理量表的本土化过程

神经心理量表的本土化过程大致分为量表的选择、量表的译制及量表的检验。每一个步骤对于后期量表的应用及测量结果跨文化间交流等十分重要。

1. 量表的选择　　由于神经心理学科的特殊性,很多疾病早期缺乏可检出的器质性病变,疾病的评估很大程度上依赖于量表测试。此外,神经心理量表还有费用低、可反复实行、增进医患沟通等优点。神经心理学科发展早期,医师对于疾病认知不彻底,针对同一疾病的测试量表往往不尽相同。在神经心理量表的本土化过程中,研究者需要尽量选择普适性好、结果互认程度高的神经心理量表。此外,研究者需要针对不同人群及疾病不同状态选择不同的神经心理量表。譬如,国际上用于评估认知障碍的神经心理量表就包括 MMSE 量表、MoCA 量表、ACE 量表等。MMSE 量表通用性最广,问题设置较为基础,对于文化程度较高或认知障碍早期的受试者,检查的假阴性率较高,而 MoCA 量表适宜评估此类患者。此外,选择合适的神经心理量表对于后续的量表译制及检验也是十分重要。因此,神经心理量表本土化的第一步就是根据研究目的选择合适的神经心理量表。

2. 量表的译制　　量表的译制模型主要为前述的 Brislin 翻译模型及 AAOS 推荐的跨文化调整 6 步法。尽管采用上述翻译模型能提高翻译质量,但研究者在翻译过程中依然需要格外注意。西方国家与我国在许多概念及使用上存在差异,例如位置的命名与使用。在原版 MMSE 量表中,考察地点定向能力设定的问题为 "state, county, town",其中"state"直译为"州",而中文对应的概念应为"省份/自治区/直辖市",其余两个地点命名应该分别采用"区/县""街道或乡"更加符合我国的使用习惯。特殊情况下,外语直译后词汇、语意不符合我国的文化习惯,使用相似的概念替代才能更好地测试。为了考察受试者复述能力,原版 MMSE 量表选择了习语"No ifs, ands, or buts",此时,将此习语直译为英文并无实际语义,故无法达到测试目的。因此,在 MMSE 量表本土化过程中,这一复述语句选定了中文语境中的"四十四只石狮子"。在考察即刻、延迟记忆力过程中,检查者需要给出 3 个互不相关的常见物体名字以供受试者记忆,原版 MMSE 量表采用"table, penny"等西方文化背景下常见的物品,对应的我国的汉化版本则选择了"皮球、国旗、树木"等我国常用名词。为了提高神经心理量表跨文化研究的可理解性,Brislin 总结了句式简洁、指代清晰(重复名词、避免代词)、避免隐喻式语言或俗语、避免英式

被动语态和避免假设式语句等原则。良好的翻译技巧(表 1-6)能够保证量表的跨文化一致性,使测试结果更客观、一致性更高。

表 1-6　神经心理量表译制技巧

译制过程中的问题	译制技巧	实　例
中文没有相同的术语	词汇选择	原版 MMSE 量表中,"state"直译为"州",而中文中对应的概念应为"省份/自治区/直辖市"
中文无类似习语问题	习语替代	原版 MMSE 量表中,习语"No ifs, ands, or buts"直译为英文并无实际语义,本土化过程中,以"四十四只石狮子"替代
中英文间语法、句法存在一定差异	语法-句法转换	英文使用环境中,往往将时间、地点等信息放于句末,与中文使用相反。原版 MoCA 量表中,"The cat always hide under the couch when dogs were in the room"句子中时间状语置于句末,而本土化过程中,需要调制语序,译作"狗在房间里的时候,猫总是躲在沙发底下"
某词在两国文化中有不同代表意义	经验替代	在 ACE-Ⅲ量表本土化过程中,测试项目中"袋鼠"被替换为国人熟悉的"熊猫"
预翻译中某些词语带来理解问题	概念转换	原版 ACE-Ⅲ量表中,"pint"直译为"品脱",在理解上存在一定的困难,本土化过程中,将此项目中的一系列词语进行了转换

3. 量表的检验　　神经心理量表的检验是本土化过程中的最后一步,是对量表的信效度及划界值的再次评价。首先,研究者需要建立符合我国人群的常模。在对认知障碍患者进行神经心理量表的测试过程中,受试者得分受其教育水平影响较大。因此,研究者应根据教育水平的不同设置不同的常模团体,此外,需要保证性别、年龄、职业等无关因素的组间平衡。常模团体成员经抽样确定后,使用相同标准进行 MMSE 量表测试。研究者将测试结果进行统计学分析,采用克龙巴赫 α 系数(Cronbach's α coefficient)评价测试的内部一致性,当系数值达到 0.8 以上时说明此量表信度较好;除对克龙巴赫 α 系数进行数值评价,还需对本土化量表的数值与原始量表在类似常模中的克龙巴赫 α 系数进行比较,以评价本土化过程的成功与否。通过对常模团体成员测试,可以得到该量表在对应教育水平下的得分范围——即划定界值(详见本章第八节)。量表的检验对于神经心理量表的最终确认及人群推广使用十分重要。需要注意的是,AAOS 推荐的跨文化调整 6 步法中第 5 步即是对量表翻译最初版的测试,而第 6 步则为对量表的最终调整。

三、小结与展望

由于我国神经心理学领域起步晚于欧美国家,短期内神经心理量表的跨文化研究及其本土化依旧是一个影响国际交流的隔阂。随着我国相关领域学者在此领域的不断深入研究,一系列本土化经验及技巧被不断总结完善。研究者在本土化过程中,只要充分理解不同文化背景下习惯用语、语法、概念间的差异,必能客观而又准确地引入欧美神经心理量表。

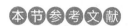

崔灿,肖芬,2015.能力量表的跨文化翻译:过程及结果讨论.英语广场(下旬刊)(1):20-21.

崔灿,肖芬,2014.能力量表的跨文化翻译:问题及对策探讨.英语广场(下旬刊)(12):36-37.

郭起浩,王刚,武力勇,2019.痴呆及相关认知障碍的神经心理诊断流程.重庆医科大学学报, 44(4):15-18.

Mioshi E, Hodges J R, 2009.几种常用诊断痴呆的认知筛查工具.潘小玲,王刚,译.内科理论 与实践,4(4):247-250.

章竞思,王福兰,1997.关于心理测量本土化的思考.教育理论与实践,(2):52-54.

Beaton D E, Bombardier C, Guillemin F, et al., 2000. Guidelines for the process of cross-cultural adaptation of self-report measures. Spine, 25(24):3186-3191.

Bland J M, Altman D G, 1997. Cronbach's alpha. BMJ, 314(7080):572.

Brislin W R, 1970. Back-translation for cross-cultural research. J Cross Cult Psychol, 1(3): 185-216.

Jones P S, Lee J W, Phillips L R, et al., 2001. An adaptation of Brislin's translation model for cross-cultural research. Nursing Research, 50(5):300-304.

(黄 强 王 刚 任汝静)

第八节 认知障碍神经心理测评量表的评价及相关统计学处理

神经心理测评常需要设计询问有关认知、感觉等问题,这些问题中包括了受试者的一些主观感受,而这些主观感受常是不可直接测量的,需要借助特殊的测量工具和量表来进行,因此,任何一种神经心理量表在广泛应用之前,对其优劣进行评价显得尤为重要。量表的评价首先要应用新编制的量表对特定人群进行试调查,特定人群应该是量表将来应用的人群,且应该包括不同疾病严重程度的人群。然后对调查资料做质量评价,主要包括量表的信度、效度评价,涉及疾病初筛或诊断时,则需要借助"金标准"对新量表做出评价,进行诊断准确度分析和可信度分析。本节主要介绍量表评价常用的信度、效度、诊断准确度等有关统计分析指标及如何具体在统计学软件 SPSS 上实现。

一、量表的评价方法

1. 试调查   量表试调查是量表正式使用之前的小规模"演习",是量表评价中的重要环节,一般是按照正式调查的数据收集程序组织一个小型的调查(一般人数<100人），但对于受试者的选择大部分情况下除了考虑量表的适用人群外，受试者的方便性和可获得性是其重要特征，不需要遵循随机抽样的原则。

量表试调查的目的至少包括几个方面：① 通过受试者或检查者的反馈或观察，发现量表可能存在的可行性（从检查者角度）和认知问题（从受试者角度）。② 通过试调查，收集一些调查过程和结果数据，供量表进一步的信度和效度分析。

第一，考虑检查者的可行性问题。量表从是否由受试者自填可分为自填量表和非自填量表，如果是需要检查者才能进行的量表测试为非自填量表，为了保证量表测量过程的标准化和一致性，原则上需要检查者对量表上的题目进行念读，如果念读过程中，由于量表设计原因，检查者无法按照原题进行念读，必须对原题进行改动，否则该题可能无法在所有检查者中做到标准化测试。其次，检查者念读某些题目后，由于各种原因受试者无法理解需要检查者进行重复念读，那么检查者需要重复念读的次数或需要重复念读的字句也是量表可能存在问题的地方。再次，某些题目，如果需要检查者多次对受试者进行追问才能获得答案，那也是量表中需要注意的地方。此外，如果量表最终目的是进行更大人群的筛查或流行病学调查项目，那么进行试调查还可以对整个调查的组织流程和实施过程进行测试，发现现场组织可能存在的问题，在正式大范围调查开始前对整个调查流程进行优化或调整。

第二，考虑受试者的认知问题。主要在以下3种情况下，我们需要对量表的相应题目进行评估或修改：① 受试者未等检查者读完题目前打断；② 受试者要求检查者进行澄清；③ 受试者无法给出高质量回答或干脆拒绝回答。受试者打断的原因可能是题干后面有多余的从句或者受试者没有意识到还会有答案选项，而要求澄清的原因可能是含糊的术语、含糊的回答任务或者选项太多，受试者无法记住回答选项等原因。受试者无法回答的原因可能是需要回答的信息时间太久无法回忆或敏感问题不愿回答等。

第三，试调查的过程数据利用。除了上述的可行性和认知问题的数据外，还有一些试调查的过程数据可以利用，如每份量表的测试时间、量表各模块或各题项所需要的时间等。这些时间数据能够更好地用于量表测试管理工作或发现量表中可能存在的问题，例如，某些量表可能用于大型的现场流行病学筛查，那么通过每份量表测试需要的时间可以估计在所需的样本量情况下，做完整个筛查项目需要的人天，从而了解筛查项目的人力、时间及经费成本，方便整个筛查项目的组织、管理和协调工作。同时，对于量表各模块和题项的时间了解，也能够发现特别耗时的模块或题项，通常情况下，为节约成本或项目可行性考虑，这些模块或题项需要重点考虑是否需要修改完善。

第四，试调查的结果数据利用。试调查的结果需要进行详细的数据分析，包括每个题项的分析、相关模块的分析及整个量表的信度和效度分析。一般先进行描述性分析,了解每个题项的数据分布,是否存在不合理的异常值、缺失值、拒绝回答或不知道等,需要详细了解这些不合理数据的原因,因为这很可能表明了量表本身设计得不合理,提示需要对量表进行修订完善。然后,可以做一些相关分析,探讨量表中不同模块之间的关系是否与设计相符。当然,不同的量表可能存在复杂的结构,能运用的分析方法也千差万别。对于量表的信度和效度分析,请见下面的内容。

2. 信度分析　　信度(reliability)即可靠性或可信度,主要评价量表的一致性和稳定性,也就是评价测量结果是否一致的可靠程度,其不涉及结果是否正确的问题,反映的是测量过程中随机误差造成的测定值变异程度的大小。常用的信度指标有重测信度(test-retest reliability)、分(折)半信度(split-half reliability)、Cronbach α 系数。重测信度用于评价稳定性或重复性,而分半信度、Cronbach α 系数用于评价内部一致性。

(1)重测信度:采用同一量表前后两次测量同一批人群,评价两次测量的相关性,重复测量的时间间隔不宜太长或太短,一般认为 2~4 周较为合适。当评估的变量为分类变量时,可用 Kappa 系数来评估重测信度。对于量表得分的连续性变量或等级变量,则用基于方差分析的组内相关系数(intraclass correlation coefficient, ICC)来评价量表的重测信度。一般信度系数>0.75 表示重测信度很好,而<0.4 表示较差。如果量表中某个问题的信度系数<0.4,则要考虑对该问题进行修改或剔出该问题。

(2)分半信度:将量表的调查问题分成两半,如分前后两个部分或将奇数题和偶数题分成两个部分分别计分,再计算两个部分得分的相关系数(r),具体分半信度的计算公式为

$$R = \frac{2r}{1 + r} \tag{1-1}$$

(3)Cronbach α 系数:量表一般都包含一系列的问题,因而可以根据这些问题之间的相关性进行信度评价。目前应用最广泛的为 Cronbach α 系数,它等于所有可能组合的分半信度系数的平均值。具体信度系数的计算公式为

$$\alpha = \frac{k}{k-1}\left(1 - \frac{\sum S_i^2}{S_T^2}\right) \tag{1-2}$$

其中,k 为量表或子量表的问题个数,S_i^2 为第 i 个问题得分的方差,S_T^2 为整个量表或子量表得分的方差。

当一份量表包括几个互不相关的内容,即几个不同的分量表,则应分别计算每个分量表的内部信度,否则整个量表的内部一致性较低。一般要求量表的 Cronbach α 系数>0.8。

3. 效度分析　　效度(validity)即有效性,主要评价量表的准确度和正确性,是量表能测试出其所要测量的特质的程度,即测量值与目标真实值的偏差大小。效度重点考察测量结果的有效性,其反映的是由于测量了与测量目的无关的变量所引起的系统误差。由于无法确定目标真实值,故效度的评价较为复杂,常需要与外部标准比较才能判断。常用的效度评价指标有表面效度(face validity)、内容效度(content validity)、效标效度(criterion validity)、结构效度(construct validity)。

(1) 表面效度:表面效度是指测量方法或结果所要说明的问题与公众或学术界达成共识的吻合程度,如果吻合程度高,则表面效度高。表面效度是一个主观指标,常由专家评阅确定。有些问题的调查,直接提问得不到真实的回答,容易产生"社会期望偏倚",获得真正的信息常需要掩饰问题的真正目的,这时就需要牺牲表面效度而提高其他效度。

(2) 内容效度:内容效度是指量表的各问题是否测定其希望测量的内容,即测定对象对问题的理解和回答是否与问题设计者希望询问的内容一致。与表面效度一样,内容效度也是一个主观指标,一般通过专家评议打分来进行。

(3) 效标效度:效标效度又称效标关联效度(criterion-related validity),是以一个公认有效的量表作为标准,检验新量表与标准量表测定结果的相关性,以两种量表测定得分的相关系数表示,相关系数越大表示量表的效标效度越好。根据效标获取的时间,可将效标效度分为预测效度(predictive validity)与现时效度(concurrent validity),预测效度是将量表测量结果与未来效标(某种结果)进行比较,如量表得分与将来疾病的复发、恶化、死亡等结果关联;现时效度是在研究人群中同时进行量表和效标测量,比较两者的结果。现时效度系数通常较低,多在0.2~0.6之间,很少超过0.7。

(4) 结构效度:结构效度又称构想效度,说明量表的结构是否与理论设想相符。量表是调查者预先设计的,并且归结成几个模块(即设计结构)。而实际的调查问卷结果本身具有一定统计学潜在结构,也就是说,通过数学方法,依据调查结果,将原始问题归纳成几个模块,形成统计结构。统计结构与设计结构吻合的好坏就表明了量表的结构效度。结构效度评价可采用的统计方法有因子分析、结构方程模型等。

目前,结构效度常用的统计方法有探索性因子分析和证实性因子分析。探索性因子分析更多用于对量表结构进行初步探索性分析,研究量表的维度。所得公因子的意义类似于组成"结构"的领域,因子负荷反映了问题对于领域的贡献,因子负荷越大说明与领域的关系越密切。一般认为,运用以下 3 个标准可以进行量表的结构效度评价:① 公因子应与量表设计时结构假设的组成领域相符,且公因子的累积方差贡献率至少在40%以上;② 每个问题都应在其中一个公因子上有较高负荷值(>0.4),而对其他公因子的负荷值则较低;如果一个问题在所有的因子上负荷值均较低,说明其反映的意义不明确,应予以修改或删除;③ 公因子的方差均应>0.4,该指标表示每个问题40%以上的方差都可以用公因子解释。但探索性因子分析单独进行结构效度评价的方法逐渐不被学术界所采纳,目前越来越多的研究先利用探索性因子分析产生关于内部结构的理论,再在此基础上用证实性因子分析。证实性因子分析是通过探索性因子分析确定存在几个因子,以及各问题与各因子的关系,用实际数据拟合特定的因子模型,分析拟合优度,评价实测指标性质与设计目标是否吻合,如果因子分析提取的公因子与量表设计确定的各领域有密切的逻辑关系,则说明量表有较好的结构效度。证实性因子分析的理论基础是结构方程模型,或把证实性因子分析看成结构方程模型的一个特例更易理解。

4. 诊断准确度分析　　很多神经心理量表一个重要的功能是在临床上作为疾病诊断的一个重要依据,例如,MMSE 量表就作为痴呆诊断的辅助工具,在社区大样本筛查及临床医师对可疑病例做初步检查时被广泛应用。对一种诊断方法的评价主要包括准确性和可靠性两方面。准确性是指诊断方法的诊断或预测能力能否准确、真实地反映所要了解的情况,其评价方法主要有灵敏度(sensitivity, Se)、特异度(specificity, Sp)、Youden 指数(Youden's index)、似然比(likelihood ratio)、受试者操作特征(receiver operating characteristic, ROC)曲线等。可靠性指诊断方法在应用中对同一目标测定的重复性、稳定性,分析方法主要是一致性检验,具体可以参考信度分析部分。

对于诊断方法的准确性评价,首先应该知道受试者的真实分类情况,即哪些属于对照,哪些属于病例。划分他们的标准就是"金标准",如神经病理学检查结果等。常用四格表表示某项诊断结果和金标准诊断间的关系,并据此计算评价准确性的各项指标(表 1-7)。

表 1-7　某项诊断结果与"金标准"诊断结果的关系

诊断结果	"金标准"		合 计
	病 例	对 照	
阳 性	a(真阳性)	b(假阳性)	a + b
阴 性	c(假阴性)	d(真阴性)	c + d
合 计	a + c	b + d	a + b + c + d = N

(1)灵敏度和特异度:灵敏度又称敏感度,指一项诊断方法能将实际患病的人正确地判定为患者的能力,即病例被正确诊断为阳性的比例,也叫真阳性率(true positive rate, TPR),计算公式为

$$Se = \frac{a}{a + c} \times 100\% \tag{1-3}$$

假阴性率(漏诊率)= 1-Se。

特异度则指一项诊断方法能将实际无病的人正确判定为非患者的能力,即对照

被正确诊段为阴性的比例,也叫真阴性率(true negative rate, TNR),计算公式为

$$Sp = \frac{d}{b + d} \times 100\% \qquad (1-4)$$

假阳性率(误诊率)= 1-Sp。

灵敏度和特异度不是固定数字。量表的诊断结果常为连续性资料,不易划分正常与异常。以 MMSE 量表对正常人和认知功能受损患者进行测试后的结果为例,如以不同的 MMSE 量表得分划界值进行划分,可有不同的灵敏度与特异度(表 1-8),因为正常人与认知功能受损患者的 MMSE 量表得分不是决然分开,而是有所重叠的(图 1-13)。

表 1-8　不同 MMSE 量表得分区分认知功能受损标准的灵敏度与特异度

MMSE 量表得分划界值	灵敏度(%)	特异度(%)
16	58.8	85.7
17	63.1	82.1
18	66.5	77.4
19	75.1	69.1
20	83.7	64.3
21	88.8	53.6
22	92.7	39.3
23	95.7	21.4
24	98.7	4.8
25	99.6	0.0
26	100.0	0.0

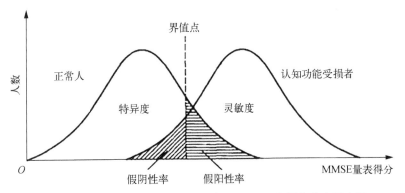

图 1-13　正常人和认知功能受损者 MMSE 量表得分分布示意图

从表 1-9 可以看出如果将 MMSE 量表的得分划界值划得高些,灵敏度会上升,甚至全部认知功能受损者都可包括在内,但这样会使更多的正常人被划为认知功能受损的可疑对象。如果把标准定得低,特异度可以很高,但很多认知功能受损者将被错误地归入正常人。对于最佳界点的选择在 ROC 曲线部分会进一步详细叙述。

（2）Youden 指数和似然比：在比较两个诊断方法时，单独使用灵敏度和特异度指标，可能出现一个诊断方法灵敏度高，而另外一个诊断方法特异度高，无法综合判断哪一个诊断方法更好。因此，有学者提出了将灵敏度和特异度结合的诊断准确度指标，包括 Youden 指数、阳性似然比、阴性似然比等。

Youden 指数是真阳性率与假阳性率之差，计算公式为

$$\text{Youden 指数} = \text{Se} + \text{Sp} - 1 = \text{真阳性率} - \text{假阳性率} = \frac{a}{a+c} - \frac{b}{b+d} \quad (1-5)$$

Youden 指数越大，其准确度亦愈大。

阳性似然比（positive likelihood ratio，LR^+）是真阳性率与假阳性率之比，即灵敏度与（1-特异度）的比值。计算公式为

$$LR^+ = \frac{\dfrac{a}{a+c}}{\dfrac{b}{b+d}} \quad (1-6)$$

阴性似然比（negative likelihood ratio，LR^-）是假阴性率与真阴性率之比，即（1-灵敏度）与特异度的比值。计算公式为

$$LR^- = \frac{\dfrac{c}{a+c}}{\dfrac{d}{b+d}} \quad (1-7)$$

似然比为 1 说明在患者和非患者中得到该诊断结果的概率是相同的，那么该诊断方法没有诊断价值，因此，似然比离 1 越远越有意义，说明该诊断结果进行诊断的准确性越大。似然比越大诊断患病的正确性越高，似然比越小排除患病的正确性越高，一般似然比>10 时确诊患病，<0.1 时可做排除患病的诊断。

（3）ROC 曲线：尽管 Youden 指数、似然比综合考虑了灵敏度与特异度，但这些指标的共同特点是结果均随诊断划界值的改变而变化，且大多数诊断方法获得的结果不是绝对的二分类变量，仅取其单一的诊断划界值计算灵敏度和特异度，并以此代表其他各潜在划界值的判断能力是不完整的，无法反映该诊断方法诊断能力的全貌，而用 ROC 曲线来分析诊断方法的准确度是近年来公认的最佳指标，它是以每个检测结果作为可能的诊断界值，计算得到相应的灵敏度和假阳性率（1-特异度），以假阳性率为横坐标、以灵敏度为纵坐标绘制而成的曲线，其曲线下面积的大小表明了诊断方法准确度的大小，它不受患病率的影响，综合了灵敏度、特异度两个指标，而且考虑了所有可能的诊断划界值的影响，因而能更全面地评价诊断方法的准确度，另外，ROC 曲线提供了两个或多个诊断方法在共同尺度下的直观视觉比较，使得在所有诊断界值下比较不同的诊断方法成为可能。

　　ROC 曲线的构建：以假阳性率为横轴,灵敏度为纵轴,横轴与纵轴长度相等,形成正方形,在图中将 ROC 工作点标出,用直线连接各相邻两点构建为光滑 ROC 曲线。注意：无论资料类型如何,曲线一定通过(0,0)和(1,1)这两点,这两点分别对应于灵敏度为 0 而特异度为 1 和灵敏度为 1 而特异度为 0 的坐标点。理论上,完善的诊断方法有灵敏度为 1,假阳性率为 0,图中表现为 ROC 曲线从原点直线上升到图的左上角,然后水平到达右上角;完全无价值的诊断有灵敏度等子假阳性率,是一条从原点(左下角)到右上角的对角线,这条线常称为机会线,一般情况下,ROC 曲线位于机会线的上方。表 1-8 对应的 ROC 曲线图见图 1-14。严格的诊断划界值产生较低的灵敏度和较高的特异度,ROC 点位于曲线的左下方;宽松的诊断界值产生较高的灵敏度和较低的特异度,ROC 点位于曲线的右上方。

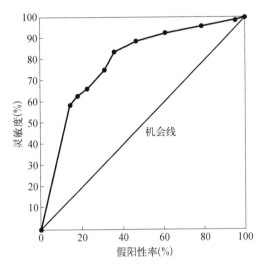

图 1-14　MMSE 量表得分未光滑的 ROC 曲线图

　　ROC 曲线下面积(area under curve, AUC)：如果一种诊断方法能完全正准确区分"患病"和"非患病"人群,灵敏度和特异度均达到100%,则该 ROC 曲线由左边的纵坐标和图形上边组成,AUC 为 1;相反,一个完全没有判断能力的诊断方法其 ROC 曲线为左下角 0 坐标点与右上角的对角线,AUC 为 0.5。实际上绝大多数诊断方法的准确性不能达到100%,诊断值在"有病"和"无病"者中的分布总有部分重叠,因此,ROC 取值为 0.5~1 之间,该面积可以被认为是正确决策的概率。一般认为 AUC 为 0.5~0.7,表示诊断准确度较低;AUC 在0.7~0.9 之间表示诊断准确度为中等;AUC 在 0.9 以上表示诊断准确度较高。

　　AUC 的估计方法有参数法和非参数法,均适用于结果为连续性资料或等级资料的诊断试验准确度的评价,但计算均比较复杂,大多需要借助统计软件来实现。

　　对单个 ROC 曲线诊断能力的统计学检验,是评价 AUC 是否不等于 0.5,拒绝假设意味着诊断方法具有一定区分病例和对照的能力。在进行两种或以上诊断方法 ROC 曲线准确度比较时,如果比较的诊断方法曲线不交叉,则较高的 ROC 曲线具有较好的诊断性能。如果曲线交叉,可在考虑费用与效益的前提下,结合诊断方法准确度指标及统计学检验判断其诊断性能。

　　ROC 曲线的最佳界点的选择：阳性似然比为灵敏度与假阳性率之比;Youden 指数为灵敏度与假阳性率之差。常用简便的 ROC 曲线的最佳界点选择指标有：① 阳性似然比或 Youden 指数法;② 最小距离法。第一种方法中是以阳性似然比或 Youden 指数最大值为最佳界点；第二种方法是求出 ROC 曲线上最接近纵轴 (0，1) 点对应的检测值为最佳界点，计算公式为

$$d = \min\sqrt{(1 - \text{Se})^2 + (1 - \text{Sp})^2} \tag{1-8}$$

一般的软件都会给出每个观测点对应的灵敏度和特异度，因此，根据上述公式进行简单计算即可得出。

也有人考虑疾病的患病率、治疗花费和收益情况来确定最佳界点，计算公式为

$$m = \frac{C}{B} \times \frac{1 - P}{P} \tag{1-9}$$

其中，C、B 和 P 分别表示花费、收益和患病率。

在假定对病例组实施治疗，而对照组不治疗的前提下，这一表达式表示治疗疾病的花费和收益之比与（1-患病率）和患病率之比的乘积。这个方法在文献中较少使用，主要因为很难估计费用、收益，而且患病率数据也不容易获得。

二、量表评价的 SPSS 软件实现

1. 信度测量的 SPSS 软件实现　　在 SPSS 分析软件中"Analyze"菜单下有专门的"Reliability Analysis"模块，通过对该模块的部分选项的选择可以实现大部分的量表信度分析，其调用过程见表 1-9。对于量表评价来说，如果通过排除单项总分相关系数低的问题或变量来提高量表的内部一致性信度，在"Reliability Analysis"模块可以通过选择"Scale if item deleted"选项，然后根据运行结果中的"Alpha if item deleted"判断是否删除某些问题。

表 1-9　信度测量调用 SPSS 过程表

信度评价方法	调 用 过 程	分 析 结 果
重测信度	Analyze→Scale→Reliability Statistics→Intraclass correlation coefficient 选项	组内相关系数（测量变量为连续变量和等级变量）
	Analyze→Descriptive Statistics→Crosstabs→Kappa 选项	Kappa 系数（测量变量为分类变量）
分半信度	Analyze→Scale→Reliability Statistics→Model 中的 Split-half 选项	Spearman - Brown 系数
内部一致性信度	Analyze→Scale→Reliability Statistics→Model 中的 Alpha 选项	Cronbach α 系数

2. 效度测量的 SPSS 软件实现　　在 SPSS 软件中没有专门的效度分析模块，表面效度和内容效度属于主观指标，一般采取专家评价的方法。效标效度和结构效度中的"探索性因子分析"可以通过"Analyze"菜单进行分析，其调用过程见表 1-10。但"验证性因子分析"在 SPSS 软件中无法实现，只能通过专门的结构方程模型软件，如 AMOS、LISREL、Mplus 等来做分析，具体请参考结构方程模型软件的相关文献。

表 1-10　效度测量 SPSS 调用过程表

效度评价方法	调　用　过　程	分　析　结　果
效标效度	Analyze→Correlation→Bivariate，根据需要可选择 Pearson、Kendall's tau-b 和 Spearman 选项	Pearson 相关系数（连续变量）、Kendall 或 Spearman 等级相关系数（分类变量）
结构效度	Analyze→Data Reduction→Factor（一般在 Extraction 和 Rotation 选项下选择 Principal components 和 Varimax 进行主成分极大方差旋转因子分析法）	公共因子的累积方差贡献率、公因子方差值、每个条目公共因子负荷等

3. 诊断准确度分析的 SPSS 软件实现　　对于定性资料的分析，灵敏度、特异度、Youden 指数、似然比计算相对简单，可以通过整理成表 1-7 的四格表手工计算即可。如果通过 SPSS 软件，可以把资料整理成 3 个变量，行、列及频数变量，注意最好把"金标准"定义成列变量，并且把频数进行加权。具体加权的调用过程是选择"Data"→"Weight Cases"，再将频数变量选入"Frequency Variable"框中，然后通过"Descriptive Statistics"→"Crosstabs"，点击"Cells"按钮选择"Row"和"Column"即可计算出灵敏度、特异度、假阳性率、假阴性率，在此基础上通过简单的公式计算出 Youden 指数和似然比。

对于定量资料则需要通过 ROC 曲线来进行分析，具体调用过程为"ROC Curves"，在"Test Variables"（检验变量）下的空格处选入 ROC 资料的测量值或有序分类值变量，在"State Variable"（状态变量）下的空格处选入疾病状态指示变量，在"Value of State"（状态值）的右侧键入指示变量中代表"信号（如疾病）"的值。AUC 是基本的输出内容，还可以选择"Standard error and confidence interval"输出标准误和 95% 可信区间，每个坐标点对应的灵敏度和假阳性率的输出可以选择"Coordinate points of the ROC Curve"。SPSS 进行 ROC 曲线分析主要采用非参数法计算 AUC 及标准误，当两个状态（如正常与异常）的样本量相等时，还可选择双负指数分布（bi-negative exponential distribution）以获得面积的标准误，选择计算方法可在"Options"选项中选择。

为了说明 SPSS 具体实现 ROC 曲线分析的方法，表 1-11 举例列出了有序分类资料、连续性资料与多个诊断试验比较资料三类数据 SPSS 的输入格式，为了简化起见仅列出了开始与结尾各 5 个数据。"Group"为"State Variable"（状态变量），"Test1""Test2"为"Test Variable"（检验变量）。

表 1-11　ROC 曲线分析三类资料的输入格式

有序分类资料		连续性资料		多个诊断试验比较资料		
Group	Test1	Group	Test1	Group	Test1	Test2
0	1	0	60	0	1	1
0	1	0	66	0	1	1
0	1	0	68	0	1	1
0	1	0	69	0	1	1

（续表）

有序分类资料		连续性资料		多个诊断试验比较资料		
Group	Test1	Group	Test1	Group	Test1	Test2
0	1	0	71	0	1	2
.	.	.	.	.	.	.
.	.	.	.	.	.	.
.	.	.	.	.	.	.
1	5	1	82	1	6	5
1	5	1	83	1	6	6
1	5	1	84	1	6	6
1	5	1	85	1	6	6
1	5	1	86	1	6	5

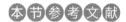

本节参考文献

李灿,辛玲,2008.调查问卷的信度与效度的评价方法研究.中国卫生统计,25(5):541-544.

李春波,何燕玲,张明园,2000.一致性检验方法的合理应用.上海精神医学,12(4):228-230.

孙振球,徐勇勇,2002.医学统计学.北京:人民卫生出版社:397-407,485-495.

王刚,任汝静,杜敏,等,2009.医学生神经病学课学习态度量表的编制及效信度评价.医学教育探索,8(7):802-806.

张文彤,董伟,2004.SPSS统计分析高级教程.北京:高等教育出版社:363-377.

Zhou X H, Obuchowski N A, McClish D K, 2005.诊断医学统计学.宇传华,译.北京:人民卫生出版社:13-36.

DeVellis R, 2003. Scale development: theory and applications, applied social research methods. Thousand Oaks: Sage Publications:49-102.

Gladys H, Cédric A, Cyrille L, et al., 2011. Development of a short form of mini-mental state examination for the screening of dementia in older adults with a memory complaint: a case control study. BMC Geriatrics, 11: 59.

Pezzotti P, Scalmana S, Mastromattei A, et al., 2008. The accuracy of the MMSE in detecting cognitive impairment when administered by general practitioners: a prospective observational study. BMC Fam Pract, 9: 29.

（胡以松）

第二章 分 论

第一节 综合智能评估

一、韦氏智力量表

【概述】 韦氏智力量表(WIS)由美国学者 Wechsler 于 1955 年正式编制开发,主要基于作者 1939 年在美国纽约贝尔维尤医疗中心(Bellevue Hospital Center, BHC)出版 W - B(Wechsler - Bellevue)量表的基础上进行修订,是目前世界上应用最广泛的智力测验量表,包括韦氏成人智力量表(WAIS)、韦氏儿童智力量表(WISC)和韦氏学龄前及学龄初期儿童智力量表(Wechsler Preschool and Primary Scale of Intelligence, WPPSI),被认为是智力测验的"金标准",与其姐妹篇——韦氏记忆量表(WMS)并称为当代神经心理量表的经典之作。目前,韦氏儿童智力测验已经发展到第五版(WISC - V),WAIS 发展到第四版(WAIS - IV),WAIS - IV 对测验结构进行了较大调整和修正,增加了评估流体推理(与先前知识无关的推理能力,可影响个体在认知任务上的表现)、工作记忆和加工速度的分测验,使量表更加符合认知理论的模型,并引入计算机技术进行测验图像的呈现、计时计分等,国外甚至出现在线进行检测的网站(如 http://wechsleradultintelligencescale.com)。此外,从 1956 年开始就有学者陆续报道 WAIS 简化版本的信效度研究,但简化版的应用并不广泛。目前我国最广泛使用的是韦氏成人智力量表中国修订版(WAIS - RC),该量表于 1981 年由我国湖南医科大学(现中南大学湘雅医学院)龚耀先教授等以 WAIS(1955 年版)为蓝本修订而成,WAIS - RC 已成为目前国内最常用的成套智能测验之一。2007 年北京回龙观医院与美国 Pearson 公司合作,对 WAIS 最新版(2008 年确定为 WAIS - IV)进行了正版引进、翻译和修订工作,推出了 WAIS - IV 中文版。

【信效度】 韦氏智力量表修订版(WIS - R)内部一致性 Cronbach α 系数为 0.82~0.94,重测信度系数为 0.68~0.86;各分测验得分与全量表智商得分的相关系数(γ)为 0.59~0.72(均 $P < 0.05$)。

WAIS - IV 中文版平均信度系数在分测验、过程分数、合成分数上为 0.79~

0.98,重测信度系数为 0.61~0.91,4 个指数分数与全量表智商分数的相关系数为 0.76~0.88,具有良好的信度和结构效度。

【评价】 作为目前检测内容涵盖范围广、适用人群年龄跨度大(16~89 岁)的智力测验,WIS 内部结构合理,信效度好,被认为是当代智能检测成套神经心理量表的经典之作,其某些单项检测项目,如积木测验(Block Design Test, BD)等用于检测痴呆及其他认知功能障碍的使用频率甚至更高。WIS 的缺点在于测验内容偏重知识性,缺少创造性;而分测验中有些起点偏高,可能由于建模时排除了智力低下的人,因此,不适用于特别聪明或智力低下的受试者;测试环境和受试者的情绪对结果有影响;测试耗时较长,对脑组织器质性病变的定位无帮助。

【量表来源】

(1)龚耀先,1992.中国修订韦氏成人智力量表手册.长沙:湖南地图出版社.

(2)Wechsler D, 1939. The measurement of adult intelligence. Baltimore(MD): Williams & Witkins.

【版权情况】 美国纽约贝尔维尤医疗中心 Wechsler。

【类型及操作注意点】

1. 类型 他评。

2. 操作注意点

(1)WAIS-RC:包括言语量表(知识、领悟、算术、相似性、数字广度、词汇共 6 个分测验)和操作量表(数字符号、图画填充、木块图、图片排列、图形拼凑共 5 个分测验)两部分,分为 11 个分测验。

测验材料:① 手册 1 本;② 记录表格 1 份;③ 词汇卡 1 张;④ 填图测验图卡和木块图测验图案共 1 本;⑤ 图片排列测验图卡 1 本;⑥ 红白两色立方体 1 盒;⑦ 图形拼凑碎片 4 盒;⑧ 图形拼凑碎片摆放位置卡 1 张;⑨ 数字符号计分键 1 张。在操作量表时,一定要按照手册中规定的量表标准程序进行。

测验题一律为二级评分,即答对给 1 分,答错为 0 分,总得分即为受试者通过的题数。量表得分为先将受试者的原始分数换算为相应的百分数,再将百分数转化为 IQ 分数,可通过查阅相应表格得到语言智商、操作智商和总智商(IQ)。每个年龄组平均成绩为 100,标准差为 15。注意,在使用 WAIS-RC 进行检测时,某些分测验按年龄不同而起点设置不同,不必都从最初项目开始;连续若干项目都失败时(各分测验有不同的规定)便终止该分测验,具体参照手册操作。

(2)WAIS-Ⅳ:包括积木、类同、背数、算术、矩阵推理、词汇、符号检索、拼图、译码、常识 10 个核心分测验,涵盖了言语理解、知觉推理、工作记忆和加工速度共 4 个认知指数。言语理解与知觉推理合成算出一般能力指数,工作记忆与加工速度合成算出认知效率指数,4 个指数合成算出全量表智商。以上前 6 项分数称为指数分数,上述所有 7 个分数也称为合成分数。WAIS-Ⅳ还提供 4 个过程分数:积木无加分、顺序背数、倒序背数和数字序列。

【参考标准】 按照国内建立的常模,WAIS-RC 的 IQ 得分等级分类如下。130 分以上:非常优秀(极超常);120~129 分:优秀(超常);110~119 分:中上(高于平常);90~109 分:中(平常);80~89 分:中下(低于平常);70~79 分:(边界)临界水平;69 分以下:智力落后(智力缺陷);50~69 分:轻度智力低下;35~49 分:中度智力低下;20~34 分:重度智力低下;少于 20 分:极重度智力低下。语言智商和操作智商之间的差异、分测验之间的差异也可为诊断提供有益的补充信息。

【完成时间】 30~60 分钟。

【国外应用代表性研究】

(1) Dorken H J, Greenbloom G C, 1953. Psychological investigation of senile dementia. II. the Wechsler-Bellevue adult intelligence scale. Geriatrics, 8(6): 324-333.

(2) Oosterman J M, Scherder E J, 2006. Distinguishing between vascular dementia and Alzheimer's disease by means of the WAIS: a meta-analysis. J Clin Exp Neuropsychol, 28(7): 1158-1175.

(3) Donnell A J, Pliskin N, Holdnack J, et al., 2007. Rapidly-administered short forms of the Wechsler adult intelligence scale - 3rd edition. Arch Clin Neuropsychol, 22(8): 917-924.

(4) Bucytowska D, Petermann F, Daseking M, 2020. Executive functions and intelligence from the CHC theory perspective: investigating the correspondence between the WAIS - IV and the NAB executive functions module. J Clin Exp Neuropsychol, 42(3): 1-11.

【国内应用代表性研究】

(1) 刘萍,肖计划,贾艳滨,2001.韦氏成人智力测验用于神经症认知功能评估.中国心理卫生杂志,15(4): 235-236.

(2) 储耀辉,张香云,桑文华,等,2010.韦氏智力测验在智力残疾评定中的应用.中国健康心理学杂志,18(7): 813-815.

(3) 王健,邹义壮,崔界峰,等,2013.韦氏成人智力量表第四版中文版的信度和结构效度.中国心理卫生杂志,27(9): 692-697.

(4) 崔界峰,王健,范宏振,等,2017.中文版韦氏成人智力量表第四版的常模制订.中国心理卫生杂志,31(8): 635-641.

二、简易智能状态检查量表

【概述】 简易智能状态检查(MMSE)量表由美国学者 Flostein 等于 1975 年研制,MMSE 量表测试内容共 11 项条目,测试内容包括时间定向、地点定向、即刻记忆、注意力和计算力、短时记忆、语言及视空间结构能力,其中语言测试又包含命名、复述、听力理解、阅读理解及书写,总分 30 分,是目前国内外使用最为广泛的阿尔茨海默病及相关认知功能障碍筛查量表。2000 年,原作者等又发布了成套的 MMSE 第二版量表(MMSE-2,包括标准版、简化版和扩展版),但由于与第一版相比并无显著变化,因此,目前应用并不广泛。国内目前主要采用的汉化版为上海市精神卫生中心张明园教授依据 MMSE 第一版量表修订而成的版本。2012 年,孟新玲等报道了哈萨克文版 MMSE 量表检测少数民族地区痴呆患者的研究。

【信效度】 内部一致性 Cronbach α 系数为 0.55~0.91,重测信度>0.80,评定者信度为 0.90。

【评价】 作为目前全世界使用最为广泛的一种认知筛查量表,MMSE 量表已被翻译为多种语言版本,应用于各种人群,其优点表现为简单,易操作,耗时短(5~10 分钟),量表内容包括时空定向力、记忆、注意力、语言和画图等;作为痴呆及认知障碍诊断的辅助工具,MMSE 量表总分与其他辅助检查手段(颅脑 MRI 检查、单光子发射计算机断层成像术等)表现出了显著的相关性,在社区人群及医院人群中被广泛使用。

但 MMSE 量表总分易受到年龄、教育程度、文化背景甚至人种的影响,不仅文化程度较高的患者易出现"天花板效应(ceiling effect)",即可能出现假阴性,而且文化程度较低的人群也易出现"地板效应(floor effect)",即可能出现假阳性(如国外的研究发现,黑种人患者较白种人易出现假阳性,尤其是文化程度低的黑人);MMSE 量表的检测项目中语言功能和执行功能的检测过于简单,对于发现皮质下损害导致的认知功能障碍不敏感,也无法对不同类型的痴呆做出鉴别诊断,对于轻度认知功能损害也不敏感。同时,作为诊断认知障碍的辅助工具,MMSE 量表的信度在我国人群和拉丁美洲人群中偏低,甚至不及老年人认知功能下降知情者问卷(IQCODE)(详见本章第十一节)。此外,MMSE 量表中的单个项目及其得分与相应的认知结构域并不能完全划等号,如 MMSE 量表中物体命名不等同于语言(命名)能力,如果该项目得分较差,只能提示语言(命名)能力可能存在障碍,还需要采用针对该结构域的量表进行进一步的诊断,如波士顿命名测验(BNT)。

因此,基于 MMSE 量表存在的局限性和不足,单纯依据 MMSE 量表得分是无法诊断痴呆及认知障碍的,必须要结合其他神经心理量表及影像学、体液生物标志物等手段,确诊更需要病理学结果的支持。但可根据 MMSE 量表得分对已经临床诊断或确诊的痴呆患者病情严重程度进行分级:轻度,MMSE 量表得分≥21 分;中度,MMSE 量表得分 10~20 分;重度,MMSE 量表得分≤9 分;并可和功能评定分期(FAST)相对应,判断患者的功能分期。

【量表来源】 Folstein M F, Folstein S E, McHugh P R, 1975. "Mini-mental State". a practical method for grading the cognitive state of patients for the clinician. J Psychiatr Res,12(3):189-198.

【版权情况】 纽约康奈尔医学中心(The New York Hospital-Cornell Medical

Center）Folstein 等（现正式版权归属 Psychological Assessment Resources）。

【类型及操作注意点】

1. 类型 他评。

2. 操作注意点

（1）问年份或月份：受试者如若回答年初或年末，两个答案都算对；日期和星期，允许误差在前后一天；季节交替时，相近两季两个答案都可以。

（2）三词听觉记忆：受试者如果第一次不能全部重复，检查者可再说一遍，但以第一次回答计分。

（3）100 连续减去 7：当受试者忘记减去 7 后的数字，不能给予"93 再减去 7"这样的提示，若前一个答案错了，但据此而得出的下一个答案都是对的，只记一次错误。

【参考标准】 中文版 MMSE 量表依据不同教育程度做出的划界值为文盲组 17 分、小学组 20 分、中学或以上组 24 分，低于划界值为认知功能受损。也有研究者将划界值定为文盲组 19 分、小学组 22 分、中学或以上组 26 分。2011 年，复旦大学附属华山医院洪震课题组通过大样本研究又提出 MMSE 量表得分按照受教育时间划分，文盲≥20 分，1~5 年≥23 分，6 年以上≥27 分。亦有研究将 MMSE 量表得分作为估计痴呆严重程度的依据：轻度，MMSE 量表得分≥21 分；中度，MMSE 量表得分 10~20 分；重度，MMSE 量表得分≤9 分。5 年随访表明正常衰老的受试者 MMSE 量表得分减少约 0.25 分/年，病理衰老约 4 分/年。人群随访中 MMSE 量表得分下降≥2 或 3 分被认为具有病理意义。

【完成时间】 5~10 分钟。

【国外应用代表性研究】

（1）Bell R, Hall R C, 1977. The mental status examination. Am Fam Physician, 16(5)：145 - 152.

（2）Arevalo-Rodriguez I, Smailagic N, Roqué I F M, et al., 2015. Mini-mental state examination（MMSE）for the detection of Alzheimer's disease and other dementias in people with mild cognitive impairment（MCI）. Cochrane Database Syst Rev, 3(6)：CD010783.

（3）Creavin S T, Wisniewski S, Noel-Storr A H, et al., 2016. Mini-mental state examination（MMSE）for the detection of dementia in clinically unevaluated people aged 65 and over in community and primary care populations. Cochrane Database Syst Rev（1）：CD011145.

【国内应用代表性研究】

（1）张明园, 1998. 精神科评定量表手册. 长沙：湖南科学技术出版社：184 - 188.

（2）王征宇, 张明园, 1989. 中文版简易智能状态检查（MMSE）的应用. 上海精神医学, 7(3)：108 - 111.

（3）孟新玲,么冬爱,刘婷,等,2012.哈萨克文版简易智能精神状态检查量表的应用.中国心理卫生杂志,26(12)：941-942.

（4）高明月,杨珉,况伟宏,等,2015.简易精神状态量表得分的影响因素和正常值的筛查效度评价.北京大学学报(医学版),47(3)：443-449.

（5）Wang B, Guo Q H, Chen M R, et al., 2011. The clinical characteristics of 2789 consecutive patients in a memory clinic in China. J Clin Neurosci, 18(11)：1473-1477.

【量表】

MMSE 量表(英文版)

The mini mental state examination

Orientation
Year, month, day, date. season _____ /5
Country, county, town, hospital, ward (clinic) _____ /5

Registration
Examiner names three objects (for example, apple, pen, and table)
Patient asked to repeat objects, one point for each. _____ /3

Attention
Subtract 7 from 100 then repeat from result, stop after
five subtractions. (Answers: 93, 86, 79, 72, 65)
Alternatively if patient errs on subtraction get them to
spell world backwards: D L R O W
Score best performance on either task. _____ /5

Recall
Ask for the names of the objects learned earlier. _____ /3

Language
Name a pencil and a watch. _____ /2
Repeat: 'No ifs, and or buts.' _____ /1
Give a three stage command. Score one for each
stage (for example, 'Take this piece of paper in your right
hand, fold it in half and place it on the table.' _____ /3
Ask patient to read and obey a written command
on a piece of paper stating: 'Close your eyes.' _____ /1
Ask patient to write a sentence. Score correct if
it has a subject and a verb. _____ /1

Copying
Ask patient to copy intersecting pentagons.
Score as correct if they overlap and each has five sides. _____ /1

Total score: _____ /30

【补充资料】 在笔者着手修订《痴呆及认知障碍神经心理测评量表手册》(第二版)时,常常思考如何从 MMSE 量表入手向神经精神心理专业的同道介绍神经心理量表的跨文化和本土化研究历程和过程,一个好的量表的汉化过程,绝不是单纯的翻译过程,其中,既要涉及 Brislin 翻译模型和 AAOS 跨文化调整 6 步法(详见第一章第七节),又要涉及流行病学的应用,基于此,笔者有幸邀请神经心理领域的著名专家,上海交通大学附属第六人民医院老年病科郭起浩教授以切身经历,再现当年德高望重的张明园教授如何汉化 MMSE 量表,使之成为数十年经久不衰的经典,一直在临床广泛使用的认知筛查量表。

以下是中文版 MMSE 量表(张明园修订)的介绍[*]。

MMSE 量表是 Folstein 等于 1975 年编制的用于评估认知功能的简易工具,当时是用来测验教育年限>8 年的老年人的认知部分而非用以筛查痴呆患者的工具。然而,经过实践摸索,MMSE 量表逐渐用于筛查痴呆患者,判断认知损害的严重度并跟踪记录病情变化情况。由于 MMSE 量表容易操作、耗时少(5~10分钟),它自 1975 年问世以来在国内外得到推广普及,目前已经被引用 3 万多次,有 100 多种语言版本。

MMSE 量表的中文译本很多,项目内容在不同中译本中略有差异。张明园教授修订的版本是比较早的,是为 1985 年的社区入户流行病学调查而翻译修订的(表 2-1)。1990 年,郭起浩作为张明园教授的研究生,毕业论文是老年期痴呆 5年随访研究,他聆听过张明园教授有关修订过程的介绍。当时,通过居委会提供的人口学资料了解到,上海市居民中文盲占 1/3,小学占 1/3,初中及以上占 1/3,项目的审定与这个背景有关。

表 2-1　中文版 MMSE 量表(张明园修订)

	项　　目	
定向	1. 今年的年份? _____年 3. 现在是几月? _____月 5. 今天是星期几? 7. 你家住在什么区(县)? 9. 我们现在是第几层楼?	2. 现在是什么季节? 季节_____ 4. 今天是几号? _____日 6. 现在我们在哪个市(省)? 8. 住在什么街道? 10. 这儿是什么地方?
登记 (词语即 刻记忆)	11. 现在我要说三样东西的名称,在我讲完之后,请你重复说一遍,请你记住这三样东西,因为等一下要再问你的:皮球、国旗、树木。最多重复 5 次,以第一次回答计分。(1)皮球____国旗____树木____　(2)皮球____国旗____树木____　(3)皮球____国旗____树木____(4)皮球____国旗____树木____　(5)皮球____国旗____树木____	
心算	12. 假如你有 100 元钱,花掉 7 元,还剩下多少?(在被试回答后,不管对错)问,再花掉 7 元,还剩下多少? 如此一直算下去,直到减去 5 次为止。不要重复受试者的回答。93 _____　86 _____79 _____　72 _____65 _____(注意:当患者忘记减去 7 后的数字,不能给予"93 再减去 7"这样的提示,若前一个答案错了,但据此而得出的下一个答案都是对的,只记一次错误。)	
词语回忆	13. 刚才我请你记住的三样东西是什么? 皮球____国旗____树木____	

* 资料来源:郭起浩,2020.中文版 MMSE 的前世今生——张明园修订版介绍.[2020-4-20].https://mp.weixin.qq.com/s?__biz=MzU1NDk4MDc1MA==&mid=2247483835&idx=1&sn=9eee1d9153ffca13703cddae68470396&chksm=fbda055accad8c4c6a510dbcc3ce1999349f0a5073c09a60298ec1e62ff67dd8ea09c5a8e31d&token=923528742&lang=zh_CN#rd).

（续表）

	项　目
语言能力	14. 请问这是什么？手表＿＿＿＿；请问这是什么？笔＿＿＿＿ 15. 请照着这卡片所写的去做。 16. 请你说一句完整的、有意义的句子。记下句子＿＿＿＿＿＿＿＿＿＿ 17. 现在我要说一句话，请清楚地重复一遍："四十四只石狮子。" 18. 访问员说下面一段话，并给受试者一张空白纸，不要重复说明，也不要示范："请用右手拿这张纸，再用双手把纸对折，然后将纸放在你的腿上。"
结构模仿	19. 请你按样画图(不要解释图形)。

（1）定向：按照英文版本的要求，地点是哪家医院，因为是在医院就诊时评估，受试者需回答医院名称，中文版则是社区入户流行病学调查，因此，改为"这是什么地方？"回答是"家"就算正确。时间定向，是我们中国人中争议最大的，常见的问题是：年份是以农历记是否正确？日期和星期差一天是否可以？季节是两个季节的交叉点如何打分？当时的约定是，年份以农历记没有错误，可以得分。日期和星期差一天即为错误，不得分。季节是两个季节的交叉点，可以加问这个季节的起止时间，回答正确算 1 分。

（2）登记：也称即刻记忆、最初记忆或一级记忆，要求受试者复述并记住 3 个性质不同的物件，告知时需连续给出，应语音清晰、缓慢，大约 1 秒钟说出 1 个。重复学习最多 5 次。不要解释词语，如受试者问："'shu mu'是人道树的'树木'还是数目字的'数目'？"可以回答"都行"，而不是告知"是人道树的'树木'"，后者为线索记忆。英文版 3 个单词直接翻译为中文是"苹果、便士、桌子"，由于"便士"受文化背景的影响，因此，中文版改为"皮球、国旗、树木"，这 3 个词语在不同国家或地区常常不一样，在日本，是不固定 3 个词语，每个检查者可以根据本地区的语言习惯选择 3 个词语。

（3）语言复述：是检查语言复述能力，要求患者复述一中等难度的成语，英文版原文为"no ifs, and or buts"是一句成语，其意义是"不要为自己的失误找任何借口"，读起来像绕口令，因此，中文版本翻译为一句绕口令。

（4）书写：英文版原文要求给受试者纸和笔，请受试者在纸上主动、随意地写 1 个句子。考虑到中国的文盲老人不懂握笔，改口述句子代替受试者自发书写。句子应有主语和谓语，必须有意义，能被人理解。有时候受试者不知从哪里说起，就放弃了，因此，可以参考香港版举例，请受试者说出任何一个完整的句子，例如："我是一个人""今天天气很好"。

（5）其余条目：如 100 连续减 7、三步指令、临摹交叉五角形，都是与原版一样的。

基于文化背景差异的修订，有些项目看起来是张明园修订的中文版比英文版难，有些项目相反，修订后难度下降了。那么，这个中文修订版本在年龄、教育程度匹配的中美国家老人中具有可比性吗？对比同时期正常社区老年人的得分，在年龄与教育程度匹配的中美两组老人中 MMSE 量表得分非常接近,说明 MMSE 量表测评的难度在两个国家中是接近的。

三、蒙特利尔认知评估量表

【概述】　蒙特利尔认知评估(MoCA)量表由加拿大学者 Nasreddine 于 1996 年首先编制,自问世至今已被翻译修订成至少 35 种语言版本,被用于检测不同种族及地区人群的认知功能障碍,并建立了供临床医师自由下载的各版本量表网站(www.mocatest.org),英文版有 3 个平行版本供随访用。MoCA 量表含 8 个检测维度(视空间和执行功能、命名、记忆力、注意力、语言、抽象能力、延迟回忆、定向力),总分 30 分。目前,MoCA 量表在国内已出现多种版本,包括简体版、繁体版及不同地区的版本,较为常用的中文版量表为 2006 年国内解恒革等翻译修订的北京版 MoCA 量表及 2010 年涂秋云等翻译修订的长沙版 MoCA 量表。MoCA 量表对于文化水平较低或未受过教育的受试者而言,存在一定的使用困难,可能会出现假阳性率偏高的问题,Nasreddine 于 2015 年开发了 MoCA 基础版(MoCA－B)量表,MoCA－B 量表取消了义字相关任务,删除了绘制时钟、复制立方体等受教育影响大的任务,通过视知觉评估代替视结构、视空间,用日常生活相关场景代替连续减 7 计算,记忆内容更贴近日常生活,中文版本(MoCA－BC)由郭起浩教授团队汉化发表。

【信效度】　多种版本均报道 MoCA 量表的信效度对检测轻度认知功能损害等患者较好;中文版以长沙版 MoCA 量表为例,MoCA 量表的内部一致性 Cronbach α 系数为 0.846,重测信为 0.974,评定者信度为 0.969;按照受教育年限 ≤6 年者总分加 1 分,以 26/27 分作为诊断血管性认知损害的划界值(≤26 分存在血管性认知损害),可得到最佳的灵敏度(90.0%)及特异度(70.9%);但在部分研究中,对于正常社区人群的检测信度远较医院人群低。MoCA－BC 量表与 MMSE 量表相关系为 0.787,内部一致性 Cronbach α 系数为 0.807。MoCA－BC 量表针对不同文化程度,识别轻度认知功能损害的灵敏度和特异度分别为:87.9% 和 81.0%(划界值为 19,受教育年限 ≤6 年)、92.9% 和 91.2%(划界值为 22,受教育年限 7~12 年)、89.8% 和 90.9%(划界值为 24,受教育年限>12 年)。

【评价】　MoCA 量表的优点表现为项目简单、可操作性强、耗时短。与 MMSE 量表相比,MoCA 量表可对多个认知域进行快速评估,克服了 MMSE 量表的“天花板效应”,MoCA 量表更加强调了对执行功能和注意力的评估,这使其增加了检出皮质下认知功能损伤的灵敏度。Ziad 等的一项比较 MMSE 量表与 MoCA 量表的研究发现,当以 26 分为划界值时,MoCA 量表检出轻度认知功能损害的灵敏度明显大于 MMSE 量表(分别为 90% 与 18%),而特异度较低(分别为 87% 与 100%),而 MoCA－BC 量表在我国北京的应用显示以 26 分为划界值检测轻度认知功能损害的灵敏度为 92.4%。但上述研究均针对遗忘型轻度认知功能损害(amnestic mild cognitive impairment, a－MCI),关于非遗忘型轻度认知功能损害(non-amnestic mild cognitive impairment, na - MCI)的报道少见。MoCA量表对于血管性认知损害、帕金森病-轻度认知功能损害的筛查优于 MMSE 量表。MoCA - BC 量表在长沙的应用显示以 26 分为划界值检测血管性认知损害的灵敏度为 90.0%,特异度为 70.9%。2017 年王建华等比较了 MMSE 量表与 MoCA 量表在急性缺血性卒中后认知评估的应用,以 MoCA 量表得分<23 分和 MMSE 量表得分<26 分作为界值,对急性缺血性卒中后认知障碍的检出率分别为 57.2% 和43.3%,因此认为 MoCA 量表对卒中后 2~3 周认知障碍检出率高于 MMSE 量表。2012 年有研究显示 MoCA 量表得分≤23 分和≤21 分为界值筛查帕金森病-轻度认知功能损害和帕金森病痴呆灵敏度分别为 92.3%、94.1%,特异度分别为 85.1%、97.3%,优于 MMSE 量表,国际帕金森和运动障碍协会(International Parkinson and Movement Disorders Society, MDS)也指出可以采用 MoCA 量表筛查帕金森病患者的认知功能。

MoCA 量表目前已被翻译成多个语言版本在全世界使用,但由于文化背景差异,仅直接翻译而不修订即使用可能会造成一定的偏倚,相比较而言,2010 年长沙版 MoCA 量表对原版进行了较多文化心理的修订,对等置换了 MoCA 量表中的命名动物及记忆词组,更加适合中国人的使用。此外,现有研究中,MoCA 量表的测评结果多局限于与较常使用的 MMSE 量表或其他神经心理评估工具进行比较分析,较少通过客观可靠的依据对结果予以更准确的证实,如病理改变和长期随访疾病发展及最终结果等;同时有大样本研究显示,MoCA 量表对于医院来源的患者群筛查认知功能障碍的信度较高,但对于社区非患者群较低,提示 MoCA 量表可能并不适合在社区进行大规模流行病学调查时使用。

有研究发现 MoCA - BC 量表可以在不同教育程度人群中有效识别正常老年、轻度认知功能损害患者和轻、中度阿尔茨海默病患者。MoCA - BC 量表的记忆指数(memory index score)= 自由延迟回忆×3+范畴线索回忆×2+多选项线索回忆×1,范围为 0~15,用于评估编码记忆障碍;非记忆指数(non-memory index score)= 定向+计算+动物命名+语言流利性(水果个数),范围为 0~15,用于评价除记忆之外的其他认知域。在不同教育程度人群中(低: 受教育年限≤6 年;中: 受教育年限 7~12 年;高: 受教育年限>12 年),鉴别正常老年和轻度认知功能损害,MoCA - BC 总分划界值为 19、22、24(对应低、中、高等教育程度),记忆指数划界值为 8(低等教育程度);鉴别轻度认知功能损害和阿尔茨海默病,MoCA - BC 总分划界值为13、15、16(对应低、中、高等教育程度),非记忆指数划界值为 9、10(对应低、中等教育程度);鉴别轻度和中度阿尔茨海默病,MoCA - BC 总分划界值为 10、11、13(对应低、中、高等教育程度),非记忆指数划界值为 7、8(对应低、中等教育程度)。

【量表来源】 Nasreddine Z S, Phillips N A, Bédirian V, et al., 2005. The Montreal Cognitive Assessment, MoCA: a brief screening tool for mild cognitive impairment. J Am Geriatr Soc, 53(4): 695 - 699.

【版权情况】 加拿大魁北克勒穆瓦纳医院（Charles LeMoyne Hôpital）Nasreddine,可在网站 www.mocatest.org 获得使用。

【类型及操作注意点】

1. 类型 他评。

2. 操作注意点 连线题中的英文字母、记忆词语、注意力测试中的英文字母及语言流畅性等因各版本有差异,操作注意事项应根据不同版本的指导手册而不同(具体可从 www.mocatest.org 下载)。

【参考标准】 MoCA-BC 量表多以 26 分作为认知功能障碍出现的划界值,受教育年限≤6(或 12)年者总分加 1 分。

MoCA-BC 量表,识别轻度认知功能损害的划界值分别为 19(受教育年限≤6年)、22(受教育年限 7~12 年)、24(受教育年限>12 年)。受试者教育年限≤4 年者总分加 1 分,如受试者不识字,无论教育年限多少,总分额外加 1 分,最高分为 30 分。

【完成时间】 15 分钟。

【国外应用代表性研究】

（1）Dalrymple-Alford J C, MacAskill M R, Nakas C T, et al., 2010. The MoCA：well-suited screen for cognitive impairment in Parkinson disease. Neurology, 75(19)：1717-1725.

（2）Bernstein I H, Lacritz L, Barlow C E, et al., 2011. Psychometric evaluation of the montreal cognitive assessment（MoCA）in three diverse samples. Clin Neuropsychol, 25(1)：119-126.

（3）Rossetti H C, Lacritz L H, Cullum C M, et al., 2011. Normative data for the montreal cognitive assessment（MoCA）in a population-based sample. Neurology, 77(13)：1272-1275.

（4）Carson N, Leach L, Murphy K J, et al., 2018. A re-examination of montreal cognitive assessment（MoCA）cutoff scores. Int J Geriatr Psychiatry, 33(2)：379-388.

（5）Potocnik J, Stante K O, Rakusa M, 2020. The validity of the montreal cognitive assessment（MoCA）for the screening of vascular cognitive impairment after ischemic stroke. Acta neurologica Belgica, 120(3)：681-685.

【国内应用代表性研究】

（1）温洪波,张振馨,牛富生,等,2008.北京地区蒙特利尔认知量表的应用研究.中华内科杂志,47(1)：36-39.

（2）涂秋云,靳慧,丁斌蓉,等,2012.长沙版蒙特利尔认知评估量表的信度、效度检测与血管性认知障碍理想划界分值.中国神经精神疾病杂志,38(6)：339-345.

（3）邢秋泓,孙洪吉,李秋俐,等,2012.蒙特利尔认知评估量表在帕金森病认知功能损害筛查中的应用.中华老年心脑血管病杂志,14(8)：792-795.

（4）贾阳娟,韩凝,王美蓉,等,2017.MoCA 与 MMSE 在急性缺血性卒中后认知障碍评估中的应用.中华行为医学与脑科学杂志,26(1):46-50.

(5)唐煜,郝单单,秦玮婷,等,2019.轻度阿尔茨海默病患者年龄对蒙特利尔认知评估量表基本版得分的影响.首都医科大学学报,40(4):652-655.

(6)Huang L,Chen K L,Lin B Y,et al.,2018.Chinese version of Montreal Cognitive Assessment Basic for discrimination among different severities of Alzheimer's disease. Neuropsychiatr Dis Treat, 14:2133-2140.

四、Addenbrooke 认知功能检查量表

【概述】 Addenbrooke 认知功能检查(ACE)量表是英国剑桥大学 Hodges 等于 20 世纪 90 年代最早编制,起初 ACE 量表及 ACE 修订版(ACE-R)量表的评估内容包括了 MMSE 量表,因而可同时得到 ACE 量表和 MMSE 量表的评分。最初的版本即已经显示出其能满足一个痴呆筛查测试的所有要求,相较 MMSE 量表,可以更为敏感地发现早期阿尔茨海默病,并有助于鉴别阿尔茨海默病和额颞叶痴呆。此量表一经问世即被翻译成多种语言,应用于不同文化背景的人群。2013 年,为了使 ACE 量表更具有独立性,基于 ACE-R 量表的基础上,将 MMSE 量表内容从量表中去除,进而发展为 ACE 量表的第三版(ACE-Ⅲ)量表。ACE-Ⅲ量表的 26 个独立部分组成了 5 个子项目,每个项目代表了一个特定的认知功能:注意力(18 分)、记忆力(26 分)、语言流利性(14 分)、语言(26 分)和视空间(16 分);ACE-Ⅲ量表满分为 100 分。中文版 ACE-Ⅲ量表是基于中文版 ACE-R 量表的基础上,由王刚和黄越翻译修订,评分指南由陈生弟、章军建和熊丽翻译修订。在量表翻译的过程中,由于文化及语言系统的差异,在遵循 ACE-Ⅲ量表原则的基础上,进行意义的翻译而非字面的翻译,对部分内容进行了对等置换和调整,如看图命名部分的袋鼠图案换为熊猫图案,英文版的不规则读音,中文版转换为不规则汉字等。

【信效度】 中文版 ACE-R 量表的内部一致性 Cronbach α 系数为 0.859,评定者信度为 0.967,重测信度为 0.967。

中文版 ACE-Ⅲ量表的内部一致性 Cronbach α 系数为 0.768,ACE-Ⅲ量表与 MoCA 量表评分呈正相关($r=0.768$, $P<0.001$)。

【评价】 中文版 ACE-Ⅲ量表有详细的评分标准,从而确保量表在评分者之间的可信度及对量表的理解一致。研究表明,中文版 ACE-R 量表更有利于筛查遗忘型轻度认知功能损害,而对轻度阿尔茨海默病的筛查,中文版 ACE-R 量表没有 MMSE 量表敏感。研究显示,ACE-Ⅲ量表诊断阿尔茨海默病及轻度认知功能损害的准确性优于 MMSE 量表和 MoCA 量表。此外,ACE-Ⅲ量表具有鉴别诊断的功能:应用语言流利性和语言的总分除以注意力和记忆力的总分,即 VLOM 比值(the verbal-languagel orientation-memory),可鉴别阿尔茨海默病和额颞叶痴呆。如果 VLOM 比值<2.2,高度提示额颞叶痴呆(灵敏度 58% 和特异度 95%);如果 VLOM 比值>3.2,高度提示阿尔茨海默病(灵敏度 74% 和特异度 85%)。如果

VLOM 比值在 2.2 和 3.2 之间,对鉴别诊断的意义较差。

【量表来源】 澳大利亚神经科学学院(Australian college of Neuroscience)。

【版权情况】 澳大利亚神经科学学院 Hodges。

【类型及操作注意点】

1. 类型　　他评。

2. 操作注意点　　为了熟悉掌握量表中的问题和评分方法,请检查者在开始测试前认真阅读检测指南。为避免受试者出现紧张焦虑的情绪,影响其在测试中的表现,应尽可能在测试结束后再评分,这样受试者就不会因判断检查者是在给自己的答案打钩还是打叉而干扰测评。具体的中文版 ACE - Ⅲ量表评分指南见下面链接:www.neura.edu.au/frontier/research/test-downloads/。

【参考标准】 原作者推荐两个划界值(88 分和 82 分)。将 88 分作为划界值时,识别痴呆的灵敏度高(94%);将 82 分作为划界值时,可以得到较好的特异度(100%),但灵敏度降低(84%)。中文版 ACE - Ⅲ量表以 83 分为划界值时,诊断痴呆的灵敏度为 91.1%,特异度为 83.1%。

【完成时间】 15~20 分钟(26 项),5 分钟完成评分。

【国外应用代表性研究】

(1) Mioshi E, Dawson K, Mitchell J, et al., 2006. The Addenbrooke's cognitive examination revised (ACE - R): a brief cognitive test battery for dementia screening. Int J Geriatr Psychiatry, 21(11): 1078 - 1085.

(2) Hsieh S, Schubert S, Hoon C, et al., 2013. Validation of the Addenbrooke's cognitive examination III in frontotemporal dementia and Alzheimer's disease. Dement Geriatr Cogn Disord. 36(3 - 4): 242 - 250.

(3) Matias-Guiu J A, Cortés-Martínez A, Valles-Salgado M, et al., 2017. Addenbrooke's cognitive examination III: diagnostic utility for mild cognitive impairment and dementia and correlation with standardized neuropsychological tests. Int Psychogeriatr, 29(1): 105 - 113.

【国内应用代表性研究】

(1) 辛佳蔚,肖雪玲,陈晓春,等,2017.中文版 ACE - Ⅲ在 2 型糖尿病轻度认知障碍中的应用.中华医学杂志,97(44): 3455 - 3459.

(2) Fang R, Wang G, Huang Y, et al., 2013. Validation of the Chinese version of Addenbrooke's cognitive examination-revised for screening mild Alzheimer's disease and mild cognitive impairment. Dement Geriatr Cogn Disord, 37(3 - 4): 223 - 231.

(3) Wang B R, Ou Z, Gu X H, et al., 2017. Validation of the Chinese version of Addenbrooke's cognitive examination III for diagnosing dementia. Int J Geriatr Psychiatry, 32(12): e173 - e179.

【量表】

ACE-Ⅲ量表(中文版)*

ADDENBROOKE'S COGNITIVE EXAMINATION(ACE)-Ⅲ
ADDENBROOKE 认知功能检查-中文版(2012)

受试者姓名: _____	检查日期: ___年___月___日
生 日: ___年___月___日	检查者姓名: _____
	文化程度: _____
	职业: _____
病历号: _____	右/左利手: _____

注意力

➤ 问:
今天是

| 哪年 ___ | 哪月 ___ | 几号 ___ | 星期几 ___ | 什么季节 ___ | 注意力 [得分 0~5] ☐ |

➤ 问:
您住在

| 哪个国家 ___ | 哪个省/市 ___ | 哪个区/县 ___ | 街道名称 ___ | 楼层号码 ___ | 注意力 [得分 0~5] ☐ |

注意力

➤ 告诉受试者:"我说三个词组,我说完了请你重复一遍:柠檬、钥匙和皮球。"受试者重复完后,告诉他/她:"记住这三个词,过一会我还会问你。"
只对第一次检查评分(必要的话可以重复 3 次)
重复次数_____

注意力 [得分 0~3] ☐

注意力

➤ 问受试者:"100 减去 7 是多少? 得到的数字再减去 7 是多少?"连续做 5 次。
➤ 如果受试者中间算错的话,可以继续进行,将错就错,只要下一个答案正确就给分[如 93,84, 77,70,63,得分为 4 分,虽然第二次(93-84)答案错误,但后 3 次按照 84 依次减 7 都是对的]。_____
➤ 5 次减法算完后停止计算(93,86,79,72,65)_____

注意力 [得分 0~5] ☐

记忆力

➤ 问受试者:"我让你重复并记住的那三个词是什么?"

_____ _____ _____

记忆力 [得分 0~3] ☐

语言流利性——"车"字和动物

➤ 词组
告诉受试者:"我会给你一个字,你要用这个字组尽可能多的词。准备好了吗? 你只有 1 分钟的时间,请用'车'字组词。"

语言流利性 [得分 0~7] ☐

				≥18	7
				14~17	6
				11~13	5
				8~10	4
				6~7	3
				4~5	2
				3~4	1
				<3	0
				总数	正确的

---

* 原版由 Hodges 编制,2013 年 3 月由王刚和黄越翻译、修订。

（续表）

➢ 动物 告诉受试者："你能说出尽可能多的动物的名称吗？你只有一分钟的时间,现在开始。"				语言流利性 [得分0~7]	
				≥22	7
				17~21	6
				14~16	5
				11~13	4
				9~10	3
				7~8	2
				5~6	1
				<5	0
				总数	正确的

记忆力

➢ 告诉受试者："我会说一个名字和地址,我说完之后你要重复一遍,我们重复三次,所以你会记住的,我以后会再问你的(只对第三次检查评分)。"				记忆力 [得分0~7]
	第一次检查	第二次检查	第三次检查	
王春明 北京市 海淀区 哈尔滨路18号	— — — — — — — —	— — — — — — — —	— — — — — — — —	

记忆力

➢ 现任国家主席的名字　　　　　　　　＿＿＿＿＿＿＿＿＿＿ ➢ 第一任中华人民共和国主席的名字　＿＿＿＿＿＿＿＿＿＿ ➢ 中国历史上唯一的女皇帝的名字　　＿＿＿＿＿＿＿＿＿＿ ➢ 现任的美国总统的名字　　　　　　＿＿＿＿＿＿＿＿＿＿	记忆力 [得分0~4]

语言

➢ 在受试者前放一支铅笔和一张纸,然后,让受试者拿起铅笔,然后拿起纸。如果受试者不能正确完成这个指令,就记0分,不继续检查。 ➢ 如果受试者第一个问题回答正确,请继续让受试者完成以下3个动作: 　• 请把纸放在铅笔的上面。 　• 请拿起铅笔,但不要拿纸。 　• 请摸一下纸后,递给我铅笔。	语言 [得分0~3]

语言

➢ 要求受试者至少写出两个关于他/她的近期活动的句子。要求受试者写出完整的句子,不要用缩写。如果受试者围绕上述某个主题至少写出两个句子,就记1分。如果句子的语法和拼写都正确,再记1分。	语言 [得分0~2]

语言

➢ 让受试者重复:知足天地宽;心安菜根香;人到无求品自高;发光的未必都是金子。4个短句都正确的话记2分,2~3个正确记1分,1个或无记0分。	语言 [得分0~2]

（续表）

➢ 让受试者重复：春江水暖鸭先知。	语言 ［得分0~1］ ☐
➢ 让受试者重复：业精于勤荒于嬉。	语言 ［得分0~1］ ☐

语言

➢ 让受试者说出下列图画的名称：	语言 ［得分0~12］ ☐

_____ ☐   _____ ☐   _____ ☐

_____ ☐   _____ ☐   _____ ☐

_____ ☐   _____ ☐   _____ ☐

_____ ☐   _____ ☐   _____ ☐

语言

➢ 用上面的图片，让受试者指出： • 哪个是国王戴的？ _____ • 哪个动物生活在中国四川卧龙？ _____ • 哪个动物生活在南极？ _____ • 哪个与泊船有关？	语言 ［得分0~4］ ☐

（续表）

语言	
➤ 让受试者读出下列单词：[全部正确记 1 分] 玉　　　　海 软　　　　移 士　　　　盼 郊　　　　姓	语言 ［得分 0~1］ □

视空间	
➤ 相互重叠的数学符号无穷大：让受试者按照下面的图形画出相同的图形。	视空间 ［得分 0~1］ □

➤ 金属丝制的立方体：让受试者画出相同的立方体图案。	视空间 ［得分 0~2］ □

➤ 钟表：让受试者画出带有数字的钟表面，指针指向 5：10。	视空间 ［得分 0~5］ □

（续表）

视空间

➤ 让受试者说出黑点的个数，但是不能用手指去数。

视空间
［得分 0~4］

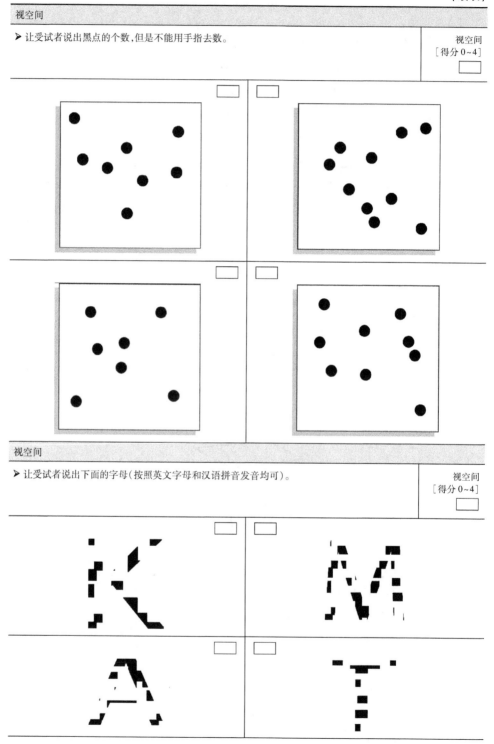

视空间

➤ 让受试者说出下面的字母（按照英文字母和汉语拼音发音均可）。

视空间
［得分 0~4］

（续表）

记忆力			
➤ 问受试者："告诉我刚开始的时候我们重复过的名字和地址。"			

		记忆力 [得分0~7]
王春明	___ ___ ___	
北京市	___	
海淀区	___	
哈尔滨路18号	___ ___	

➤ 如果都能回忆起来的话可以跳过下面这个测试，并记5分。如果受试者不能回忆起一个或更多词组，则进行下面的测试。让受试者选择："下面我给你一些提示，名字（或者其他需要选择的项目）是'X'，'Y'还是'Z'？"如果受试者能找出正确答案可以得1分，并可以把这个分数加到回忆一栏的得分里。 记忆力 [得分0~5] ___

王春力		王春明		张冬明		回忆
北京市		上海市		天津市		回忆
西城区		朝阳区		海淀区		回忆
长沙路		哈尔滨路		广州路		回忆
81号		18号		19号		回忆

得分	
ACE-Ⅲ总分	/100
注意力	/18
记忆力	/26
语言流利性	/14
语言	/26
视空间	/16

ACE-Ⅲ量表的操作和评分指南

　　ACE-Ⅲ量表是一个评估认知功能的简要量表，其检测的认知功能包括5个方面：注意力、记忆力、语言流利性、语言和视空间。ACE-Ⅲ量表是ACE-R量表的新版本，来自澳大利亚神经科学学院。满分是100分，分数越高表示认知功能越好。平均约需15分钟完成ACE-Ⅲ量表评测，5分钟完成评分。

　　为了熟悉掌握量表中的问题和评分方法，请检查者在开始测试前认真阅读本指南。为避免受试者出现紧张焦虑的情绪，影响其在测试中的表现，应尽可能在测试结束后再评分，这样受试者就不能判断检查者是在给自己的答案打钩还是打叉。

　　请到如下网址下载最新的不同语言版本的ACE-Ⅲ量表和相关文献：www. neura.edu.au/frontier/research。

注意力—定向力—评分0~10

- 操作　　询问受试者现在的日期、星期、月份、年份和季节，以及医院的名字（或大楼的名字，或所在地址的号码）、楼层（或哪个房间，或所在地址的街道名）、城镇、省份和国家。

- **评分** 答对 1 个记 1 分。允许受试者回答日期有前后两天的差异(例如:实际是 7 号,回答 5 号也正确)。如果受试者说"3 的第 23 天",此时要进一步询问患者月份。如果受试者是在家中接受测试,就询问所在地方的名字,如公寓大楼/养老院的名字。在问及楼层时,也可以换成问房间的名称(厨房、客厅等)。如果受试者是在一个单层的保健中心,就询问他/她一个当地的地标。当处于季节更替时,比如八月末,如果受试者回答说"秋季",就问"还可能是什么季节呢?"如果答案是"夏季",则记 1 分,因为此时是换季时刻。如果受试者回答是"冬季"或"春季",则不给分。对于来自城市交界区的受试者,对城市定向的评分就要灵活些。例如,询问受试者所在城市的名称时,受试者可能回答说"上海",但如果进一步问所在区的名字时,如果受试者说出相邻区的名字(例如,回答"静安区",而非"长宁区"),也视为正确。

  季节:春季——三月、四月、五月;夏季——六月、七月、八月;秋季——九月、十月、十一月;冬季——十二月、一月、二月。

  对于失语患者,如果不能说出答案,应允许患者写下答案。

注意力—录入 3 个词语—评分 0~3

- **操作** 要求受试者复述并记住 3 个词语。检查者要缓慢地说。如有必要可以向受试者重复,但最多只能说 3 次。告诉受试者随后你会问他/她这些词语。
- **评分** 只对第一次复述表现进行评分。记录下受试者学会 3 个词语需要重复的次数。

注意力—连续减 7—评分 0~5 分

- **操作** 要求受试者用 100 减 7,记下受试者的答案,然后要求受试者用所得答案再减 7,如此继续直到你说停为止。一共减 5 次后即停止。
- **评分** 记录答案。如果受试者回答错误,不要打断他/她们,应将错就错,并且对之后的答案进行评分。(例如:92,85,79,72,65,记 3 分。)

记忆力—回忆 3 个词语—评分 0~3

- **操作** 让受试者回忆之前你让他/她复述并记住的 3 个词。不要催促受试者回答。
- **评分** 记录下答案,每答对 1 个记 1 分。

语言流利性—组词和分类—评分 0~14

词组 0~7 分

- **操作** 告诉受试者:"我要告诉你一个字,请你用这个字来组词,说出的词语越多越好。但不能是人名或地名。例如,如果我告诉你的字是'海',你可以组词'海洋''海啸''大海',但不能是'上海'。你明白了吗?准备好了吗?你有 1 分钟的时间,这个字是'车'。"
- **评分** 首先记录受试者说出的所有词语,然后计算出正确的词语数量。如下词语不能计入,包括:重复的词语、类似雷同的词语(如:车轮、车轮子—正确计数为 1 个)、不符合要求的词语(如:不包含"车"的词语)、正确的名称(如人名和地名)及复数(如:三轮车、四轮车,总计数为 2 个,正确计数为 1 个)。根据 ACE-Ⅲ 量表上的计分表格给出最后得分。

动物 0~7 分

- 操作　告诉受试者:"现在请你说出尽可能多的动物名称,不要求包含任何特殊的字。"

- 评分　同样的,记录受试者说出的所有动物的数量,然后计数正确的动物名称。如果受试者说出一大类动物的类别名称,又说出了具体的动物名称(如:受试者说了"鱼",然后接着说"三文鱼"和"鳟鱼",这时动物总数算 3 个,但正确的计数只能算 2 个,即"三文鱼"和"鳟鱼"计为正确)。各种类型的动物种类都算正确,包括:昆虫、人类、史前动物、已经灭绝的和神话中的动物(如麒麟)。如果受试者误解了要求,而只说出包含"车"的词语,此时需要再次告诉受试者所说动物名称不用包含任何特殊的字。

记忆力—顺行性记忆—名字和地址—评分 0~7

- 操作　告诉受试者:"我将告诉你一个人名和地址,请你在我说完之后重复一遍,我们会这样反复练习三次,以便你能慢慢记住。过一会儿我还会再问你。"如果受试者在你还没有说完就开始复述,要求他/她在你全部都说完之后再复述。

- 评分　记录每次的结果,但只对第三次结果评分(0~7 分)。

记忆力—逆行性记忆—著名人物—评分 0~4

- 操作　要求受试者回答现任国家主席的名字、第一任中华人民共和国主席的名字、中国历史上唯一的女皇帝的名字和现任美国总统的名字。

- 评分　答对一项记 1 分。对于中国著名人物名字,全名正确才算正确。外国人名的姓氏正确即可(如奥巴马)。如果给出的全名不正确,则记为 0 分。如果近期正值国家主席换届,此时需询问刚卸任的主席的名字。

语言—理解力—评分 0~3

- 操作　在受试者面前放一支铅笔和一张纸。作为测试预习,要求受试者:"请你拿起铅笔,然后拿起纸。"如果受试者不能正确完成这个指令,就记 0 分,然后此单项测试即结束。反之,就继续要求受试者完成量表上的三步指令。

- 评分　每做对一个动作记 1 分。

语言—书写—评分 0~2

- 操作　要求受试者至少写出两个关于他/她的近期度假/周末/春节的句子。要求受试者写出完整的句子,而且不要用缩写。

- 评分　如果受试者围绕上述某个主题至少写出两个句子,就记 1 分。如果句子的语法和拼写都正确,再记 1 分。

评分 = 1	
去年春节,我和家人一起过春节。 我很冷而且奶奶很饿。	两个句子关于同一个主题,但语法错误
2011 年 12 月,我们去了美国。 我喜欢去图书馆看书。	两个句子不是关于同一个主题,但语法正确,记 1 分
我们去了上海,最近的加期,非常好。 我们在江滩、岸边、玩水。	拼写和语法有误,但两个句子均关于同一主题
评分 = 0	
天气晴朗	

语言—词语复述—评分 0~2
- **操作** 要求受试者复述你说出的词语,一次只说 1 个词语。
- **评分** 只记录受试者第一次说出的答案。如果所有的词语都正确,记 2 分。如果 3 个词语正确,记 1 分。2 个或更少词语正确,记 0 分。

语言—谚语复述—评分 0~2
- **操作** 要求受试者重复每个谚语。
- **评分** 一个谚语只有部分复述正确,不给分。每个谚语复述正确记 1 分。

在受试者复述每个谚语后,检查者可以再问:"这句话是什么意思?"或者"如果别人从来没听过这句话,你该怎么向他/她解释这句话的意思?"这有助于临床专家对受试者的词语抽象思维能力进行定性评估。

语言—物体命名—评分 0~12
- **操作** 要求受试者说出每幅图片上物品的名称。
- **评分** 正确的回答是:笔或铅笔、书或书本、企鹅、锚、骆驼或单峰骆驼、桶、木桶或浴盆、皇冠或王冠、鳄鱼或短吻鳄、竖琴、犀牛、熊猫、键盘式手风琴或手风琴。每答对一个记 1 分。

语言—理解力—评分 0~4
- **操作** 要求受试者根据检查者所提问题指出相应的图案。不对词语意思给任何反馈意见。
- **评分** 每指对一个记 1 分,允许患者自己更改答案。

语言—阅读—评分 0 或 1
- **操作** 要求受试者大声读出这些字。
- **评分** 如果所有字全正确,记 1 分。如果可能的话,用拼音记录下受试者读错的发音。英文量表里选择的 5 个单词是因为它们有不规则读音。

  同理,ACE-Ⅲ量表中,汉字的选择原理如下。

  "玉"和"王";"士"和"土"在书写上相似。

  "软、移、姓"属于不规则字,即和部首不同音,不同义。

"海、盼"属于不完全规则字,即和部首"每、分"不同音,但有偏旁"水、目"的含意。

"郊"属于规则字,即和部首"交"同音。

通过了解检查者对上述字的认知,而了解哪些字容易产生认知错误。

视空间—无穷大的交叉双环—评分 0 或 1

- 操作　要求受试者照图画出这个有趣的两个无穷大的交叉双环。
- 评分　如果画出了两个无穷大形状,并且相互重叠,记 1 分。两个无穷大形状都必须有各自的中间点,不能看上去像圆形。

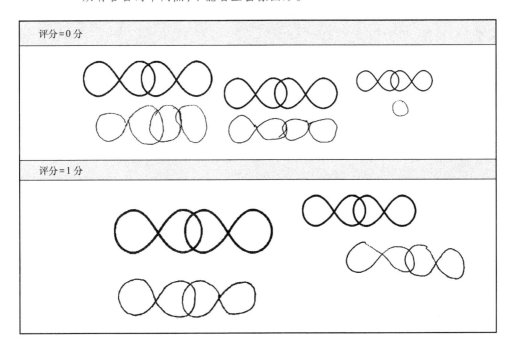

视空间—三维立方体—评分 0~2

- 操作　要求受试者照图复制出三维的立方体。
- 评分　立方体必须要有 12 条线,即使图形并不完美,都记 2 分。如果画出的图形少于 12 条线,但存在立方体的基本形状,记 1 分。具体评分见以下例子。

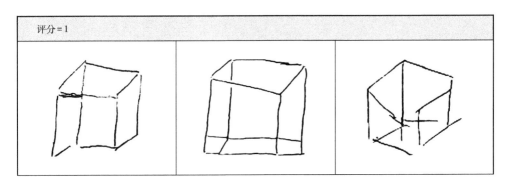

（续表）

评分＝2

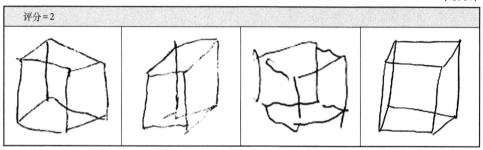

视空间—画钟—评分0~5

- 操作   要求受试者画一个钟面，并且标出数字。当他/她完成后，再让他/她画出时间指向5点10分的指针。
- 评分   具体如下。

钟 面	如果画的圆是个合适的圆，记1分。
数 字	如果所有数字都在圆内，并且都在正确的位置上，记2分。 如果所有的数字都在圆内，但位置不对，记1分。
指 针	如果画出分针和时针，并且两个指针有长短的区别，指向正确的数字（你可以问受试者哪一个是分针，哪一个是时针），记2分。 如果两个指针都指向了正确的位置，但是指针长度不对，记1分；或者只有一个指针指向正确的数字，并且该指针的长度正确，记1分；或者如果只画了一个指针，但其指向的数字是对的，比如画出"5点10分"时，受试者画出一个指针指向了"5"，记1分。

评分＝2	
画出圆（记1分）；一个指针在正确的位置（记1分）。	画出圆（记1分）；标出了全部数字，但是数字不全在圆圈内（记1分）。
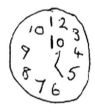	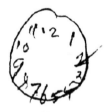

评分＝3		
画出圆（记1分）；标出全部数字，但分布不正确（记1分）；有一个指针位置正确（记1分）。	画出圆（记1分）；标出全部数字，但分布不正确（记1分）；有一个指针位置正确（记1分）。	画出圆（记1分）；所有的数字都不在圆内，而且有两个10（记0分）；指针所指示时间正确（记2分）。
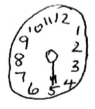	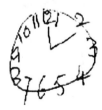	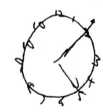

（续表）

计分 = 4		
画出圆（记1分）；标出全部数字，且分布恰当（记2分）；有一个指针位置正确（记1分）。 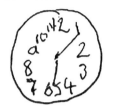	画出圆（记1分）；标出全部数字，但分布不正确（记1分）；指针所指示时间正确（记2分）。 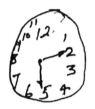	画出圆（记1分）；标出全部数字，且分布恰当（记2分）；有一个指针位置正确（记1分）。 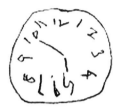

计分 = 5
画出圆（记1分）；标出全部数字，且分布恰当（记2分）；指针所指示时间正确（记2分）。 

感知能力—计数黑点—评分 0~4

- **操作** 让受试者说出每幅图中黑点的个数，但是不能用手指去数。
- **评分** 答对1个记1分。正确的答案，按顺时针方向从左上开始分别为：8、10、9和7。

感知能力—辨认字母—评分 0~4

- **操作** 要求受试者说出每幅图中的字母名称。允许受试者用手指图。
- **评分** 答对1个记1分。正确的答案，按顺时针方向从左上开始分别为：K、M、T和A。

对于失语患者：如果受试者不能说出黑点数目或字母名称，允许其写下答案。对于辨认字母部分，如果受试者发出正确的字母发音，计为正确。

记忆—回忆人名和地址—评分 0~7

- **操作** 告诉受试者：“现在请告诉我之前我们重复了三遍的名字和地址。”
- **评分** 按照测试中提供的评分标准，每答对1个计分项目给1分。

王春明

北京市

海淀区

哈尔滨路 18 号

例1a		
王春__ 北京市 海淀区 __ __	1+1+0 1 1 0+0	评分 4/7
例2a		
__ __ __ 北京市 海淀区 哈尔滨路__	0+0+0 1 1 1+0	评分 3/7
例3a		
王春明 __ 哈尔滨路18号	1+1+1 0 0 1+1	评分 5/7

记忆—再认名字和地址—评分 0~5

- **操作**　仅在受试者不能完全正确地回忆名字和地址测试项目时再进行此项测试。

这个任务允许受试者有机会再认那些他/她没有回忆出的项目。如果受试者已经完全正确地回忆出人名和地址,就不需要进行这部分测试,并且评分记5分。然而,许多受试者都只能回忆出部分内容。先勾出受试者回忆测试中和阴影部分一样的正确答案,然后说:"让我给你一些提示,门牌号(或是其他忘记或记错的项目)是 X,Y 还是 Z?"

- **评分**　每再正确识别一个项目记 1 分,最多为 5 分。将回忆测试中答对的项目个数与再认测试中答对的个数相加,一起作为此项测试的总分。再认项目中姓名总记 1 分。

例1b(在例1a的基础上)		
在"北京市"和"海淀区"右侧的阴影中打钩,因为受试者正确回答了这两项。然后检查者问:	受试者回答:	1+1
— 名字是王春力、王春明还是王冬明?	王春明	1
— 地址是长沙路、哈尔滨路还是广州路?	广州路	0
— 门牌号是81、18还是19号?	18 号	1
		评分 4/5
例2b(在例2a的基础上)		
在"北京市""海淀区"和"哈尔滨路"右侧的阴影中打钩,因为受试者正确回答了这三项。然后检查者问:	受试者回答:	1+1+1
— 名字是王春力、王春明还是王冬明?	王春力	0
— 门牌号是81、18还是19号?	19 号	0
		评分 3/5

（续表）

例3b（在例3a的基础上）		
在"王春明"和"哈尔滨路18号"右侧的阴影中打钩，因为受试者正确回答了这三项。然后检查者问： — 是北京市、上海市还是天津市？ — 是宣武区、朝阳区还是海淀区？	受试者回答： 北京市 海淀区	1+1+1 1 1
		评分 5/5

评分—ACE-Ⅲ量表的认知域得分和总分

- **评分** 对5个认知域中的每个部分（注意力、记忆力、语言流利性、语言和视空间）的成绩分别进行总和，从而得到ACE-Ⅲ量表中每个认知域的分值。5个认知域的总和即为ACE-Ⅲ的总成绩。

《ACE-Ⅲ量表（中文版）》由王刚、黄越翻译。

《ACE-Ⅲ量表的操作和评分指南》由陈生弟、章军建、熊丽翻译。

如在实际操作中，遇到问题，请与王刚医师（wgneuron@hotmail.com）或熊丽医师（may.lixiong@gmail.com）联系。

五、阿尔茨海默病评估量表认知评分

【概述】 阿尔茨海默病评估量表认知评分（ADAS-Cog）于1984年由美国学者Rosen和Mohs针对阿尔茨海默病患者的认知损害特点设计，并于1994年进行修订。目前ADAS-Cog主要应用于两大领域：一是阿尔茨海默病患者认知损害纵向观察；二是阿尔茨海默病药物疗效临床研究，第一个被美国食品药品管理局（Food and Drug Administration）所批准的治疗阿尔茨海默病药物——他克林的临床药物试验即以ADAS-Cog为主要结果评估量表。ADAS-Cog分12个条目：词语回忆、命名、执行指令、结构性练习、意向性练习、定向力、词语辨认、回忆测验指令、口头语言表达能力、找词能力、语言理解能力和注意力，分别从记忆、语言、操作能力和注意力4个方面评估认知功能。评分范围为0~75分，分数越高，认知受损程度越重。2000年，国内王华丽等报道了ADAS-Cog的中译版本，此后又有多个中文版ADAS-Cog出现，不同版本间的主要差别为词语回忆和词语辨认所采用的词汇不同。2000年，Chu等报道了粤语版本在香港地区老年人中信效度的研究。

【信效度】 中文版ADAS-Cog的内部一致性Cronbach α 系数为0.932，Guttman分半系数为0.929，奇数部分、偶数部分系数分别为0.900、0.851。重测信度：各项Spearman相关系数在0.73~0.94之间，但注意力项目为-0.04，显著不相关。评定者信度：各项目评定者间一致性Kappa值均在0.75以上。结构效度：总分与各项目得分Spearman相关系数在0.72~0.89之间，显著相关。平行效度：总分和各项目得分与 MMSE 量表、日常生活活动能力(ADL)量表、神经精神科问卷(NPI)总分、NPI 照料者苦恼程度总分的 Spearman 相关系数在 −0.77~0.68 之间,但物体命名项目与 NPI 照料者苦恼程度总分除外。效标效度以 15.5 为临界值,诊断阿尔茨海默病灵敏度和特异度分别为 91.9% 和 89.5%。

【评价】 ADAS-Cog 是国际上公认的针对轻、中度阿尔茨海默病的认知测试量表,目前广泛应用于阿尔茨海默病认知功能变化趋势的观察和阿尔茨海默病疗效的评估,为常用的治疗痴呆的药物临床试验的疗效评价工具。ADAS-Cog 具有良好的效度,无论从单项条目评分角度,还是从量表总分来考察,轻、中度阿尔茨海默病的 ADAS-Cog 评分都存在显著差异,其中以定向力和结构性练习两项最为显著。与其他量表相比,总分在不同临床痴呆评定等级间存在显著差异,与 MMSE 量表、ADL 量表及 Blessed 痴呆量表(Blessed Dementia Scale, BDS)显著相关。ADAS-Cog 12 项中注意力评估主观性较强,重测信度较低,在许多国家该项被剔除,仅包括 11 项内容,总分 70 分。Monllau 等的研究结果显示,对于 ADAS-Cog 11 项版本,当得分为 12 分时是阿尔茨海默病与正常对照组的最佳划界值,灵敏度与特异度分别为 89.19% 和 88.53%。ADAS-Cog 评分与文化程度的关系尚存争议。Doraiswamy 等认为文化程度为高中以下的患者与受过高中以上教育的患者的 ADAS-Cog 评分存在差异,且低教育水平的患者在 6 个月后评分上升更快。王华丽等研究认为,轻度阿尔茨海默病组 ADAS-Cog 评分与年龄及受教育年限无关;中度阿尔茨海默病及健康老人则与之相关,提示 ADAS-Cog 在中国人群中受教育程度影响相对较小。Graham 等研究认为,在常态老人中,年龄影响 ADAS-Cog 评分结果,年龄越大,错误的机会越多,但该研究未将阿尔茨海默病患者纳入分析。而纳入阿尔茨海默病患者的其他研究则显示,年龄对 ADAS-Cog 评分的影响不明显。

ADAS-Cog 耗时相对较长,且需要测试工(道)具,检查者需经过一定培训,因此,不宜用于筛查研究。部分项目需要受试者有一定的阅读书写能力,故研究中阿尔茨海默病组和正常对照组均需选择教育程度在小学文化以上者。ADAS-Cog 缺少检测执行功能的项目,与 MMSE 量表一样,对额叶功能障碍者不敏感。此外,ADAS-Cog 一直被认为具有"天花板效应"和"地板效应",对极轻度和极重度阿尔茨海默病患者不够敏感。在轻度认知功能损害研究中,与轻度阿尔茨海默病或和正常对照组比较时,ADAS-Cog 区分两者的能力并不理想,将轻度认知功能损害的患者从正常老人中区分时尤其如此。

许多学者试图通过增删 ADAS-Cog 项目以增加其在轻度阿尔茨海默病和轻度认知功能损害人群中的筛选能力。ADNI 采用 ADAS-Cog 在 11 项版本的基础上增加了词语延迟回忆和数字划消测验,称为 ADAS-Cog 13 项版本,有研究报道该版本比 11 项版本在阿尔茨海默病临床药物研究中更易于出现阳性结果。Skinner 等在 ADAS-Cog 中增加了范畴流畅性、数字—符号转换和连线测验 3 项执行能力测评,同时结合社会功能活动问卷(FAQ)中的部分项目修订为新版本,发现此新版本有助于对转化为阿尔茨海默病的轻度认知功能损害的识别和诊断。Raghavan 等则将 ADAS－Cog 中词语回忆定向力与听觉词语学习测验－即刻回忆(AVLT－Immed)、MMSE 量表或 CDR－SB 中认知部分重新组合,同时结合 FAQ,发现此新版本提高了轻度认知功能损害患者,尤其脑脊液中 Aβ1－42 降低的轻度认知功能损害患者的认知损害检出率。ADAS－Cog 各项目对认知受损各阶段区分能力不一致,因此,也有学者认为应该修订 ADAS－Cog 的原始得分,并按各项目的权重比例重新计算得分以更准确反映受试者的认知受损程度与所处阶段。

此外,由于 ADAS－Cog 偏重记忆和语言,非语言项目和执行功能项目少,不能敏感地反映出血管性痴呆的认知变化,有学者在其基础上增加了范畴流畅性、数字—符号转换、迷宫和数字广度等执行功能测试,称为 VaDAS－Cog。研究发现,VaDAS－Cog 能更好地识别脑白质病变。

【量表来源】 Rosen W G, Mohs R C, Davis K L, 1984. A new rating scale for Alzheimer s disease. Am J Psychiatry, 141(11): 1356－1364.

【版权情况】 美国纽约西奈山医院(Mount Sinai Hospital)Rosen, Mohs, Davis。

【类型及操作注意点】

1. 类型 他评。

2. 操作注意点 操作中应注意:① 测试前 10 分钟进行开放式交谈,以便评估受试者在口语表达和对口语的理解等方面的情况;② 测试条目应该按照评分表所列的次序进行,首先进行单词回忆测试,最后进行单词辨认测试,以这种方式将两项单词记忆任务分开,最大限度地减少患者混淆两项任务中单词的概率;③ 每个认知条目只允许有两次回答机会,如果受试者在第二次机会中未能正确回答,则放弃转入下一条目测试;④ 给受试者的反馈应为中性,通常不能提示回答是否正确,如看到患者在努力,可做诸如"很好"或"不错"等鼓励。

【参考标准】 李霞等报道中文版 ADAS－Cog 总分为 15.5 分可作为阿尔茨海默病与正常值的划界值。未经治疗的中度阿尔茨海默病患者每年 ADAS－Cog 总分下降 7~10 分。治疗组有效的标准是与安慰剂对照组相差 2.5 分以上。通常将改善 4 分(相当于 6 个月平均自然下降分数)作为临床上治疗痴呆药物显效的判断标准。

【完成时间】 20~30 分钟。

【国外应用代表性研究】

(1) Raghavan N, Samtani M N, Farnum M, et al., 2013. The ADAS－Cog revisited: novel composite scales based on ADAS－Cog to improve efficiency in MCI and early AD trials. Alzheimers Dement, 9(1 Suppl): S21－31.

(2) Jacqueline K K, Mark S, Manuel M O, 2018. The Alzheimer's disease assessment scale-cognitive subscale (ADAS－Cog): modifications and responsiveness in pre-dementia populations. A Narrative Review. J Alzheimers Dis, 63(2): 423－444.

【国内应用代表性研究】

(1) 王华丽,舒良,司天梅,等,2000.阿尔茨海默病评定量表中文译本效度和信度的初步测试.中国临床心理学杂志,8(2):89-93.

(2) 李霞,李华芳,朱敏捷,等,2009. ADAS-Cog 中文版信效度分析.中国临床心理杂志,17(5):538-540.

(3) Jiang Y, Yang HY, Zhao JF, et al., 2020. Reliability and concurrent validity of Alzheimer's disease assessment scale-Cognitive subscale, Chinese version (ADAS-Cog-C) among Chinese community-dwelling older people population. Clin Neuropsychol, 11:43-53.

六、临床痴呆评定量表

【概述】 临床痴呆评定(CDR)量表于 1982 年由英国学者 Hughes 等首先报道,1993 年美国学者 Morris 等进一步规范了其评分方法。CDR 量表为半定量式量表,由医师分别面询照料者和患者后,对患者记忆力、定向力、判断与解决问题能力、社会交往能力、家庭生活和业余爱好及生活自理能力 6 项功能进行评估,并根据一定规则得出总分(CDR global score, CDR-GS),其结果以 0、0.5、1、2、3 分表示,分别判定为认知正常、可疑痴呆、轻度痴呆、中度痴呆、重度痴呆。CDR 量表可用于描述痴呆的严重程度,也可用于痴呆的诊断,现已成为阿尔茨海默病临床和科研(尤其是多中心临床研究)中广泛运用的量表。中文版 CDR 量表有多种翻译版本,但基本内容均与原版一致。中国老年医学学会认知障碍分会经过与美国华盛顿大学协商沟通并获得授权,贾建军教授团队于 2018 年汉化并发表 CDR 简体中文版。

【信效度】 英文版 CDR 量表评定者信度为 0.62,各亚项为(0.33±0.06)~(0.88±0.06),与"金标准"诊断的一致性达到 83%~92%,国内目前暂无直接与此相关的信效度研究。

【评价】 CDR 量表测评包括 3 项认知结构域(记忆力、定向力、判断与解决问题能力)和 3 项日常生活工作能力(社会交往能力、家庭生活、业余爱好与生活自理能力),与痴呆诊断标准密切相关,具有良好的诊断效度。CDR 量表与当前国际上其他通用痴呆全面评价量表,如 MMSE 量表、Mattis 痴呆评定量表(DRS)、总体衰退量表(GDS),都有良好的平行效度,并且和认知功能评价及日常生活能力评价量表,如 ADAS-Cog、ADL 量表亦显著相关。CDR 量表在不同人群中,如内科医师、非内科临床医师、多中心研究中的调查者和监察员,均有较好的评定者信度,且信息同时来自患者和知情者,对患者的主观偏倚有一定矫正作用。CDR-GS 及各项评分(生活自理能力除外)在痴呆全程中少见"天花板效应"和"地板效应",已逐渐成为痴呆分期的"金标准",广泛应用于临床治疗的选择、药物疗效评估、认知障碍相关量表效度评估等,并且无学习效应,可重复测定。

CDR 量表评分以记忆力为主要项目,同时结合其他 5 项,尤其适用于以记忆力损害为突出表现的阿尔茨海默病型痴呆。在横向研究中,阿尔茨海默病患者记忆力和定向力得分与各自领域其他量表得分相关,其中后者相关性更强。与阿尔茨海默病诊断"金标准"——神经病理相比,CDR 量表诊断阿尔茨海默病的准确性最高可达 92%,并且 CDR 量表分级和阿尔茨海默病病理分期相关性良好。CDR 量表评分还与阿尔茨海默病各种生物标记物有密切关系:用 ApoEε4 对阿尔茨海默病患者分层,其中纯合子和阴性者 CDR 量表评分年进展分别为 0.76 和 0.42;CDR-GS 及记忆力亚项得分与 MRI 所示阿尔茨海默病患者海马萎缩程度显著相关;CDR-GS 还与脑脊液中 Aβ1-42 值具有一定相关性。

CDR 量表还可以作为诊断轻度认知功能损害的辅助工具,但单纯以 CDR-GS 为 0.5 作为轻度认知功能损害的诊断标准准确性较低,研究表明,轻度认知功能损害的 CDR-GS 可为 0 或 0.5 分,其中 0.5 分中亦包含有轻度痴呆。Meguro 等则认为 CDR-GS 为 0.5 比单纯"轻度认知功能损害"的诊断对社区老年人群认知损害更具有提示作用。

CDR 量表的缺点为耗时较长,约 40 分钟,且受教育年限、语种及对神经心理量表复杂性解释等社会文化的影响,其作为痴呆早期诊断的筛查工具的应用目前仍有争议。此外,CDR 量表评分主观性较强,其最终得分与检查者临床经验、主观判断密切相关。此外,CDR 量表缺少语言、精神行为方面的内容,而不同精神行为变化可出现在疾病的不同时期,因此,CDR 量表不能充分反映分期特点。

除了 CDR-GS,目前国际上流行的另一种评分方法是把 CDR 量表的 6 项内容得分相加计算 CDR 量表总分(CDR scale-sum of the boxes, CDR-SB)。CDR-SB 中认知功能域和日常生活工作能力两部分对总分的贡献相当,在阿尔茨海默病全程中,与各自领域其他量表得分几乎呈线性相关,更加符合阿尔茨海默病的发展过程。O'Bryant 等研究认为 CDR-SB 为 0 分、0.5~4.0 分、4.5~9.0 分、9.5~15.5 分、16.0~18.0 分可分别对应 CDR-GS 的 0 分、0.5 分、1 分、2 分、3 分。CDR-SB 能有效区别正常老人、轻度认知功能损害和痴呆患者,并且比 CDR-GS 在捕捉认知功能变化方面更加敏感,研究报道在 CDR-GS 为 0.5 分的老年人群中,CDR-SB 得分每增加 1 分,阿尔茨海默病的患病风险就增加 2.3 倍。Monique 等研究认为 CDR-GS 为 0.5 分的阿尔茨海默病患者 CDR-SB 评分平均每年增加 1.43 分,CDR-GS 为 1 分的阿尔茨海默病患者增加 1.91 分,CDR-SB 可能为临床试验提供更加精确的疗效评定指标。也有学者发现遗忘型轻度认知功能损害患者的 CDR 量表中的定向力分数和 CDR-SB 分数有助于预测阿尔茨海默病转化。

由于完成 CDR 量表耗时较长,Duara 等修订编制了 CDR 修订版(modified CDR, mCDR),完成仅需约 10 分钟,检查者根据知情者回答获得的信息进行评分。研究表明,mCDR 量表评定者信度(Cohen's Weighted Kappa)为 0.86,区分无认知受损者、遗忘型轻度认知功能损害及痴呆患者的能力接近 CDR 量表。此外,有学者根据额颞叶变性(frontotemporal lobe degeneration, FTLD)的认知特点,在原先 CDR 量表的基础上增加了行为紊乱和语言评估两项,已证实该量表可有效反映额颞叶变性的病情严重程度。

由于 CDR 量表需要痴呆患者照料者或亲属提供信息来辅助评估,新加坡学者 Nyunt 等于 2013 年改良形成了不依靠知情人信息的改良版(modified CDR without informant, CDR‑NI),2015 年孙芸等报道中文版 CDR‑NI 量表内部一致性 Cronbach α 系数为 0.84,CDR‑NI 量表分级与临床诊断一致性加权 Kappa 值为 0.87,适用于在没有知情人提供信息的情况下评估社区中老人的认知情况。

【量表来源】 Hughes C P, Berg L, Danziger W L, et al., 1982. A new clinical scale for the staging of dementia.Br J Psychiatry, 140: 566‑572.

【版权情况】 原版 CDR 量表:英国切斯特菲尔德北德比郡卫生局(British North Chesterfield, Derbyshire Health Authority)Hughes 等。

简体中文版 CDR 量表:中国老年医学学会认知障碍分会贾建军、韩玉梁等。

【类型及操作注意点】

1. 类型 他评。

2. 操作注意点 先与照料者进行 CDR 6 项功能的综合面询,再就记忆力和定向力对患者进行测验。操作中应注意:① 至少有 2 名专业医师参与患者 CDR 量表的评定,1 名医师参与交谈,另 1 名进行 CDR 量表评分,且这 2 名医师需对该患者的基本信息和其他测验结果事先不知情,以免造成主观偏移;② 只有当能力的减退是由于认知障碍引起时才计分,其他原因如残疾、抑郁或人格改变所致不计分;③ 生活自理能力不可计为 0.5 分(可疑),其余每项均可进行 0、0.5、1、2、3 评分;④ 记忆项目(M)是主要的,另 5 项是次要的;当 3 项以上次要项目与记忆项目相同时,CDR=M;当 3 项或以上次要项目高于或低于记忆项目时(在记忆项一侧时),CDR=次要项目得分最多相同的分数;当记忆项目两侧分布分别为 2 项或 3 项时,CDR=M;当 M=0.5 时,如果至少有 3 个其他项目计分为 1 或以上,则 CDR=1;如 M=0.5,CDR 不能为 0,只能是 0.5 或 1;如 M=0,CDR=0,除非在 2 个或以上次要项目存在损害(0.5 或以上),此时 CDR=0.5。

【参考标准】 Morris 等根据 CDR‑GS 评分为 0 分、0.5 分、1 分、2 分、3 分,分别将痴呆严重程度分为正常、可疑、轻度、中度、重度 5 级。Heyman 等又在此基础上增加了极重期(4 分)和终末期(5 分)。目前,普遍认为轻度认知功能损害的 CDR‑GS 为 0.5 分,但有学者研究表明,轻度认知功能损害的 CDR‑GS 可为 0 分或 0.5 分,其中 0.5 分中亦包含有轻度痴呆。

【完成时间】 30~40 分钟。

【国外应用代表性研究】

(1) Schafer K A, Tractenberg R E, Sano M, et al., 2004. Reliability of monitoring the clinical dementia rating in multicenter clinical trials. Alzheimer Dis Assoc Disord, 18(4): 219‑222.

（2）Williams M M, Storandt M, Roe C M, et al., 2013. Progression of Alzheimer's disease as measured by clinical dementia rating sum of boxes scores. Alzheimer's Dement, 9(SI)：S39－S44.

（3）Kim J W, Byun M S, Sohn B K, et al., 2017. Clinical dementia rating orientation score as an excellent predictor of the progression to Alzheimer's disease in mild cognitive impairment. Psychiatry Investig, 14(4)：420－426.

【国内应用代表性研究】

（1）郭起浩,虞培敏,赵倩华,等,2007.不同记忆测验识别轻度认知损害的差异.中华神经科杂志,40(9)：610－613.

（2）孙芸,靳士立,谢贞,等,2015.改良临床痴呆评定量表中文版信效度的初步研究.中华行为医学与脑科学杂志,24(2)：178－180.

（3）杨渊韩,贾建军,John Morris,2018.临床痴呆评估量表的应用.中华老年医学杂志,37(4)：365－366.

（4）中国老年医学学会认知障碍分会,2018.临床痴呆评定量表简体中文版.中华老年医学杂志,37(4)：367－371.

（5）Fang R, Wang G, Huang Y, et al., 2013. Validation of the Chinese version of addenbrooke's cognitive examination-revised for screening mild Alzheimer's disease and mild cognitive impairment. Dement Geriatr Cogn Disord, 37(3－4)：223－231.

【量表】

临床痴呆评定（CDR）量表简体中文版

这是一个半结构式访谈。请询问所有问题。如有需要,可询问其他问题来决定受试者的 CDR 评分。请详细记录询问中所获取的全部资料。

询问知情者

一、询问知情者有关受试者记忆的问题

1. 他/她有记忆减退或考虑问题困难吗?	1□有　2□没有
1a. 假如有,是经常出现的吗(而不是偶尔出现)?	1□是　2□不是
2. 他/她能回忆起最近发生的事情吗?	1□经常　2□有时　3□很少
3. 如果让他/她到商店去买几样东西,他/她能记住买什么吗?	1□经常　2□有时　3□很少
4. 过去的一年中,他/她有记忆力减退吗?	1□有　2□没有
5. 他/她的记忆问题是否已经影响他/她的日常活动? 他/她几年前能做的事情,是不是因为这个原因,现在做不好或者不能做了?	1□是　2□否
6. 他/她会完全忘记近几周的重要事情吗(如: 旅游、聚会、婚礼等)?	1□经常　2□有时　3□很少

(续表)

7. 他/她会记不清这些事情的细节吗？	1□经常　2□有时　3□很少
8. 他/她会把很早以前的重要事情完全忘记吗（如：生日、结婚日期、工作单位）？	1□经常　2□有时　3□很少
9. 告诉我一些他/她最近生活中应该记住的一些事情[请详细描述事情发生的地点，开始、持续和结束时间，参加者是谁，以及他们(包括受试者)是如何到达活动场所的]　请具体记录： 一周以内的事件 _____ _____ 一个月以内的事件 _____ _____	
10. 他/她是什么时候出生的？	_____年_____月____日
11. 他/她在什么地方出生的？	_____省_____市
12. 他/她最后就读的学校叫什么名字？那所学校在哪儿？他/她上到几年级： 　名称：_____地点：_____年级：_____	
13. 他/她主要的工作是什么？（如果受试者从来没有工作，他/她配偶的主要工作是什么？） _____	
14. 他/她最后做的主要工作是什么？（如果受试者从来没有工作，他/她配偶最后的主要工作是什么？） _____	
15. 他/她(或配偶)何时退休的？什么原因退休的？ _____	

二、询问知情者有关受试者定向的问题　　　　他/她是否经常准确知道：

1. 日期	1□经常　2□有时　3□很少　9□不详
2. 月份	1□经常　2□有时　3□很少　9□不详
3. 年份	1□经常　2□有时　3□很少　9□不详
4. 星期几	1□经常　2□有时　3□很少　9□不详
5. 当事情先后发生时，他/她是否能判断清楚先后顺序？	1□经常　2□有时　3□很少　9□不详
6. 他/她能否在熟悉的街道找到路？	1□经常　2□有时　3□很少　9□不详
7. 他/她能否在自己家以外的地方知道如何从一个地方到另一个地方？	1□经常　2□有时　3□很少　9□不详
8. 他/她是否在熟悉的室内找不到地方？	1□经常　2□有时　3□很少　9□不详

三、询问知情者有关受试者判断和解决问题的能力

1. 现在必须评估他/她解决问题的总体能力,请你考虑以下答案哪一种最适合	1□和以前一样好 2□不如以前好 3□差不多 4□差 5□根本没有能力
2. 评估他/她处理少量钱财的能力(比如换零钱、找零钱)	1□没有丧失 2□有些丧失 3□严重丧失
3. 评估他/她处理复杂财务或买卖的能力(比如收支平衡、付费)	1□没有丧失 2□有些丧失 3□严重丧失
4. 他/她能否处理家庭中发生的紧急情况(如水管渗漏、着火)	1□和以前一样好 2□因为思维障碍,不如以前好 3□由于其他原因不如以前好(具体原因_____ _____)
5. 他/她能明白所处的场合或其他人对某一问题的解释吗?	1□经常 2□有时 3□很少 9□不详
6. 在社交场合或与他人交往时,他/她的行为得体吗?(和他/她平常的风格一样吗?)这个题目是评定行为,不是外表。	1□经常 2□有时 3□很少 9□不详

四、询问知情者有关受试者社会活动的问题

工作方面	
1. 他/她仍在工作吗?	1□是(跳至问题3) 2□否 9□不适用(跳至问题4)
2. 他/她决定退休是因为记忆减退或考虑问题困难吗?	1□是 2□否(跳至问题4) 9□不知道
3. 他/她的记忆减退或考虑问题困难,经常引起明显的工作困难吗?	1□无或很少 2□有时 3□经常 9□不知道
社交方面	
4. 他/她过去开过车或独自乘坐公共交通工具吗? 他/她现在是否还能够开车或独自乘坐公共交通工具? 假如不是,是否由于记忆或思维问题?	1□是 2□否 1□是 2□否 1□是 2□否
5. 如果他/她仍能开车或独自乘坐公共交通工具,你认为是否他/她会因此而出现危险吗?	1□是 2□否
6. 他/她能独立去购物吗?	1□很少或从来不(每次购物均需别人陪同) 2□有时(购买有限数量的物品:重复购买或忘记所需要的物品) 3□经常 9□不知道
7. 他/她能独立外出活动吗?	1□很少或从来不(没有帮助一般不能外出) 2□有时(有限地或进行常规的活动,比如开会、理发) 3□经常(有意义的参加活动,如发表意见、选举) 9□不详

8. 有没有带他/她去参加家庭以外的社交活动？	1□有　2□没有
假如否,为什么?	
9. 一个偶尔看到他/她的行为的人,会觉得他/她行为异常吗?	1□否　2□是
10. 如果在养老院里,他/她能很好地参加社交活动吗?	1□能　2□不能
重要: 以上是否能够得到足够的信息来评定受试者参加社会活动的受损程度? <u>若没有,请进一步询问</u>	
团体活动包含:探亲访友,政治活动,行业组织如各种协会、社会俱乐部、服务机构、教育项目等。	
假如需要明确受试者的功能水平,请在下面加上注释: _____ _____	

五、询问知情者有关受试者家务与爱好的问题

1a.他/她做家务的能力有什么变化吗?	
1b.他/她现在还能做好哪些家务?	
2a.他/她参加业余爱好的能力有什么变化?	
2b.他/她还能做好哪些爱好的事情?	
3. 如果在养老院,他/她再也无法做好哪些家务和爱好的事情了?	
4. 处理家务的能力	没有丧失　　有些丧失　　严重丧失 　0　　　　　0.5　　　　1
请描述	
5. 他/她做家务的能力以下哪个答案最合适(检查者根据以上信息判断,不需要直接询问知情者)。	1□缺乏有意义的功能(只有在高度提示指导下才可完成简单的活动,如铺床) 2□仅能从事有限的活动(在指导下,洗碗基本干净、能摆碗筷) 3□能独立完成某些活动(使用电器,如吸尘器;做简单的饭) 4□日常活动不如过去 5□日常活动正常
重要: 以上是否能够得到足够的信息来评定受试者完成家务与爱好活动受损的程度? <u>若没有,请进一步询问</u>	
家务:如做饭、洗衣、打扫卫生、购买食品杂货、倒垃圾、整理院子、家庭用具简单维护。 爱好:缝纫、绘画、手工艺、读书、接待客人、摄影、园艺、看电影或音乐会、做木工、参与体育运动。	

六、询问知情者有关受试者个人生活自理能力的问题

请您评估他/她在以下各方面认知能力如何（假如受试者的自理能力比以前退步，即使达不到 1 的程度，也应考虑"1 分"）。

评定项目				
穿衣	0□独立完成	1□有时系错扣子等	2□顺序错误,常忘记某一些步骤	3□不能穿衣
洗漱与梳妆打扮	0□无需帮助	1□需要督促	2□有时需要帮助	3□总是或几乎总是需要帮助
吃饭	0□干净,适当使用餐具	1□零乱,只用汤勺	2□只能吃简单的固体食物	3□完全依赖他人喂食
二便控制	0□控制正常	1□有时尿床	2□经常尿床	3□大小便失禁

询问受试者

一、询问受试者的记忆问题

1. 你在记忆或思维方面有问题吗？	1□否 2□是

2. 刚才你的(配偶,子女等)告诉我一些你最近经历的事。你能告诉我有关这些事情的一些情况吗？（有需要可以给提示,如地点、发生、持续和结束时间,参加者及他们(包括受试者)如何到达现场。）

一周以内的事件 _____	0 □大部分正确 0.5 □部分正确 1 □大部分不正确
一月以内的事件 _____	0 □大部分正确 0.5 □部分正确 1 □大部分不正确

3. 我现在说一个姓名和地址,请您记住。现在请跟我重复这个姓名和地址(重复到受试者能够正确重复但最多三遍,在每一次正确复述的词语前面的方框中打钩)。

1□李 2□雷 3□北京市 4□复兴路 5□28 号
1□李 2□雷 3□北京市 4□复兴路 5□28 号
1□李 2□雷 3□北京市 4□复兴路 5□28 号

4. 你什么时候出生的？ _____年_____月_____日
5. 你在什么地方出生的？ _____省_____市
6. 你最后就读的学校是： 名称：_____ 地点：_____ 年级：_____
7. 在过去,你从事的主要工作是什么？假如没有工作,配偶的主要工作是什么？ _____

（续表）

8. 你最后从事的主要工作是什么？假如没有工作,配偶最后的主要工作是什么？	
9. 你(或配偶)何时退休的？什么原因退休的？	
10. 请重复我刚才让您记住的姓名和地址(在每一个正确复述的词语前面的方框中打钩)。	
1□李　2□雷　3□北京市　4□复兴路　5□28 号	

二、询问受试者的定向问题（详细记录受试者的答案）

1. 今天是几号？	1□正确　2□不正确
2. 今天是星期几？	1□正确　2□不正确
3. 现在是几月份？	1□正确　2□不正确
4. 今年是哪一年？	1□正确　2□不正确
5. 这里是什么地方？	1□正确　2□不正确
6. 我们现在在哪个城市或城镇？	1□正确　2□不正确
7. 不看手表,现在大概几点了？	1□正确　2□不正确
8. 能告诉我陪你来的人是谁吗？	1□正确　2□不正确

三、询问受试者有关判断和解决问题的能力

如果受试者对该问题的最初反应不是"0 分",需要进一步询问,以便确定其对该题的最佳理解,选出最接近的答案。

相似性:	
我要问你两个东西相似的程度,它们会有什么共同点。这儿是一个例子:假如我问铅笔和钢笔有什么相似之处,你会说它们都是书写工具。	
这些东西有什么相似之处？	
1. 萝卜—芹菜	0□蔬菜 1□吃的东西、生物、能做饭的东西等 2□回答不切题;不一样;买来的
2. 桌子—书架	0□家具,办公家具,都是放书用的　1□木头的,有腿　2□回答不切题;不一样
区别:	
现在我来问你两个东西会有什么不同,这是一个例子:假如我要问糖和醋有什么不同,你会说一个甜,一个酸。	
这些东西有什么不同之处？	
3. 撒谎—失误	0□一个故意,一个无意 1□一个不好,一个好;或只解释一个 2□其他答案;差不多

（续表）

4. 河流—运河	0□一个天然，一个人工 1□其他答案
计算	
5. 10 元等于多少个 5 角？	1□正确　2□不正确
6. 135 元可换成多少个 5 元？	1□正确　2□不正确
7. 从 20 减去 3，再从每一个得数连续减 3，一直减下去（至少减两次） 　20－3＝17 　17－3＝14	1□正确　2□不正确
判断	
8. 当你到达一个陌生的城市，怎么找到当地的朋友？	0□查地图，查电话本，打电话给一个共同的朋友 1□打电话给当地派出所，打 114 查询 2□没有明确的反应
9. 受试者对其失能和日常生活状况的评估，对他/她为什么到这儿来做检查的理解程度	1□自知力好　2□有部分自知力 3□无自知力

CDR 计分表

	健康 CDR＝0	可疑痴呆 CDR＝0.5	轻度痴呆 CDR＝1	中度痴呆 CDR＝2	重度痴呆 CDR＝3	得分
1. 记忆力	无记忆缺损或只有轻微的、偶尔的健忘	经常性的轻度健忘；对事情能部分回忆；"良性"健忘	中度记忆缺损；对近事遗忘突出，记忆缺损妨碍日常生活	严重记忆缺损；能记住过去非常熟悉的事情，新发生的事件很快遗忘	严重记忆丧失；仅存片段的记忆	□分
2. 定向力	能完全正确定向	对时间关联性有轻微的困难，其余能完全正确定向	对时间关联性有中度困难；检查时对地点仍有定向能力；但在某些场合可能有地理定向障碍	对时间关联性有严重困难；通常对时间不能定向，常有地点失定向	仅对人物有定向力	□分
3. 判断与解决问题的能力	能很好地解决日常问题，处理事务和财务，判断力良好	在解决问题、辨别事物间的异同点方面有轻微缺损	在解决问题、辨别事物间的异同点方面有中度困难；通常还能维持社交事务判断力	在解决问题、辨别事物间的异同点方面有严重损害；社交事务判断力通常受损	不能做判断，或不能解决问题	□分
4. 社会事务	和平常一样能独立处理工作、购物、义务劳动及社会群体活动	在这些活动方面仅有轻微损害	虽然还能从事某些活动，但不能单独参与；不经意的观察，表面看似正常	不能独立进行室外活动；但可被带到家庭以外的场所参加活动	不能独立进行室外活动；不能被带到家庭以外的场所参加活动	□分
5. 家务与业余爱好	家庭生活、业余爱好和需用智力的兴趣均很好保持	家庭生活、业余爱好和需用智力的兴趣有轻微损害	家庭生活有肯定的轻度障碍；放弃难度大的家务；放弃复杂的爱好和兴趣	仅做简单家务，兴趣明显受限，而且维持的差	丧失有意义的家庭活动	□分
6. 个人自理能力	完全自理		须旁人监督或提醒	穿衣、个人卫生及个人事务料理都需要帮助	个人自理方面依赖别人给予很大帮助；经常大小便失禁	□分
7. 总体得分	0	0.5	1	2	3	□分

七、Mattis 痴呆评定量表

【概述】 Mattis 痴呆评定量表（DRS）由美国学者 Mattis 于 1976 年编制，内容包括注意、起始/持续、概念形成、结构和记忆 5 个因子，共 37 项，总分计 144 分，得分越低，症状越严重；2001 年 Mattis 等发表的 DRS 第二版引进了 MOANS（Mayo's older Americans normative study）法则，即每个因子中题目均按从难到易排列，前一道题回答正确，可跳过该因子中剩下的题目，显著节约时间，提高效率，目前已得到普遍应用。DRS 常用来协助识别痴呆和判断认知损害严重度，目前广泛应用于临床研究中。2001 年，陈瑞燕等首先报道了粤语版 DRS 在香港人群中的效度研究，普通话版 DRS 于 2004 年由国内学者郭起浩等在粤语版的基础上改进后报道。

【信效度】 普通话版 DRS 评定者信度（Pearson 相关系数）为 0.98，重测信度为 0.95。所有 DRS 因子分与总分均有显著相关性（$P<0.05$ 或 0.01），因子分及总分与 MMSE 量表均有显著相关性（$P<0.01$），阿尔茨海默病组总分与 CDR 评分显著相关（$r=0.639$，$P<0.01$）。依据不同教育程度划分划界值：文盲组 90 分、小学组 115 分、中学或以上组 120 分，灵敏度分别为 85%、94%、94%，特异度分别为 90%、94%、92%。

【评价】 DRS 的项目多，内容全，易于获得受试者全面的认知功能现状的信息，且每个因子的项目由难到易排列，完成较难的题项后即无须再做同因子中较易的题项，故一般只需 10~15 分钟即可完成检测，属于耗时最少的综合智能检测量表之一。由于部分题项较为简单，少见"地板效应"。DRS 具有较高的诊断效度，以不同教育程度分组制定划界值，普通话版 DRS 诊断阿尔茨海默病的灵敏度为 85%~94%，特异度为 90%~94%，其中记忆与起始/持续 2 个因子是 5 个因子分中鉴别效力最好的，结构因子灵敏度相对较低。国内郭起浩等尝试选择了记忆与起始/持续 2 个因子中的部分敏感项目（定向、言语流畅性、句子延迟回忆），组成"敏感因子组合"，耗时不到 5 分钟，总分 36 分，以<20 分为划界值，初步检测具有较高准确性，适用于临床上快速筛查阿尔茨海默病型痴呆。

DRS 注重语言项目的检测，其中言语流畅性和概念形成等项目被认为对额叶和额叶-皮质下功能损害较敏感，有助于该类痴呆的诊断和鉴别诊断。研究报道，DRS 对帕金森病痴呆的检测具有较高的准确性，并有助于和阿尔茨海默病鉴别，以 123 分为划界值，DRS 诊断帕金森病痴呆的灵敏度和特异度分别可达 92.65% 和 91.4%，且总分在帕金森病人群中受年龄和教育程度影响小，可不依据教育程度进行划界值划分。也有学者认为以 123 分为划界值诊断帕金森病痴呆灵敏度过低，以 133 分为划界值可能更适用于帕金森病痴呆的筛查。有学者报道推荐以划界值≤140 诊断帕金森病-轻度认知功能损害，划界值≤132 诊断为帕金森病痴呆。DRS 尚能有效区分额颞叶痴呆和阿尔茨海默病患者。研究表明起始/持续和概念形成因子在额颞叶痴呆中损害严重，而结构和记忆因子在阿尔茨海默病中损害更突出,这一特征能正确区别85%的阿尔茨海默病和76%的额颞叶痴呆患者。此外,无论是英文版本还是中文版本,DRS 总分与受试者的年龄和教育程度显著相关,与性别无关,但在普通话版 DRS 研究中,阿尔茨海默病组 DRS 总分与年龄、教育程度和性别均无显著相关性。

DRS 的缺点是对帕金森病患者中未特定认知障碍患者、轻度认知功能损害或临床前痴呆患者的检测不够敏感,也不能有效区分遗忘型轻度认知功能损害和帕金森病-轻度认知功能损害患者;且受文化背景影响大,如中国老人经历长期汉字结构训练,在空间结构能力方面明显优于美国老人。临床实践中起始/持续因子中项目"F—指出医师身上穿戴品",常易引发患者反感情绪和文化抵触,从而导致评分偏倚。Llebaria 等认为遇到上述情况时,跳过该题并给该题满分对患者 DRS 总分和痴呆严重程度划分并无显著影响。

【量表来源】　Mattis S, 1976. Mental status examination for organic mental syndrome in the elderly patient. Geriatric psychiatry, 77－121.

【版权情况】　美国纽约长老会医院(New York Presbyterian University Hospital of Columbia and Cornell, NYP)Mattis。

【类型及操作注意点】

1. 类型　　他评。

2. 操作注意点　　操作中每个因子中前一道题回答正确,可跳过该因子中剩下的题目直接进入下一因子。

【参考标准】　普通话版 DRS 对阿尔茨海默病患者依据不同教育程度作出的划界值是:文盲组 90 分、小学组 115 分、中学或以上组 120 分,低于划界值为认知功能受损。Mattis 等认为年龄校正标准分可估计痴呆严重程度:轻度,DRS≥6分;中度,DRS 4~5 分;重度,DRS≤3 分。

【完成时间】　15~30 分钟。

【国外应用代表性研究】

(1) Llebaria G, Pagonabarraga J, Kulisevsky J, et al., 2013. Correction for a potentially biased item on the Mattis Dementia Rating Scale. Am J Alzheimers Dis Other Demen, 28(8): 734－737.

(2) Matteau E, Nicolas D, Mélanie L, et al., 2012. Clinical validity of the mattis dementia rating scale－2 in parkinson disease with MCI and dementia. J Geriatr Psychiatry Neurol, 25(2): 100－106.

(3) Koevoets E W, Schmand B, Geurtsen G J, 2018. Accuracy of two cognitive screening tools to detect mild cognitive impairment in Parkinson's disease. Mov Disord Clin Pract, 5(3): 259－264.

【国内应用代表性研究】

(1) 郭起浩,洪震,吕传真,等,2004.Mattis 痴呆评定量表(中文版)的效度分析.中国临床心理学杂志,12(3):237-238,243.

(2) 朱文梅,赖晓晖,袁光固,2002.Mattis 痴呆程度量表在血管性痴呆和 Alzheimer 病中的应用.华西医学,17(4):498-499.

(3) Chan A S, Choi A, Chiu H, et al., 2003. Clinical validity of the Chinese version of mattis dementia rating scale in differentiating dementia of Alzheimer's type in Hong Kong. J Int Neuropsychol Soc, 9(1):45-55.

八、总体衰退量表

【概述】　总体衰退量表(GDS)于 1982 年由美国学者 Reisberg 等编制,可用于全面评估老年人和痴呆患者的认知功能减退,也用于临床试验时对痴呆自然病程的分级评定。GDS 将认知功能分为从无认知减退到极重度认知减退 7 期,内容包含:记忆(即刻记忆、近期记忆和远期记忆)(1~7 期)、操作性日常生活能力(instrumental activities of daily living, IADL)(3、4 期)、人格和情绪化(3、6 期)、日常生活能力(5~7 期)、定向力(4~6 期)。该量表通过对患者和照料者进行访谈后评分分期,为非客观量表。中文版 GDS 有多种翻译版本,但基本内容均与原版一致。

【信效度】　英文版 GDS 具有良好平行效度,暂无信度和其他效度的报道,国内暂无此方面研究。

【评价】　GDS 根据认知功能损害的病程编制而成,分期与颅脑 CT 检查显示的脑室扩张或脑沟扩大、脑血流灌注情况显著相关,与其他分期量表如 MMSE 量表、CDR 量表及 CDR-SB 一致性也较好,常用于临床试验中疾病基线严重程度评估。Choi 等通过回归分析提示 GDS 和 CDR 量表或 CDR-SB 呈曲线相关,两者评分可相互换算,这为不同评估标准的临床药物试验比较提供了可能。GDS 应用相对简单,耗时短,适用于临床快速评定认知功能减退严重程度。GDS 还可辅助痴呆的诊断,通常认为 GDS 3 期提示轻度认知功能损害,≥4 期提示痴呆,但目前尚缺乏可靠依据。有学者报道阿尔茨海默病患者精神症状与 GDS 评分相关,在 CDR 1 期,焦虑与 GDS 显著相关;在 CDR 2 期,焦虑和情感症状与 GDS 显著相关;CDR 3 期,淡漠与 GDS 显著相关。GDS 的缺点为半定量式量表,评定较主观,与评定者经验密切相关,计分随机性大,目前缺乏可靠性效度研究且对病情变化或疗效评估不够敏感。

【量表来源】　Reisberg B, Ferris S H, de Leon M J, et al., 1982. The Global Deterioration Scale for assessment of primary degenerative dementia. Am J Psychiatry, 139(9):1136-1139.

【版权情况】　美国纽约大学医学院(Grossman School of Medicine, New York University)Reisberg 等。

【类型及操作注意点】

1. 类型　　他评。

2. 操作注意点 专业评估者需与患者和照料者进行详细访谈后对认知功能、生活能力和精神行为进行全面评估。

【参考标准】 1 期代表无认知功能损害;2 期代表非常轻微的认知功能损害;3 期代表轻度认知功能损害;4 期代表中度认知功能损害;5 期代表中至重度认知功能损害;6 期代表严重认知功能损害;7 期代表极严重认知功能损害。通常认为 GDS 3 期提示轻度认知功能损害,4 期及以上提示痴呆。

【完成时间】 2~5 分钟(不含访谈时间)。

【国外应用代表性研究】

(1) Rikkert M G, Tona K D, Janssen L, et al., 2011. Validity, reliability, and feasibility of clinical staging scales in dementia: a systematic review. Am J Alzheimers Dis Other Demen, 26(5): 357 - 365.

(2) Florindo S, Jerson L, José S G, et al., 2016. Association of neuropsychiatric syndromes with global clinical deterioration in Alzheimer's disease patients. Int Psychogeriatr, 28(5): 779 - 786.

【国内应用代表性研究】

(1) 肖世富,陈兴时,薛海波,等,2005.老年轻度认知功能损害的脑诱发电位变化及其发展为痴呆的预测因素.老年医学与保健,11(4): 219 - 222,229.

(2) 陶雪琴,廖雄,李梦倩,等,2016.社区老年人轻度认知功能障碍的流行病学调查.中国老年学杂志,36(13): 3283 - 3286.

【量表】

总体衰退量表(GDS)

分期	描 述
1 期	无认知功能损害,无主观叙述记忆障碍,临床检查无记忆缺陷的证据
2 期	非常轻微的认知功能损害,自己抱怨记忆力差,但临床检查无记忆缺陷的客观证据
3 期	轻度认知功能损害,可有记忆力、注意力和所从事的工作能力的减退
4 期	中度认知功能损害,明显的认知缺陷表现在记忆力、知识检索和复杂任务中
5 期	中至重度认知功能损害,近事及远事记忆受损,频繁的时间、空间定向力障碍,日常生活能力受损需要照料者的照顾
6 期	严重认知功能损害,患者的生活需要照料
7 期	极严重认知功能损害,丧失认知、言语、行动能力,进展为"植物人"状态

资料来源:改自 Reisberg B, Ferris S H, De Leon M J, et al., 1982. The global deterioration scale for assessment of primary degenerative dementia. Am J Psychiatry, 139(9): 1136 - 1139.

九、严重损害量表

【概述】 严重损害量表(SIB)由美国学者 Saxton 等于 1990 年针对严重痴呆患者的认知特点编制而成,并于 1994 年先后两次进行修订。最终版 SIB 包括社会交际、记忆力、定向力、言语、注意力、应用能力、视空间能力、结构能力、对名字的定向力9项内容,40个条目,51题,总分100分,评分越低,痴呆程度越严重。SIB现广泛应用于严重痴呆患者认知功能和药物疗效的评估。中文版SIB可参见2007年中国协和医科大学许贤豪教授主编的著作《神经心理量表检测指南》。2013年,李超等对其评估痴呆患者的信效度进行了研究。SIB适用于评估GDS 5~6期及MMSE量表得分<11分的痴呆患者认知功能水平。

【信效度】 中文版SIB各因子评定者间一致性ICC值为0.92~1.00,总分为1.00(均P<0.01);各因子重测信度(Spearman相关系数)为0.77~0.91,总分重测信度为0.96(均P<0.01);各因子(除对名字的定向力外)内部一致性Cronbach α系数为0.65~0.95,总分Cronbach α系数为0.98。SIB与MMSE量表、ADL量表、GDS的Spearman相关系数分别为0.93、−0.70、−0.89(均P<0.01)。探索性因子分析共获得认知功能、对外界的刺激反应两个公因子,累计贡献率为73.08%,因子负荷为0.69~0.91。

【评价】 目前临床上大部分的认知功能评估测验主要针对轻中度痴呆,因为有"地板效应",不适用于严重痴呆患者。SIB包含社会交际、记忆力、定向力、言语、注意力、应用能力、视空间能力、结构能力、对名字的定向力9个方面认知领域,测试内容全面,并且符合严重痴呆患者的认知特点。因为测评对象主要是重度痴呆的患者,SIB多采用简单指令,可配合手势或重复多次,易于理解且施测顺序设计合理、衔接流畅,使受试者不易感到是在进行一项测试,从而做出相对自然的反应。SIB评定者间一致性信度和重测信度均良好,与MMSE量表、ADL量表、GDS及CDR量表具有较高的效标关联效度,对GDS 5、6、7期,MMSE量表得分0~5分和6~11分间具有良好区分效度,并且基本无"学习效应"。

SIB的缺点是对极重度痴呆患者仍有一定局限性,不能有效反映该类患者的认知功能水平;各条目中对名字的定向力的Cronbach α系数偏低,内部一致性较差;存在中西方文化差异,部分题项不适合中国患者,以上均需进一步修订。

SIB耗时20~30分钟,测试时间基本适中,但对于部分MMSE量表得分<5分的痴呆患者,则显得冗长,患者难以集中注意力,不易配合完成全部项目。鉴于此,Saxton等在原量表9项内容的基础上筛减了部分题目,编制成简明版SIB,该版本保留26题,总分50分,耗时10~15分钟。经Kim等验证,该简明版SIB具有良好内部一致性和重测信度,与SIB、MMSE量表、CDR量表及ADL量表显著相关,能较好地区分CDR 2、3级的患者且"地板效应"不明显,适用于严重痴呆患者。

为了在临床实践中能迅速判断中重度痴呆患者病情变化和治疗效果,Schmitt等从SIB中选取了8个项目,组成SIB−8量表,总分16分,耗时3分钟,内容涉及记忆力、定向力、言语、注意力和应用能力5个方面。经研究证实,SIB−8内部结构稳定,与SIB具有良好相关性,在捕捉中重度痴呆患者认知功能变化方面能力相当,适用于日常临床实践。另外,严重损害量表缩减版(SIB−S)是由SIB原作者

Saxton 等在 2005 年对 SIB 进行简化而成,该表依然包含 9 项内容,共 26 个条目,得分范围是 0~50 分,得分越低认知越差,适合 MMSE 量表得分<5 分或非常焦虑的患者,测试需 10~15 分钟。此外,还有学者根据中重度阿尔茨海默病患者语言功能损害特点,选取了 SIB 言语内容中 21 题,组成严重损害量表语言部分(SIB－L),对中重度阿尔茨海默病患者进行语言评估(详见本章第三节"语言能力评估"部分)。

【量表来源】　Saxton J, McGonigle-Gibson KL, Swihart A A, et al., 1990. Assessment of the severely impaired patient validation: description and validation of a new neuropsychological test battery. Psychol Assess, 2(3): 298－303.

【版权情况】　美国匹兹堡大学医学院(School of Medicine, University of Pittsburgh)Saxton 等。

【类型及操作注意点】

1. 类型　　他评。

2. 操作注意点　　每题评分为 0、1、2 分,回答正确记 2 分,部分正确记 1 分,不正确记 0 分。检查者在交谈中可配合肢体语言,重复多次,并保持良好目光接触,以便与受试者建立亲密关系,保持受试者的注意力,加深理解。

【参考标准】　Bergh 等报道以 80.5 分为划界值,英文版 SIB 区分 CDR 2 级和 3 级患者准确性可达 74%,Ahn 等则认为以 62.5 分为划界值,区分 CDR 2 级和 3 级患者灵敏度和特异度最高,均可达 88%。国内尚缺少此方面报道。

【完成时间】　20~30 分钟。

【国外应用代表性研究】

(1) Ferris S, Cummings J, Christensen D, et al., 2013. Effects of donepezil 23 mg on Severe Impairment Battery domains in patients with moderate to severe Alzheimer's disease: evaluating the impact of baseline severity. Alzheimers Res Ther, 5(1): 12.

(2) Wolf E T, Weeda W D, Wetzels R B, et al., 2019. Course of cognitive functioning in institutionalized persons with moderate to severe dementia: evidence from the severe impairment battery short version. J Int Neuropsychol Soc, 25(2): 204－214.

【国内应用代表性研究】

(1) 李超,伍力,伍星,等,2013.中文版严重损害量表评估老年痴呆患者认知损害程度的信效度.中国心理卫生杂志,27(4):273－278.

(2) 许贤豪,2007.神经心理量表检测指南.北京:中国协和医科大学出版社:93－94.

(3) 赵妍,练海娟,沈旭慧,等,2019.晚期痴呆患者认知功能评估工具的研究进展.中国全科医学,22(36):4526－4531.

十、Blessed 痴呆量表

【概述】 Blessed 痴呆量表(BDS)由英国学者 Blessed 和 Roth 于 1968 年编制,是一种检测认知功能障碍的常用筛查量表,可评估日常活动、习惯和个性方面过去 6 个月来的变化,通过询问知情者来测评,可用于电话访问;BDS 作为一种可以检查痴呆患者认知功能和神经病理改变之间关系的量表被广泛用于多种临床研究。该量表主要包括近记忆、远记忆和注意力,这些能力常在痴呆早期受累,因此,BDS 最重要的用途是在社区中筛查早期可疑的痴呆患者。目前有 3 个中文简体版本,19 项 50 分、25 项 36 分和 22 项 28 分,其中 22 项版本相对常用。Lam 等于 1997 年报道了繁体中文版(22 项)BDS 应用于香港地区痴呆患者的筛查研究。

【信效度】 内部一致性 Cronbach α 系数为 0.925,评定者信度为 0.98。国内研究 BDS 重测信度相关系数 0.83,评定者间重测信度相关系数 0.81,BDS 总分和 CDR 总分相关系数较高为 0.79($P<0.05$)。

【评价】 BDS 可信性和准确性较高,其简单及复杂版本的检查结果与阿尔茨海默病的病理均具有高度相关性。此外,BDS 较 MMSE 量表更为简单方便,可应用于运动性残疾、言语贫乏的患者检测;甚至是不用见面的电话筛查。BDS 因为是一种筛查量表,因此,不能单纯通过该量表的测定进行痴呆的诊断,还需要借助病史、临床体征及其他认知结构域的检查(如词语流利性、视空间、命名等)。此外,BDS 易受到较多因素的影响,如年龄、受教育程度、感觉和运动功能的受损均可引起该量表分数的变化。有学者报道,在我国台湾地区人群中,识别轻度认知功能损害与正常人,65 岁以上受教育(受教育年限≥6 年)人群的 BDS 划界值为 1 分,未受教育(受教育年限<6 年)65~74 岁人群为 1.5 分,未受教育 75 岁以上人群为 2 分;识别痴呆与轻度认知功能损害,65 岁以上受教育人群的 BDS 划界值为 2.5 分,未受教育 65~74 岁人群为 2.5 分,未受教育 75 岁以上人群为 3 分。

【量表来源】 Blessed G, Tomlinson B E, Roth M, 1968. The association between quantitative measures of dementia and of senile change in the cerebral gray matter of elderly subjects. Brit J Psychiat, 114(512): 797-811.

【版权情况】 英国纽卡斯尔大学心理医学部(School of Psychology, Newcastle University)Blessed 等。

【类型及操作注意点】

1. 类型 他评。

2. 操作注意点 操作中应注意除饮食、穿衣、大小便控制 3 项按照 0~3 分计分(4 等级),其余按照 0~1 分计分(2 等级)。

【参考标准】 总分 4 分为划界值,总分越高表明痴呆越严重(22 项 28 分)。

【完成时间】 5 分钟。

【国外应用代表性研究】

（1）Peña-Casanova J，Monllau A，2005. Diagnostic value and test-retest reliability of the Blessed Dementia Rating Scale for Alzheimer's disease：data from the NORMACODEM project. Neurologia, 20(7)：349－355.

（2）Kawas C，Karagiozis H，Resau L，et al.，1995. Reliability of the Blessed telephone information-memory-concentration test. J Ger Psychiatry Neurol，8(4)：238－242.

【国内应用代表性研究】

（1）高素荣,袁锦楣,1998.痴呆诊疗学.北京：北京科学技术出版社：262－263.

（2）汤慈美,2001.神经心理学.北京：人民军医出版社：351.

（3）金华，张明园,1989. Blessed 痴呆量表的应用.上海精神医学,7(3)：112－115.

（4）周景升,张新卿,王丽冬,等,2003. Blessed 痴呆量表电话测查痴呆.中国神经精神疾病杂志,29(4)：291－292.

（5）Yang Y H，Lai C L，Lin R T，et al.，2006. Cut-off values of Blessed Dementia Rating Scale and its clinical application in elderly Taiwanese. Kaohsiung J Med Sci，22(8)，377－384.

（6）Lam L C，Chiu H F，Li S W，et al.，1997. Screening for dementia：a preliminary study on the validity of the Chinese version of the Blessed-Roth Dementia Scale. Int Psychogeriatr，9(1)：39－46.

十一、智能筛查测验

【概述】 智能筛查测验(Cognitive Abilities Screening Instrument, CASI)是由美国南加州大学凯克医学院(Keck School of Medicine，University of Southern California)李眉教授等于 1990 年参考 MMSE 量表及长谷川痴呆量表研制而成的一套认知筛查测验,有中、英、美、日多国版本,包括 20 个题目,CASI 2.0 版本为其中文版本。可用于阿尔茨海默病认知损害严重度判断,能比较清晰地区分轻、中、重度阿尔茨海默病,对轻度认知功能损害也有一定识别作用,CASI 优点之一即可同时得到 MMSE 量表分。但由于心算题的难度不同,与原版 MMSE 量表得分并不完全相同,CASI 是由 MMSE 量表发展而来的,其项目难度与 MMSE 量表接近,其优于 MMSE 量表的地方是 CASI 有 9 个因子分,不同因子的缺如有助于阿尔茨海默病的严重程度判断和不同类型痴呆的鉴别诊断。总分 100 分,受年龄和受教育年限影响。

【信效度】 CASI 总分的 ICC 值为 0.97,9 个子测试 ICC 值为 0.65~0.92,有良好的重测信度。高静芳等 1993 年研究显示该测试在评定者之间的重测一致性系数为 0.86,信度系数为 0.90,与 MMSE 量表、长谷川痴呆量表的相关系数分别为 0.87, 0.89,因此,CASI 有良好的信效度。

【评价】　CASI 有 3 个特点,可以跨文化差异实施;含 9 个认知域,可全面评估认知功能,多维度评价患者的受损和未受损认知域;MMSE 量表得分可以从 CASI 中获得。

CASI 可有效判断阿尔茨海默病认知损害的严重程度,根据 CASI 因子分分析发现,轻度认知功能损害组新记忆和概念判断受损,完成测验的耗时延长,阿尔茨海默病组在从轻至重度组中依次出现定向障碍、心算障碍,直到所有因子分均显著减退。除"概念判断"因子外,其余因子分都随着病情严重程度而逐渐降低。除了重度阿尔茨海默病组以外,轻度认知功能损害组、轻度阿尔茨海默病组和中度阿尔茨海默病组均较前一组下降约 10 分。对于大学及以上文化者,CASI 难度过低,容易出现假阴性。

【量表来源】

（1）Teng E L, Hasegawa K, Homma A, et al., 1994. The cognitive abilities screening instrument（CASI）: a practical test for cross-cultural epidemiological studies of dementia. Int Psychogeriatr, 6(1): 45−58.

（2）Lin K N, Wang P N, Liu H C, et al., 2012. Cognitive abilities screening instrument, Chinese version 2.0（CASIC−2.0）: administration and clinical application. Acta neurologica Taiwanica, 21(4): 180−189.

【版权情况】　美国南加州大学凯克医学院李眉等。

【类型及操作注意点】

1. 类型　　他评。

2. 操作注意点　　CASI 2.0 版本包括注意 8 分、心算 10 分、定向 18 分、近记忆 12 分、远事记忆 10 分、语言 10 分、构图 10 分、思考流畅 10 分、概念判断 12 分,共 9 个因子,总分 100 分。分数越高,代表受试者认知功能越好。

【参考标准】　其划界值目前并无公认的数值,Lin 等针对我国台湾地区 2096 例 65 岁以上老人调查表明,使用中文版 2.0 版本,教育程度 0 年、1～5 年、和≥6 年的 3 组老人,诊断痴呆 CASI 总分的划界值分别是 49/50 分（灵敏度 83%,特异度 85%）、67/68 分（灵敏度 83%,特异度 91%）和 79/80 分（灵敏度 89%,特异度 90%）。在中国大陆地区,CASI 总分和因子分指标还没有制定基于不同教育程度、不同年龄的划界值。在周燕等 2009 年研究中,受试者平均教育程度 11 年,高中毕业程度,正常对照组 CASI 平均分约为 90 分,轻度认知功能损害组平均分约为 80 分,轻度阿尔茨海默病组平均约为 70 分,中度阿尔茨海默病组平均分约为 60 分,因此,轻度认知功能损害组以 85 分为划界值,轻度阿尔茨海默病组以 75 分为划界值（75～85 分轻度认知功能损害可能性较大,65～74 分轻度阿尔茨海默病可能性较大）。陆蓉等认为对平均教育程度 2 年的老人,划界值 50 分筛查痴呆比较适合。

【完成时间】　10～20 分钟。

【国外应用代表性研究】 McCurry S M, Edland S D, Teri L, et al., 1999. The cognitive abilities screening instrument (CASI): data from a cohort of 2524 cognitively intact elderly. Int J Geriatr Psychiatry, 14(10): 882 - 888.

【国内应用代表性研究】

(1) 周燕,郭起浩,洪震,2009.中文修订版智能筛查检测在阿尔茨海默病和轻度认知损害评估中的作用.中国临床神经科学,17(1): 49 - 53.

(2) 陆蓉,唐牟尼,2001.智能筛检测 C - 2.0 在成都地区老年人群应用的信度和效度.华西医学,16(1): 43 - 45.

(3) Lin K N, Wang P N, Liu C Y, et al., 2002. Cutoff scores of the cognitive abilities screening instrument, Chinese version in screening of dementia. Dement Geriatr Cogn Disord, 14(4): 176 - 182.

(4) Tsai R C, Lin K N, Wang H J, et al., 2007. Evaluating the uses of the total score and the domain scores in the cognitive abilities screening instrument, Chinese version (CASI C - 2.0): results of confirmatory factor analysis. Int Psychogeriatr, 19(6): 1051 - 1063.

(5) Chiu E C, Yip P K, Woo P, et al., 2019. Test-retest reliability and minimal detectable change of the cognitive abilities screening instrument in patients with dementia. PLoS One, 14(5): e0216450.

十二、瑞金简易记忆测验量表

【概述】 瑞金简易记忆测验(Ruijin Short Memory Test, RISMET)量表由上海交通大学医学院附属瑞金医院王刚等于 2011 年编制,是一种认知筛查测试简易量表,量表包括定向力、瞬间记忆、逆行性记忆、相似性、画钟测验(CDT)、计算力、语言流利性及回忆 8 个分项,总分 30 分。2013 年,原作者将量表中的 CDT 删除,替换为画骰子测验,修订为 RISMET - Ⅱ量表。RISMET 量表与其他认知筛查量表相比,增强了对执行功能、视空间能力及语言功能考察的比重,纳入了对远期记忆的评估,几乎涵盖了认知功能的所有重要结构域。

【信效度】 内部一致性 Cronbach α 系数为 0.80,各分项 Cronbach α 系数均>0.7;Spearman 相关系数分析显示 RISMET 量表与 MMSE 量表呈正相关($P = 0.000$);以 RISMET 量表筛查阿尔茨海默病的 AUC 为 0.959($P = 0.000$),当取值 ≤23 分时,检出阿尔茨海默病的灵敏度和特异度分别为 89.5% 和 89.1%。

【评价】 RISMET 量表作为国内编制的认知障碍疾病的筛查量表,体现了中国人群的心理特点和文化背景,耗时短,易操作;评定内容包括定向力、瞬间记忆、逆行性记忆、相似性、CDT、计算力、语言流利性及回忆 8 个分项,总分 30 分。与之前国外来源的经典认知筛查量表 MMSE 量表相比,RISMET 量表增加了相似性和

CDT,更加强调了对执行功能的评估,提高了检出皮质下认知功能损伤(尤其是额叶功能障碍)的灵敏度;同时强调了语言功能,增加了语言流利性检测项目,易于考察语义记忆及语言功能,为早期发现患者的语言障碍提供帮助。此外,该量表增加了逆行性记忆项目,要求对1名重要历史人物的姓名和1个重大历史事件的时间的回忆,对名人姓名甚至面孔的回忆目前被认为与总体的语义性记忆相关,通过对名人面孔及其他线索的识别回忆姓名为同一记忆来源,但也有学者认为仅对面孔的命名才与语义性记忆相关,因此,这一项目的添加除了为排除外伤、代谢因素导致的认知障碍鉴别提供帮助外,还可能提高检出早期语义记忆损害的灵敏度。而与近年来被较广泛用于轻度认知功能损害、帕金森病痴呆检测的 MoCA 量表相比,RISMET 量表更加适合汉族人群心理,未涉及英文字母及教堂等西方文化的标志物,而是吸收了其语言流利性的检测,由于考虑作为筛查目的,故未限制时间,仅按照造词数量计分。

然而,该量表目前还缺少大规模的人群检测及与其他常见认知量表的比较,更缺少客观可靠结果,如影像学的相关结构、功能改变,相应组织的病理生理变化,长期随访疾病发展及最终结果等的相关性研究,上述内容都需要进一步的研究来揭示。

【量表来源】 上海交通大学医学院附属瑞金医院记忆力门诊。

【版权情况】 上海交通大学医学院附属瑞金医院神经内科王刚等。

【类型及操作注意点】

1. 类型 他评。

2. 操作注意点 ① 定向力(记 8 分):让受试者说出今天的日期、自己的姓名、年龄及生日,主要考察受试者的时间及人物定向力;② 瞬间记忆及回忆测试(分别记 3 分):对 3 个词语瞬时记忆及回忆;③ 逆行性记忆(记 2 分):两项问题考察受试者对重要历史人物姓名和重大历史事件时间的远期记忆力;④ 相似性(记 3 分):类似于 WAIS-RC 中的语义相似性测验,主要考察受试者抽象概括能力(执行功能);⑤ 画骰子测验(记 3 分):包括识别分(回答出是骰子或色子记 1 分)、立体图形分(画出完整正方形记 1 分)、数字分[标出 3 点(上面)-1 点(左下面)-5 点(右下面)记 1 分],提高对视空间能力考察的比重;⑥ 计算力(记 4 分):为 4 个程度不等的计算题,考察受试者计算能力;⑦ 语言流利性(记 4 分):让受试者说出 4 个含有"马"字的词语(可在开头,也可在结尾),考察语义记忆及语言功能。

【参考标准】 ≤23 分时,提示存在认知功能障碍。

【完成时间】 10~15 分钟。

【国外应用代表性研究】 暂无。

【国内应用代表性研究】 王刚,方嵘,汤荟冬,等,2014.瑞金简易记忆测试量表对阿尔茨海默病患者筛查效用的初步研究.内科理论与实践,9(2):143-147.

【量表】

瑞金简易记忆测验量表(第二版)(2013)

	计分
1 定向力 姓名：_____ 你的生日：____年____月____日 年龄：_____ 今天的日期：____年____月____日	8
2 瞬间记忆 告诉受试者："我会说三个词,我说完了你要重复一遍：蓝天、河流和火车。" _____ 受试者重复完后,告诉他/她："记住这三个词,过会儿还要问你。"	3
3 逆行性记忆 第一任中华人民共和国总理的名字? _____ 中华人民共和国是哪一年成立的? _____	2
4 相似性 ① 胡萝卜—马铃薯　② 狮子—老虎　③ 手—脚	3
5 画骰子测验 识别分　1　立体图形分　1　数字分　1	3
6 计算力 20－4＝_____;16＋17＝_____;8×6＝_____;4＋15－17＝_____	4
7 语言流利性 请说出 4 个含"马"字的词语(请用"马"字组词,前后均可),如"马车"。 _____　_____　_____　_____	4
8 回忆 问患者："我让你重复并记住的那三个词是什么?" _____　_____　_____	3
总分	

十三、记忆与执行筛查量表

【概述】 记忆与执行筛查(Memory and Executive Screening, MES)量表由郭起浩团队于 2012 年编制,MES 量表包括记忆功能与执行能力两大部分,能够有效反映轻度认知功能损害最主要损害的认知域。其分析指标包含 7 个条目的原始分（即刻回忆、流畅性、扣指 1、短延迟回忆、执行能力、扣指 2 和长延迟回忆）、执行功能（MES－E）、记忆功能（MES－M）、记忆与执行部分的比率（MES－R）和 MES 总分（MES－T）。MES－E 包括流畅性、扣指 1、执行能力和扣指 2；MES－M 包括即刻回忆、短延迟回忆和长延迟回忆。

【信效度】 MES－M 与 MES 的相关系数为 0.892，MES－E 与 MES 的相关性系数为 0.882，间隔 23~35 天再次测试，ICC 值为 0.92，具有良好的信效度。

【评价】 MES 量表耗时较短、操作简单、易于执行，不需要借助任何辅助工具，可全面评估记忆和执行功能，受教育程度影响小，可以快速了解情景记忆、执行功能等主要认知域受损状况，无"天花板效应"和"地板效应"，对轻、中、重度认知功能损害患者均有较好的鉴别能力，且能有效识别轻微认知损害（subtle cognitive decline，SCD），较 CDR 易于操作，值得在阿尔茨海默病的严重程度判断中推广应用。MES 量表有记忆因子和执行因子两部分，以即刻回忆和延迟回忆的总和作为记忆因子的指标，既可以避免因只有长时间延迟回忆而产生的"地板效应"，也可以较好地评估记忆损伤和认知改变的严重程度。

2015 年李放等应用 MES 量表的记忆分和执行分的比值来区分皮质下缺血性血管性痴呆和阿尔茨海默病，以 0.7 为界，分值越高越倾向于缺血性血管性痴呆，反之则考虑阿尔茨海默病的可能性大，灵敏度 76.7%，特异度 83.3%。MES 量表仅评估最常受损的记忆和执行认知域，且两者分值相等，故可通过比较记忆和执行分数的差异来了解受试者主要受损的认知域。MES 量表的执行功能检查中有 20 分是手指结构连续性动作，这个与剪影识别（从不平常的视角识别物品）本质上相近，均需要空间结构能力参与。此外，MES 量表的其他项目，如词语流畅性、定势转移和优势抑制，不仅涵盖了注意/执行功能的主要范畴，也符合 Lamar 等提出的缺血性血管性痴呆相关的执行功能障碍 3 个核心成分：心理定式、认知控制、心理操纵。因此，MES 量表选取的执行功能检查方法可以比较全面地反映缺血性血管性痴呆的执行功能缺损特点。

【量表来源】 Guo Q H, Zhou B, Zhao Q H, et al., 2012. Memory and executive screening （MES）: a brief cognitive test for detecting mild cognitive impairment. BMC Neurol, 12: 119.

【版权情况】 复旦大学附属华山医院神经内科（现上海交通大学附属第六人民医院老年科）郭起浩团队。

【类型及操作注意点】

1. 类型 他评。

2. 操作注意点 MES 量表分析指标：① 10 个项目的原始分，每项的满分为 10 分；② MES－M，对 1 项有 10 个要点的句子进行 5 次回忆，前 3 次为学习后即刻回忆，第 4 次为间隔 1 分钟后的回忆，第 5 次为间隔 5 分钟后的回忆。分数越高，记忆越好;③ MES - E 包括流畅性(如列举"厨房里有的东西")、5 个手指的连续性动作、指令与动作相互矛盾的定势转移、手指敲-不敲的优势抑制等,分数越高,执行力越好;④ MES - T 是记忆部分与执行部分的评分之和;⑤ MES - R 是记忆部分评分除以执行部分评分,反映两部分表现的相对值;⑥ 学习能力:第 3 次得分减去第 1 次得分;⑦ 记忆保留能力:第 3 次得分减去第 5 次得分。

【参考标准】 原作者团队推荐识别轻微认知损害,MES 量表总分划界值为 84 分,AUC 为 0.738,灵敏度为 74.3%,特异度为 60.8%;识别单一认知域遗忘型轻度认知功能损害 MES 总分划界值为 75 分,AUC 为 0.893,灵敏度为 79.5%,特异度为 82.8%,正确分类率为 81%;识别多认知域遗忘型轻度认知功能损害 MES 总分的划界值为 72 分,AUC 为 0.956,灵敏度为 87%,特异度为 91%,正确分类率为 90%;识别阿尔茨海默病时 MES 总分划界值为 62 分,AUC 为 0.998,灵敏为 89%,特异度为 98%,正确分类率为 98%。具体参见表 2 - 2。

表 2 - 2 李先涛等 2013 年发表的不同程度认知损害 MES 各项目均值及标准差

项 目	对照组	轻度认知功能损害组	轻度阿尔茨海默病组	中度阿尔茨海默病组	重度阿尔茨海默病组
MES - M	38.9±5.7	25.1±6.8	17.4±7.3	11.5±6.7	4.8±4.4
MES - E	46.2±3.1	40.0±5.9	32.2±8.2	22.9±9.3	9.6±7.4
MES - T	85.2±6.6	65.2±8.0	49.6±10.7	34.4±10.6	14.4±9.0
MES - R	0.8±0.1	0.6±0.2	0.6±0.4	0.7±0.9	0.9±1.8
学习能力	3.0±1.6	3.0±2.1	2.4±2.1	2.3±1.9	1.1±1.7
记忆保留能力	1.2±1.5	3.6±3.0	4.5±2.6	3.9±2.5	2.0±1.9

【完成时间】 5~10 分钟,平均 7 分钟。

【国外应用代表性研究】 暂无。

【国内应用代表性研究】

(1) 李先涛,赵倩华,郭起浩,等,2013.记忆与执行筛查量表在判断阿尔茨海默病严重程度中的作用.中国临床神经科学,21(5):548 - 553.

(2) 李放,苏卫红,陈雨,等,2015.记忆与执行筛查量表鉴别血管性痴呆与阿尔茨海默病的作用.中国脑血管病杂志,12(2):67 - 71.

(3) 薛慧萍,侯苹,李永男,等,2019.记忆与执行筛查量表在鉴别轻度认知功能障碍与阿尔兹海默病中的作用.全科护理,17(11):1291 - 1294.

(4) Pan F F, Huang L, Chen K L, et al., 2020. A comparative study on the validations of three cognitive screening tests in identifying subtle cognitive decline. BMC Neurol, 20(1):78.

十四、简短认知能力测验

【概述】 简短认知能力测验(Syndrome Kurz Test, SKT)最初由德国学者

Erzigkeit 等于 1989 年研发和验证,是主要针对记忆力和注意力认知损害的评估工具,包括 9 个不同的子测试,主要为测试记忆力、注意力、相关认知功能、执行速度等方面。SKT 最善于区分轻度和中度痴呆。在严重痴呆患者中观察到"地板效应",轻度痴呆患者则表现为"天花板效应"。自出版以来,SKT 已经修订了三次。第一次修订是在 1989 年,目的是使测试材料更吸引人。第二次修订是对 65 岁以上年龄标准进行更精细地分类,并包括独立的记忆和处理速度功能的评估,从而有助于鉴别诊断。2015 年进行的最新一次修订是为 60 岁及以上年龄人群而调整,以提高 SKT 对阿尔茨海默病或其他痴呆导致的早期认知功能损害筛查的灵敏度。与其他成熟的认知测试相比,SKT 有许多优势或独特的特点:① SKT 存在 5 种平行版本(从 A 到 E),以测试同一受试者认知功能随时间的发展,这是特别重要的,并避免重复测试和学习效应;② 测试材料几乎不受文化背景影响,适用于非德语母语者及多个国家人群;③ 整个测试更像游戏而非认知考试,从而更加积极地影响受试者的测试状态;④ 该手册有好几种语言(例如,英语、法语、意大利语和西班牙语)。SKT 也存在一定限制,研究发现,SKT 与教育程度密切相关,其有效性依赖于受教育的程度,有研究发现该量表更适合教育年限≥8 年者。

【信效度】 注意力和记忆力因子得分的重测信度分别为 0.75 和 0.93;SKT 总分重测信度为 0.90。SKT、MMSE 量表和 ADAS - Cog 的相关系数分别为−0.60 和−0.69,定性得分分别为−0.56 和−0.67。英文版本的 SKT 与原版德语版本因子信度相近,这表明该测试具有良好的跨文化稳定性。

Flaks 等用 SKT 在巴西人群中筛查轻度认知功能损害,证实其有高度的内部一致性,Cronbach α 系数为 0.80,总体得分和 MMSE 量表、CDT 量表得分显著相关,且受教育程度影响。

最新版比旧版有更好的灵敏度,健康人群与轻度认知功能损害鉴别,灵敏度为 0.89(旧版为 0.65);健康人群与痴呆鉴别,灵敏度为 0.83(旧版为 0.78);轻度认知功能损害与痴呆鉴别,灵敏度为 0.83(旧版为 0.78)。

【评价】 SKT 是一种快速和易于使用的适用于痴呆早期的认知筛查测试,适用于轻度认知功能损害和早期痴呆,不适用于重度痴呆。与大多数认知筛查工具不同的是,SKT 考虑了信息处理时间,因此计算分数时,除了计算患者提供的答案的正确性之外,时间计入特性可能使 SKT 对轻度认知功能损害更加敏感,并能够分别评估记忆力和注意力的表现。

最新版仍由 9 个子测试组成(3 个记忆子测试,6 个信息处理速度子测试),总分 0~18 分。2019 年一项研究开发了交通灯颜色识别系统,提示 SKT 可以用于预测 3 年后的痴呆风险,与绿色组(0~4 分,健康组)相比,黄色组(5~10 分,轻度认知功能损害组)发展为痴呆和轻度认知功能损害的风险比为 6.63(95% CI 2.75~15.96)和 2.34(95% CI 1.37~3.99),红色组(11 分以上,病理性认知功能损害组)发展为痴呆和轻度认知功能损害的风险比分别为 25.40(95% CI 10.73~60.14)和

3.83（95% *CI* 1.86~7.86）。表明新版的 SKT 对痴呆的发生具有较高的预测效度。

另有最新版的研究发现，与认知正常的老年人相比，抑郁症患者的信息处理速度明显降低。这可能进一步表明处理速度是受抑郁症影响的核心领域，结果显示，抑郁症患者在所有 6 项注意力子测试中都比轻度认知功能损害患者表现出更严重的损害。另外，轻度认知功能损害患者表现出的记忆障碍明显大于抑郁组，这是由记忆亚项得分的显著差异所提示的。轻度认知功能损害和痴呆患者表现出类似的以记忆损伤（延迟回忆）为主的受损模式，而轻度认知功能损害患者表现出更少的整体损伤。因此，SKT 神经心理测试可为轻度认知功能损害和早期痴呆与抑郁症的鉴别诊断提供依据。

【量表来源】

（1）Erzigkeit H，1992. SKT：a short cognitive performance test for assessing memory and attention. In SKT manual. Erlangen，Germany：Beltz Test.

（2）Erzigkeit H，2001. SKT：a short cognitive performance test for assessing deficits of memory and attention. In User's manual. 23rd ed. Erlangen，Germany：Geromed GmbH.

（3）Stemmler M，Lehfeld H，Horn R，2015. SKT Manual Edition 2015. Spardorf，Bavaria，Germany：Geromed GmbH.

【版权情况】　旧版版权人为德国学者 Erzigkeit；2015 新改良版版权人为埃尔朗根-纽伦堡大学（University of Erlangen-Nuremberg，FAU）Stemmler 等。

【类型及操作注意点】

1. 类型　　他评。

2. 操作注意点　　SKT 由 9 个子测试组成。① 命名 12 幅图片，给受试者展示一个描述 12 幅图片的板，这些图片需要同时命名和记忆；② 12 幅图片即刻记忆，受试者被要求说出所能记得的尽可能多的来自子测试 1 中板上的图片，图片再次显示了 5 秒作为一个学习阶段；③ 命名 10 个两位数字，受试者应尽快大声读出板上的 10 个两位数；④ 按递增方式对 10 个数字重新排序；⑤ 将 10 个数字重新放回原来的位置；⑥ 符号计数，患者被要求大声数出一个特定目标符号出现在伴有其他符号的板上的频率，目标符号总是被描绘在黑板的顶部；⑦ 反向命名两个字母，评估认知刚性，由字母"A"和"B"组成的两行字要尽可能快、准确地大声读出来。当"A"出现时，受试者说"B"，反之亦然；⑧ 12 幅图片延迟回忆，受试者被要求回忆子测试 1 中描述的 12 幅图片；⑨ 12 幅图再认记忆测试，要求受试者识别在子测试 1 中记忆的 12 张图片，这些图片现在与干扰物混合在一起。受试者被允许在 60 秒内完成每个子测试。SKT 有 5 个平行版本（从 A 到 E）用于重复测试，因此学习效应可以最小化。旧版本总分在 0~27 分之间；最新版仍由 9 个子测试组成（3 个记忆子测试，6 个信息处理速度子测试），总分 0~18 分。分数越高说明认知障碍越严重。

【参考标准】　旧版本的推荐标准：认知能力下降的划界值为 5 分。根据 SKT 得分判断认知情况 5 个程度：① 无认知功能损害（0~4 分）；② 轻微认知功能损害

（5~8分）；③ 轻度认知功能损害（9~13分）；④ 中度认知功能损害（14~23分）；⑤ 重度认知功能损害（24~27分）。

2015新版本的推荐标准：根据SKT总分认知情况分为3个级别3种颜色：① 正常老化或认知健康（绿色，0~4分）；② 轻度认知功能损害（黄色，5~10分）；③ 病理性认知功能损害（红色，11分以上）。

【完成时间】 每个子测试限制在60秒内,整个试验不超过10~15分钟。

【国外应用代表性研究】

（1）Flaks M K, Yassuda M S, Regina A C B, et al.,2006. The short cognitive performance test（SKT）: a preliminary study of its psychometric properties in Brazil. Int Psychogeriatr, 18(1): 121−133.

（2）Flaks M K, Forlenza O V, Pereira F S, et al.,2009. Short cognitive performance test: diagnostic accuracy and education bias in older Brazilian adults. Arch Clin Neuropsychol, 24(3): 301−306.

（3）Hessler J B, Stemmler M, Bickel H,2017. Cross-validation of the newly-normed SKT for the detection of MCI and dementia. Geropsych, 30(1): 19−25.

（4）Lehfeld H, Stemmler M, 2009. The newly normed SKT reveals differences in neuropsychological profiles of patients with MCI, mild dementia and depression. Diagnostics, 9(4): 163.

（5）Stemmler M, Hessler J B, Bickel H, 2019. Predicting cognitive decline and dementia with the newly normed SKT short cognitive performance test. Dement Geriatr Cogn Dis Extra, 9(1): 184−193.

【国内应用代表性研究】 孟波,翟晓杰,秦金玲,等,2019.改良版简短认知能力测验记忆子测验在中国中老年人群的试用分析.中华医学杂志,99(26): 2047−2051.

（乔 园 王 刚）

第二节 记忆力评估

一、韦氏记忆量表

【概述】 韦氏记忆量表（WMS）由美国学者 Wechsler 于1945年开发（甲式），1946年 Stone 编写了乙式,测验内容包括个人经历、时空定向力、数字顺序关系、逻辑记忆、顺背和倒背数字、视觉再生和联想学习等 7 个分测验,在此基础上 1987 年出版了修订版(WMS-R),1997 年出版了第三版(WMS-Ⅲ),2009 年出版了第四版(WMS-Ⅳ),成为目前全面评估记忆功能的最具权威性的常用成套神经心理量表之一,被广泛地用于精神科、神经科临床记忆障碍的评估。因为初版应用的时间长、积累了丰富的资料,所以至今未被淘汰,国际文献中前 3 个版本均有使用。国内应用的韦氏记忆量表中文版(WMS-RC)为 1980 年我国著名心理学家龚耀先教授以 WMS 为蓝本修订而成,除沿用原有 7 个分测验(内容有修订)外,增加了图片记忆、视觉再认和触觉记忆 3 个分测验,并改变了计分系统,以记忆商数作为整体记忆能力的衡量指标,是目前国内最常用的成套记忆测验之一。

【信效度】 WMS-R 内部一致性 Cronbach α 系数为 0.70~0.90,平均值 0.80,重测信度为 0.57~0.93,平均值 0.80。WMS-Ⅲ 内部一致性 Cronbach α 系数为 0.74~0.93,平均值 0.87,重测信度为 0.70~0.88,平均值 0.82,分测验内部一致性 Cronbach α 系数为 0.74~0.93,平均值 0.81。WMS-RC 各分测验分和基本记忆指数分的重测信度为 0.65~0.97,除图片记忆分测验外,其余各分测验的 Cronbach α 系数在 0.80 左右,探索性因素分析提取出 4 个特征根>1 的因子,分别命名为工作记忆因子、听觉记忆因子、视觉再认因子和视觉自由回忆因子,4 因子累计解释变异的 77.52%。

中文版 WMS-Ⅳ(成人版),各指数分及总记忆商与总智商的相关系数为 0.61~0.73(均 $P<0.05$);分量表得分、指数分及总记忆商的重测信度为 0.40~0.78;各再认分量表分类判定的内部一致性 Cronbach α 系数均>0.90;评分者内部一致性>0.95。中文版 WMS-Ⅳ(成人版)具有良好的效度和信度。

【评价】 WMS 的优点是在临床应用时可同时比较几种记忆受损情况,并且又可用一个记忆商数来表示记忆的一般情况。缺点是缺乏非语言记忆检测内容,缺乏再认测验和延时测验程序,特别是因其采用一个单一总分(记忆商数)作为记忆功能指标。

相对最初版本而言,WMS-R 增加了延时回忆程序和视空间记忆分测验;其评分系统取消了原来单一的记忆商数概念,而代以基于因素分析的成分指数,包括一般记忆指数、注意/专心指数、言语记忆指数、视觉记忆指数及延时回忆指数。WMS-R 虽优于 WMS,但仍有许多缺点,如耗时过长、未提供线索回忆或再认程序、视觉计分测验不完善等。

WMS-Ⅲ 含 11 个分测验,包括 6 个基本测验和 5 个备选测验,相对于 WMS-R、WMS-Ⅲ 在吸收临床记忆研究最新成果的基础上,在量表内容、结构及评分系统等多个方面做了重大突破:① 回忆与再认并重,克服了前两版无再认程序的缺陷;② 在分测验的设计上,以两个更具生态效度的新测验——人面再认和家庭图片记忆,替换了 WMS-R 中两个视觉记忆分测验:图形记忆测验和视觉配对学习测验;③ 在记忆指标的设置上,基本记忆指数由 WMS-R 的 5 项增加到 8

项,即听觉即时记忆、视觉即时记忆、即时记忆、听觉延时记忆、视觉延时记忆、听觉延时再认、工作记忆、总记忆,其基本记忆指数的内容和计算方法也做了重大改进;④ 设立工作记忆指数,并设计专门分测验评估工作记忆功能。

WMS - RC 以 WMS 为蓝本,增加和修订了测验内容,改变了计分系统,其结构和内容与 WMS - R 和 WMS - Ⅲ 有不少吻合之处。内容包括个人经历、定向、数字顺序关系、视觉再认、图片回忆、视觉再生、联想学习、触摸测验、理解记忆、顺背和倒背数字 10 个分测验。该量表适用人群广(有 7 ~ 15 岁儿童版和大于 16 岁成人版),具有良好的信度。其不足在于: ① 计分模式——单一的记忆商数表示记忆总水平,不能很好地解释多样的认知和记忆结构; ② 视觉与听觉记忆未能很好地分开,不便于分析记忆结构。

WMS - Ⅳ 的理论设计是用于评估 3 个因子:听觉记忆,视觉记忆和视觉工作记忆。美国原版手册中的研究结果显示,两因素和三因素模型的拟合程度都很好。综合考虑验证性因素分析的结果、认知反应加工过程和临床应用后,选择使用三因素模型来说明 WMS - Ⅳ 的核心结构。WMS - Ⅳ 在内容上和结构上均有很大程度的改进,采用更多相关指标(总智商、各指数值、差异值比较、过程分数、基础率、优势和劣势等),针对临床特殊人群(精神分裂症与精神发育迟滞),提供了更为丰富的临床信息。研究显示,不论针对正常人群,还是针对高智商、低智商和精神分裂症等特殊人群,WMS - Ⅳ 都是一个可靠和有效的记忆评定工具。北京回龙观医院与美国 Pearson 公司合作,对 WMS - Ⅳ 进行正版引进、翻译、修订。中文版 WMS - Ⅳ 包括成人版和老年版两套,其适用年龄分别为 16 ~ 65 岁及 65 岁以上。

【量表来源】

(1) 龚耀先,1983.修订韦氏记忆量表手册.长沙:湖南医学院.

(2) Wechsler D, 1945. A standardized memory scale for clinical use. The Journal of Psychology Interdiplinary and Applied, 19(01): 87 - 95.

(3) Wechsler D, 1987. Wechsler memory scale-revised. New York: The Psychological Corporation.

(4) Wechsler D, 1997. Wechsler memory scale-third edition: administration and scoring manual. New York: The Psychological Corporation.

(5) Wechsler D, 2009. Wechsler memory scale-fourth edition (WMS - IV) technical and interpretive manual. San Antonio, TC: Pearson.

【版权情况】 美国纽约贝尔维尤医疗中心 Wechsler。

【类型及操作注意点】

1. 类型   他评。

2. 操作注意点   WMS - RC 操作过程中应注意: ① 一般受试者应接受 10 个分测验,如遇部分受试者完成所有测验有困难,可选择部分测验进行,但计算记忆商数时要求全做(不得已时缺 1 ~ 2 项,需经过加权后再计算记忆商数); ② 在个人经历测验部分,年龄相差 1 岁不算错,因有些地区记虚岁,出生月日错 1 项记 0.5 分;③ 在数字顺序关系测验部分,退变进时 1 次记 1 错,如被发现有错再改正(如 83、82、83,改回 83、82、81),这种情况只记 1 错,如进行了 3 个数后改正,记 3 错;④ 视觉再认测验部分,如再认了无关内容记-1 分;⑤ 图片记忆测验部分,回忆了画卡以外内容扣分;⑥ 联想学习部分,如第一遍全部回答正确,可免做第二遍,得分为容易联想分乘 3 除以 2;如第二遍完全正确,免做第三遍,也以正确计分;⑦ 触觉记忆部分,不计较绘画技术,只要辨得出即可计分,不会画时言语描绘正确也计分;⑧ 背诵数目部分,念数速度是每秒 1 个数,不能将数字分组念;计分以最高位数为准。

中文版 WMS－Ⅳ(成人版)共包括 5 个基本分量表(逻辑记忆、词语配对、图形重置、视觉再现、空间叠加),用于导出 5 个指数分;另外,还包含 1 个可选分量表(简明认知状况测验),反映总体的认知功能状况,不归入任何指数分。逻辑记忆、词语配对、图形重置、视觉再现 4 个分量表均包括即时任务(Ⅰ)和延迟任务(Ⅱ),两者间隔 20~30 分钟再进行施测,须在一次测查中完成。由基本分量表分换算为听觉记忆、视觉记忆、视觉工作记忆、即时记忆和延迟记忆 5 个指数分,并由 9 个分量表的分数合成总记忆商。

【参考标准】　WMS－RC 成人版本(>16 岁)和儿童版本(7~15 岁)的测试内容与计分标准相同,但粗分换算成量表分,再换算成记忆商数各不相同。计分方法:将粗分换算(查表)成量表分(即标准分),将各个测验的量表分相加,得出全量表总分,然后按年龄组计算出记忆商数。量表分的计算方法:令各分测验的均数为 10,标准差为 3,因此可将标准不一的粗分换成 0~19 分。记忆商数的计分方法令各年龄组全量表分均数为 100,标准差为 15,然后计算出各年龄组离差记忆商数。成人版常模为:20~24 岁(104.0±14.3),25~29 岁(105.0±12.8),30~34 岁(105.9±12.8),35~39 岁(102.0±15.7),40~44 岁(96.5±13.2),45~49 岁(96.8±13.8),50~54 岁(93.0±14.6),55~59 岁(88.4±16.3),>60 岁(83.0±16.1)。结果显示,各年龄组的记忆,在 39 岁以内无明显差别,但在 40 岁以后开始下降,从 50 岁后按年龄依次下降。

【完成时间】　30~60 分钟。

【国外应用代表性研究】

(1) Abikoff H, Alvir J, Hong G, et al., 1987. Logical memory subtest of the Wechsler memory scale: age and education norms and alternate-form reliability of two scoring systems. J Clin Exp Neuropsychol, 9(4): 435-448.

(2) Roth D L, Conboy T J, Reeder K P, et al., 1990. Confirmatory factor analysis of the Wechsler memory scale-revised in a sample of head-injured patients. J Clin Exp Neuropsychol, 12(6): 834-842.

(3) Pike K E, Kinsella G J, Ong B, et al., 2013. Is the WMS－Ⅳ verbal paired associates as effective as other memory tasks in discriminating amnestic mild

cognitive impairment from normal aging? Clin Neuropsychol, 27(6): 908 - 923.

（4）Chiaravalloti N D, Tulsky D S, Glosser G, 2004. Validation of the WMS - III facial memory subtest with the graduate hospital facial memory test in a sample of right and left anterior temporal lobectomy patients. J Clin Exp Neuropsychol, 26(4): 484 - 497.

（5）Glass Umfleet L, Ryan J J, Morris J, et al., 2013. Comparison of nondominant and dominant hand performances on the Wechsler memory scale-fourth edition visual reproduction subtest copy and memory components. J Clin Exp Neuropsychol, 35(5): 480 - 488.

【国内应用代表性研究】

（1）王健,邹义壮,崔界峰,等,2015.韦克斯勒记忆量表第四版中文版（成人版）的修订.中国心理卫生杂志,29(1): 53 - 59.

（2）周世杰,龚耀先,2004.龚氏记忆成套测验的信效度研究.中国临床心理学杂志,12(2): 126 - 130.

（3）刘利,周世杰,2009.韦氏记忆量表中国修订本在儿童中的应用.中国临床心理学杂志,17(6): 705 - 707.

二、听觉词语学习测验

【概述】 听觉词语学习测验（AVLT）是常用的检测事件记忆功能的神经心理学量表,在国际上常用的版本包括最早由 Rey 于 1958 年编制的 Rey 听觉词语学习测验（RAVLT,亦直接被称为 AVLT）,Delis 于 1988 年发表的 California 听觉词语学习测验（CVLT）、美国加州大学洛杉矶分校（University of California, Los Angeles, UCLA）的研究人员于 1993 年开发的世界卫生组织-加州大学洛杉矶分校听觉词语学习测验（WHO - UCLA AVLT）等,都是以一组词语为材料的学习和记忆能力检验,需要 5 次学习过程,进行 5 次自由回忆、1 次短时延迟回忆、1 次长时延迟回忆及 1 次再认,用于各种认知障碍疾病记忆功能评估。目前最常用的版本为 CVLT。AVLT 在某些文献中又称听觉词语记忆测试（auditory verb memory test, AVMT）,国内版本目前有 4 种,主要是词语材料不同,操作过程和得分分析方法相似。4 种版本：① 上海市精神卫生中心版本（改编自 WHO - UCLA AVLT,共 15 个词语）;② 香港大学-安徽医科大学版本（HKU - AHMU,改编自 RAVLT,共 15 个词语）;③ 香港中文大学版本（HKVLT,改编自 CVLT,共 16 个词语）;④ 上海华山医院版本（AVLT - H,参考 CVLT 与 HKVLT 编制,共 12 个词语）。2019 年首都医科大学宣武医院研究团队亦修订了 WHO - UCLA AVLT 改编版。

【信效度】 AVLT - H 一致性信度系数为 0.99;3 个月后重测信度相关性系数为 0.87 ~ 0.94;历次记忆的相关性为 0.66 ~ 0.194。以不同受教育水平 WHO - UCLA AVLT 得分的第 5 位百分位数为划界值,检验该量表对阿尔茨海默病的诊断效度：特异度为93.31%,准确度为92.50%,灵敏度为86.11%;经文化分层后,对初中及以上文化程度者,量表灵敏度>90%。

【评价】 AVLT识别记忆损害较敏感,通过AVLT检测头部外伤、癫痫、帕金森病、脑卒中、精神分裂症、轻度认知功能损害和阿尔茨海默病等不同疾病,可以发现特征性的记忆和学习损害的剖面图,从而有效区别不同疾病所致认知功能障碍。

AVLT可用于识别轻度认知功能损害。轻度认知功能损害的识别对于阿尔茨海默病的早期诊断、早期治疗有重要意义。轻度认知功能损害研究以诊断标准中重要的一条——"有记忆减退的客观证据"为依据,通常采用AVLT的延迟回忆得分少于年龄和教育程度匹配组的"均数−1.5倍标准差"来表示。延迟回忆被认为是阿尔茨海默病认知功能损害最早、最敏感的指标。Tierney通过对123例有记忆损害主诉的非痴呆老人随访2年,有24%发展为阿尔茨海默病,分析基线样本的神经心理测验表现,以CVLT的延迟记忆得分最具意义,预测准确性为89%。CVLT的词语延迟回忆在认知下降(轻度认知功能损害转化为阿尔茨海默病)和认知稳定(轻度认知功能损害未转化为阿尔茨海默病)两组间最具鉴别力,这已经被多个纵向调查所证实。2018年郭起浩等报道,短时和长时延迟回忆(AVLT−SR和AVLT−LR)均有助于预测遗忘型轻度认知功能损害向阿尔茨海默病转化,遗忘型轻度认知功能损害基线上述两项分数越低(AVLT−SR划界值≤2,AVLT−LR划界值≤1),转化为阿尔茨海默病可能性越大[随访间隔(30.8±11.6)个月]。在上海社区老人中,以"AVLT长时延迟回忆分值在(均数−1.5标准差)以下"制定划界值,55~60岁组为≤4分、61~70岁组为≤3分、71~80岁组为≤2分。李沁洁等报道AVLT−H诊断遗忘型轻度认知功能损害,短时延迟记忆、长时延迟记忆、总分划界值分别取8、7、33分时,AUC分别为0.910、0.874、0.891(均$P<0.01$)。

AVLT的长时延迟回忆及语义串联是国内其他常用记忆力检测量表中缺乏的项目。长时延迟回忆具有以下特征:① 在AVLT 6次回忆中"长时延迟回忆"及其语义串联得分复测稳定性最好;② "长时延迟回忆"与相应的语义串联得分相关性最大;③ 长时延迟回忆及语义串联得分和语言智力的相关性最大;④ 阿尔茨海默病组与正常对照组比较以长时延迟回忆及语义串联得分差异最大。

AVLT的不足在于受教育程度影响,不适合用于文化程度低的或文盲患者。

【量表来源】 Rey A, 1958. L'Examen Clinique en Psychologie. Paris：Press Universitaire de France.

【版权情况】 见概述。

【类型及操作注意点】

1. 类型　　他评。

2. 操作注意点　　① 检查者按每秒读一个的速度匀速读出所有词语,请受试者听完后立即回忆,在事先提醒需要回忆的情况下连续学习并回忆;② 间隔期间只能进行非语词测验;③ 最后检查者读出包括干扰词语在内所有词语请受试者回答是否记忆过(称为"再认");④ 每次回答记下词语次序和错误词语,可以在受试者每次回忆时给予鼓励;⑤ 若受试者在听写词语过程中提出疑问时,检查者不能给予解释,只能告诉受试者记住读音,按自己的理解来记住,并告知在检查者读词语的时候不能插话。

AVLT－H:检查者读出 12 个词语(大衣、长裤、头巾、手套、司机、木工、士兵、律师、海棠、百合、蜡梅、玉兰),请受试者听完后立即回忆,事先提醒需要回忆的情况下连续学习并回忆 3 次;给予非词语测试间隔大约 5 分钟后,回忆刚才所学的 12 个词语("短时延迟回忆"AVLT4);给予非词语测试间隔大约 15~20 分钟后,要求对 12 个词语进行自由回忆("长时延迟回忆"AVLT5);然后,给予以类别提示为线索进行第 6 次回忆(AVLT6),最后,检查者读出 24 个词语[包括 12 个已学习过的目标词和未学习过的词语(纽扣、军人、西装、耳环、杜鹃、主任、牡丹、荷花、衬衫、皮鞋、校长、玉米)],要求受试者回答是否记忆过("再认"AVLT7)。AVLT1~AVLT3 为即刻回忆得分,受受试者注意力的影响,AVLT1~AVLT3 反映受试者词语学习能力;AVLT4、AVLT5 分别为短时延迟回忆得分和长时延迟回忆得分。

【参考标准】 Delis 等发表了多达 29 个分析变量的常模,主要包括每次回忆的正确数和错误数;学习能力;记忆保持率;辨正能力;概念记忆(类别记忆)、语义串联记忆(反映语义编码程度,连续 2 个同类名词作为语义串联回忆记 1 分,连续 3 个同类名词作为语义串联回忆记 2 分,全部按照语义串联回忆,得 12 分);首因和近因效应(primacy and recency effects)(首因效应指每次回忆中前 4 个词回忆的数目,近因效应指每次回忆中后 4 个词回忆的数目)。

AVLT－H 分析指标包括:① 历次回忆正确数(AVLT1~AVLT6),共 6 次;每词正确记 1 分,满分均为 12 分;② AVLT 短时记忆(AVLT－I)得分:前 3 次自由回忆正确数之和,满分为 36 分;③ AVLT 总分(AVLT－T):前 5 次自由回忆正确数之和,满分为 60 分;④ AVLT 长延迟回忆(AVLT－Ⅱ)得分:第 5 次自由回忆正确数;⑤ 历次回忆错误总数(AVLT－E):只记录并分析插入错误数,不要求记录重复错误数。AVLT－H 常模:① 教育年限 8~16 年;② 50~59 岁:AVLT－I>12 分,AVLT－II>4 分为正常;60~69 岁:AVLT－I>11 分,AVLT－II>3 分为正常;70~79 岁:AVLT－I>10 分,AVLT－II>2 分为正常。

【完成时间】 40 分钟。

【国外应用代表性研究】

(1) Query W T, Berger R A, 1980. AVLT memory scores as a function of age among general medical, neurologic and alcoholic patients. J Clin Psychol, 36(4):1009－1012.

(2) Malloy-Diniz L F, Lasmar V A, Gazinelli Lde S, et al., 2007. The Rey auditory-verbal learning test:applicability for the Brazilian elderly population. Rev Bras Psiquiatr, 29(4):324－329.

（3）Speer P, Wersching H, Bruchmann S, et al., 2014. Age- and gender-adjusted normative data for the German version of Rey's auditory verbal learning test from healthy subjects aged between 50 and 70 years. J Clin Exp Neuropsychol, 36(1)：32－42.

【国内应用代表性研究】

（1）郭起浩,吕传真,洪震,2001.听觉词语记忆测验在中国老人中的试用分析.中国心理卫生杂志,15(1)：13－15.

（2）洪霞,张振馨,武力勇,等,2012.听觉词语学习测验对阿尔茨海默病的诊断价值.中国医学科学院院报,34(3)：13－15.

（3）靳红梅,李丹,于跃怡,等,2019.改编版听觉词语学习测验在遗忘型轻度认知障碍和阿尔茨海默病中的应用.中华医学杂志,99(31)：2423－2428.

（4）Xu Y, Chen K, Zhao Q, et al., 2020. Short-term delayed recall of auditory verbal learning test provides equivalent value to long-term delayed recall in predicting MCI clinical outcomes：a longitudinal follow-up study. Appl Neuropsychol Adult, 27(1)：73－81.

三、Rey－Osterrich 复杂图形测验

【概述】 Rey－Osterrich 复杂图形测验（CFT）由瑞士心理学家 André Rey 于 1941 年编制,1944 年又由他的助手 Paul-Alexandre Osterrieth 进一步将其标准化,成为目前常用的评定视觉空间结构能力及视觉记忆能力的神经心理学测验,可应用于不同年龄和多种疾病导致的认知障碍患者的记忆研究,常作为轻度认知功能损害及阿尔茨海默病成套神经心理测试的常规项目。尽管众多研究者相继绘制出难度相似的一系列图形（如 Taylor 图、MCG 图等）与该测验图形进行比较并用于复测,但该测验图形仍是使用最广泛的复杂图形。该测验首先要求临摹图画,然后在事先无提醒的情况下即刻回忆这幅图,最后再延迟回忆图画。CFT 临摹测试考察了受试者视觉感知、视觉运动整合能力;即刻及延迟回忆考察了受试者视觉空间记忆能力,属于非语言记忆能力。因 CFT 为纯几何图形,故无须汉化修订。

【信效度】 评定者信度系数：临摹部分 0.88、即刻回忆部分 0.97、延迟回忆部分 0.96。效度方面相关分析及因素分析方面的研究支持 CFT 作为视觉空间构造能力及视觉记忆能力的测量工具的有效性,以不同教育水平 CFT 得分的第 5 位百分数为划界值,区分阿尔茨海默病与非痴呆的灵敏度为 73.8%,特异度为 93.8%。

【评价】 CFT 作为最常用的评估视觉空间结构能力和视觉记忆能力的神经心理测验,其优点是可以观察到受试者的临摹策略与随后回忆成绩之间的关系,并且该复杂图形同时包含大的结构特征与小的内部细节特征,据此可以分析单侧脑损害患者的不同信息加工策略。

CFT 可应用于多种疾病导致的认知障碍患者的记忆研究。CFT 用于正常老年人也具有良好的信度和效度,其计分系统可用来定量评估变形和位置错误及组织

水平。CFT 延迟记忆测验对于识别轻度认知功能损害有一定作用,对协助阿尔茨海默病的诊断具有较好的灵敏度。2019 年 Emilia 等研究发现 CFT 可以鉴别血管性轻度认知功能损害与神经变性性轻度认知功能损害,采用 BQSS 评分系统可以评价 CFT 即刻临摹过程中的执行功能,血管性轻度认知功能损害患者的即刻临摹框架、计划、组织、完整评分均差于神经变性性轻度认知功能损害患者,而神经变性性轻度认知功能损害患者延迟记忆表现更差。

绝大部分遗忘是在模仿后几分钟出现的,正常人 3 分钟和 30 分钟延迟记忆的得分无显著差别,这并不意味着间隔时间较长的延迟记忆可以忽略,因为不同病因的遗忘症患者有不同的记忆储存模式和能力。阿尔茨海默病患者早期即有 CFT 模仿和回忆能力受损。有迷路、无目的闲逛和不能识别熟悉环境等症状的阿尔茨海默病患者,其图画模仿能力也差。MMSE 量表的结构模仿仅 1 分,非语言的空间结构模仿和记忆能力在临床检查中常被忽视,而视觉空间记忆缺损正是阿尔茨海默病患者最重要的早期表现之一。该测验的复杂图形总体上不易编码,其长方形框架是图形核心,阿尔茨海默病患者模仿时常不能发现这个框架,以至于回忆时无法组织图形。2013 年,来自洪霞等的研究显示,CFT 有区分轻、中度阿尔茨海默病与非痴呆的能力,适用于不同文化程度的患者。2015 年周新祥等研究显示,CFT 延迟记忆和 CFT 模仿时间对非痴呆型血管性认知损害病情进展(随访间隔为 4 年)有较好的评估作用。

此外,CFT 还可有助于脑损伤的定位,如右半球损伤患者比左半球损伤患者的画图准确性差、扭曲更多、回忆成绩更差,大脑后部(顶枕叶)病灶比前部(额叶)病灶患者空间组织能力差,但并不能因此作为准确的预测指标。对该图的模仿还有助于发现偏侧空间忽视症。作为非语言类的记忆测验,CFT 的缺点在于结构模仿测验不能识别轻度认知功能损害,用于识别轻度阿尔茨海默病,其灵敏度也不理想,正常老人中有 33% 达到满分,而阿尔茨海默病组约有 18% 达到满分,存在"天花板效应",这可能与汉语文化背景者历经长期结构复杂的汉字书写实践,其空间结构能力相对西方文化背景者保持较好有关;另外,在其回忆部分测验过程中无提醒环节,提醒与不提醒的记忆是有区别的,提醒记忆更集中反映记忆能力,而非提醒记忆是附带的、伴随的记忆任务,有更多注意和动机的成分。

【量表来源】

(1) Rey A, 1941. L'examen psychologique dans les cas d'encephalopathie traumatique(Les problems). Archives de Psychologie, 28: 215 – 285.

(2) Osterrieth P A, 1944. Filetest de copie d'une figure complex: contribution a l'etude de la perception et de la memoire (The test of copying a complex figure: A contribution to the study of perception and memory). Archiv für Psychologie, 30: 30286 – 30356.

【版权情况】　瑞士日内瓦大学(Université de Genève)Rey 和 Osterrieth。

【类型及操作注意点】

1. 类型 他评。

2. 操作注意点 检查者告知受试者:"我现在给你看一幅图画,请你把那幅画尽可能准确地画在白纸上。"开始记录耗时,不要事先告诉受试者要回忆。开始4笔用红色,其余线条用黑色笔。操作中应注意以下几点:① 对于容易分心、对刺激敏感或有其他临床障碍者,可能由于更换马克笔导致过度偏倚,应避免使用马克笔。② 如果用流程图替代彩色马克笔,关于彩色马克笔的指导语可省略。③ 指导语说完就开始计时,如果受试者在下笔前尝试旋转刺激卡片或空白纸,应将其恢复至水平方向,但如果在已开始临摹后旋转则无须干预,将该情况记录即可。④ 记录笔画顺序,采用彩色马克笔时在下列情况需更换颜色:开始画一个细节,尚未完成就去画另一个细节;做画中有停顿;将图中的细节分解;犯其他相关的计划错误(Stern 等指出按照事先决定的时间间隔,如 30 秒,换笔效果不佳)。不允许在受试者画线条的中途或画好部分的局部细节时换笔迫使图形破碎。使用流程图时无论是替代彩色马克笔还是同时使用彩色马克笔都要在受试者临摹时同步记录其绘图情况。⑤ 不事先告诉受试者临摹之后将要求其根据记忆重画。⑥ 无尺子画直线时,如果直线上有小波浪或直线轻微上斜或下斜不应扣分。

【参考标准】 Rey 在其最初测验描述中省略了评分标准,因而后人制定了不同的评分系统(如 Rey 复杂图形评分系统、BQSS 评分系统、DSS 评分系统、Savage 评分系统等),由此得到的分数有所不同,但主要都是包括 3 个部分:位置、准确性和结构。其中,常用的由 Talor 制定的 Rey - Osterrich 复杂图形的定量评分标准是将图形划分为 18 个单位(图 2-1),评价每个单位的准确性和位置,各单位最高分为 2 分,总分为 36 分:① 图形和位置正确记 2 分;② 图形准确但位置不正确记 1 分,图形不准确但位置正确也得 1 分;③ 图形不准确但可辨认且位置也不正确得 0.5 分;④ 图形缺如或认不出为 0 分。国内目前还缺乏大规模的临床资料提供诊断

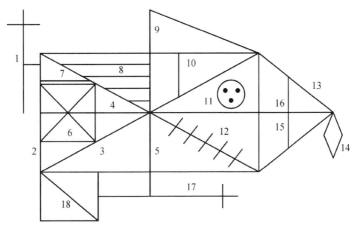

图 2-1 Rey - Osterrich 复杂图形评分系统(18 个单位系统)

阿尔茨海默病及轻度认知功能损害的划界值,但有学者发现正常老人的 CFT 评分与受教育程度显著相关。

【完成时间】 40~60 分钟。

【国外应用代表性研究】

（1）Bigler E D, Rosa L, Schultz F, et al., 1989. Rey-auditory verbal learning and Rey-osterrieth complex figure design performance in Alzheimer's disease and closed head injury. J Clin Psychol, 45(2)：277 – 280.

（2）Melrose R J, Harwood D, Khoo T, et al., 2013. Association between cerebral metabolism and Rey-Osterrieth complex figure test performance in Alzheimer's disease. J Clin Exp Neuropsychol, 35(3)：246 – 258.

（3）Salvadori E, Dieci F, Caffarra P, et al., 2019. Qualitative evaluation of the immediate copy of the Rey-Osterrieth complex figure：comparison between vascular and degenerative MCI patients. Archives of Clinical Neuropsychology, 34(1)：14 – 23.

【国内应用代表性研究】

（1）郭起浩,吕传真,洪震,等,2000. Rey-Osterrieth 复杂图形测验在中国正常老人中的应用.中国临床心理学杂志,8(4)：205 – 207.

（2）周燕,陆骏超,郭起浩,等,2006.复杂图形测验在轻度阿尔茨海默病和轻度认知损害患者中的应用研究.中国临床神经科学,14(5)：501 – 504.

（3）洪霞,张振馨,武力勇,等,2013.复杂图形测验对区分阿尔茨海默病与非痴呆的诊断效度.中国医学科学院学报,35(3)：348 – 352.

（4）周新祥,龚文苹,裘林秋,等,2015. Rey – Osterrich 复杂图形测验在非痴呆型血管性认知损害患者中的应用.心脑血管病防治,15(4)：305 – 306,314.

（乔 园 刘晓红 王 刚）

第三节 语言能力评估

一、言语流畅性测验

【概述】 言语流畅性测验（VFT）,也称受控口语联想测验（Controlled Oral Word Association, COWA）,最早起源于 1962 年 Bechtoldt 编制的 CVFT（controlled verbal fluency test）,即要求受试者 1 分钟内说出以"F、A、S"开头的词汇,Benton 于 1977 年将其纳入神经感觉中心失语症综合检查（the Neurosensory Center Comprehensive

Examination for Aphasia，NCCEA）量表的一部分；Delis 于 2001 年将语义联想与音位联想同时纳入 Delis – Kaplan 执行功能系统检查（Delis – Kaplan executive function system，D – KEFS）量表，包括音位联想（F、A、S）、语义分类联想（动物、男性名字）、分类转换（水果和家具）三部分。该量表主要考察受试者语言流畅性和语义记忆能力。

【信效度】 音位联想（F、A、S）测试内部一致性 Cronbach α 系数为 0.3，评定者信度接近 1，1 年内重测信度为 0.70。

【评价】 言语流畅性（verbal fluency，VF）作为个体运用语言进行信息传递流利程度的指标，可以衡量个体的言语能力，而 VFT 以其快速、简单、有效的特点，成为目前检测 VF 最重要的工具，并被纳入很多综合性量表中。VFT 衍生的项目包括：① 串联或群集，指说出某一亚群的单词，如以英文字母"F"开头或举例家养的动物（图 2－2）；② 转换，指在两种类别的单词中交替举例，如在家具和水果中交替例举词汇，更侧重反映额叶执行功能。

一般而言，对于受试者语义流畅性的测试要比音位流畅性容易，尤其是在限定 1 分钟的前 15 秒最明显，列举动物的单词数常是以字母开头单词数的 2 倍，研究发现这主要归因于这两种测试涉及提取单词的层次不同，前者依赖颞叶结构，反映记忆功能，仅

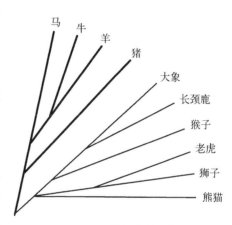

图 2－2 单词串联示意
粗线：家养动物；细线：野生动物

需从不同动物亚群（如两栖类、哺乳类、鸟类等）中提取具体的名称即可，而后者依赖额叶结构，反映执行功能，需要不同的语义范畴参与，因此，相对而言，语义流畅性的划界值要高于音位流畅性的划界值。研究发现，VFT 的异常表现可分为两种：① 匮乏的语言表达，系词汇量的匮乏或注意力的损害所致；② 受损的语言表达，系相应额叶功能区受累所致。阿尔茨海默病患者的表现与正常人相反，语义流畅性完成比音位流畅性差，其流畅性数量无明显减少，但易出现更多错误、重复言语及同一词型的多种形式（如 fish，fishy，fishing）；而血管性痴呆患者则主要表现为音位流畅性（以 F 开头的单词）差，而语义流畅性（列举动物的单词数）好于阿尔茨海默病患者；此外，不同类型的痴呆对于亚群线索的提示反应不同，如提示受试者"家养的动物、野生的动物"，则皮质下痴呆的代表疾病——帕金森痴呆患者可以明显提高列举动物的数量，而阿尔茨海默病患者无改善；另有报道发现，VFT 转换数量有助于识别帕金森病-轻度认知功能损害。因此，VFT 有助于阿尔茨海默病与其他类型痴呆的鉴别。

近年来，VFT 分析除单纯记录正确词数量外，还对 VFT 进行再分析，如 VFT

图分析理论,即利用网络图来分析语言表达结构异常,有助于发现语言功能以外的症状谱,是近年来研究认知功能的新手段。有学者于 2010 年创建 VFT 语义网络,将语义记忆用概念约束支配的图表示,即 VFT 网络图,其中每一个词语都代表 1 个有向节点。网络图分析参数一方面体现在以节点数、边数量为主的语言数量上,与词语储备及受教育程度有关;另一方面体现在直径、平均最短路径、密度和平均总等级为主的网络复杂性上,与执行功能、注意力和教育程度有关。研究发现轻度认知功能损害与阿尔茨海默病患者 VFT 网络的图特征为网络路径长度下降而聚类系数增高。2019 年王少朋等报道老年脑小血管病脑白质损害患者 VFT 网络图参数中节点数、直径、平均最短路径明显低于对照组,密度和平均总等级明显高于对照组,提示脑小血管病患者存在执行功能损害,VFT 网络图分析有助于老年脑小血管病的早期筛查。

VFT 的缺点在于易受到受试者的受教育程度、年龄和性别的影响,在国内使用时,需要将英文字母进行对等置换,并常需要和其他认知功能评估量表联合使用。

【量表来源】

(1) Strauss E, Sherman E M S, Spreen O, 1998. A compendium of neuropsychological tests: administration, norms, and commentary. New York: Oxford University Press.

(2) Otfried S, Anthony H, 2003. Assessment of Aphasia. New York: Oxford University Press.

【版权情况】 见概述。

【类型及操作注意点】

1. 类型 他评。

2. 操作注意点 要求受试者就某一语义范畴在有限的时间(通常为 1 分钟)内列举尽可能多的单词,例如,请受试者说出所有记得的水果的名字,受试者可以说苹果、西瓜、香蕉等。常用的范畴有水果、蔬菜、动物、服装、交通工具、商品、家庭用品和“F”或“A”开头的单词(即音位流畅性测验,欧美人群常用),在中文语境下,可对等置换要求受试者尽可能多地列举出某个偏旁(如“扌”或“亻”)的汉字。

词语书写流畅性测验要求受试者在 3 分钟内写下尽可能多的“F”、“A”或“S”开头的单词。如受试者停顿 15 秒,则重复一下指导语。记录答案以动物为例,首先记录正确数(非现实神话中出现的动物如凤凰、龙、麒麟可算正确)、错误数[包括专有名词(如千里马、白龙马)、错误的、不属于该范畴的和重复出现的例子;别称作为重复,只计算其中一个,如同时列举蛇和小龙,应计算为 1 分]、语义串联数和类别之间转换次数。例如,列举超市商品时,有“苹果、梨子、可乐、橙汁、猪肉、卫生纸”,正确数为 6、错误数为 0、重复数为 0、串联数为 2、类别之间转换次数为 3。

【参考标准】 划界值:以动物为例,正常人在 1 分钟内说出词语个数>10 个;平均水平:教育年限 8 年及以内为 14 个,9 到 12 年为 17 个,13 到 16 年为 19 个。

【完成时间】　1分钟。

【国外应用代表性研究】

（1）Wysokiński A, 2010. Normalization of the Verbal Fluency Test on the basis of results for healthy subjects, patients with schizophrenia, patients with organic lesions of the chronic nervous system and patients with type 1 and 2 diabetes. Arch Med Sci, 6(3): 438－446.

（2）Iván G, Nieto A, Jesús N L, et al., 2017. Mild cognitive impairment in Parkinson's disease: clustering and switching analyses in verbal fluency test. J Int Neuropsychol Soc, 23(6): 1－10.

【国内应用代表性研究】

（1）赵倩华,郭起浩,史伟雄,等,2007.言语流畅性测验在痴呆识别和鉴别诊断中的应用.中国临床心理学杂志,15(3): 233－241.

（2）孙一忞,郭起浩,袁晶,等,2007.4种流畅性测验上海社区中老年人的常模分和划界分.中国行为医学科学,10(8): 714－717.

（3）王少朋,迟丽屹,马芮,等,2019.老年脑小血管病患者语言流畅性的网络图分析研究.中华老年心脑血管病杂志,21(4): 353－356.

（4）Zhao Q, Guo Q, Hong Z, 2013. Clustering and switching during a semantic Verbal Fluency Test contribute to differential diagnosis of cognitive impairment. Neurosci Bull, 29(1): 75－82.

二、波士顿命名测验

【概述】　波士顿命名测验(BNT)是目前临床上最常用的检测命名障碍神经心理量表,1983年由美国神经心理学家 Kaplan 等首先编制报道,BNT 要求受试者对从易到难排列的60幅线条图进行自发命名、语义线索命名和语音线索命名。原版本由于耗时偏长,目前国内外通用的则是根据一定序号选取30幅、15幅、10幅图等改编的简化版 BNT,如最常用的选取原量表奇数项组成的30项 BNT。郭起浩等于2006年汉化的 BNT 版本将原版中的第三步语音线索命名改为选择命名,更加适合汉语文化背景。王刚等于2015年将原版中的语音线索命名进一步改为正确名称、形态形似名称及作用相似名称三种命名选择。

【信效度】　BNT 评定者信度为0.859~0.952,平均0.891;编码的类别间整体信度为0.912。

【评价】　BNT 的优点: 较为简便易行,简化版测试时间短,受试者理解快、依从性好。缺点:受纸质图形限制;结果与受试者文化背景、经历、对图形的熟悉程度相关;部分图形本身存在难辨认、特征不鲜明的缺点,无法完全反映受试者的真实水平,并且与亚洲东方文化背景不相符(如海狸、独角兽、狮身人面像等)。结合影像学检查研究发现,命名测验需要一系列认知过程的参与,包括视知觉、再认、语义词汇的检索和表述,其中间过程(检索与物体相关的名称),与左侧额叶后部、颞叶前部功能相关,通过 VLSM(voxel-based lesion symptom mapping)技术发现,BNT 的成绩与左半球的脑网络相关,包括左侧颞中回、颞上回及联络白质,延伸至左侧顶叶皮质,其中左侧后部颞中回及联络白质起到关键作用。BNT(30 项)在国内的部分研究表明,正常老人 BNT 的自发命名得分和年龄、性别、受教育程度显著相关,提示命名、选择命名能力在遗忘型轻度认知功能损害和轻中度阿尔茨海默病患者中呈现进行性损害,但比自发命名能力的下降轻。此外,阿尔茨海默病患者 BNT 得分逐渐降低可能预示病程的进展将加速。2019 年 Brittany 等报道发现早期阿尔茨海默病患者较中晚期阿尔茨海默病患者更易通过语音线索提高命名成绩,通过语音线索易化命名的阿尔茨海默病患者病情更轻、语义和语言流畅性测试成绩更好。

【量表来源】 Kaplan E F, Goodglass H, Weintraub S, 1983. Boston naming test. Philadelphia:Lea and Febiger.

【版权情况】 美国波士顿退役军人医院 Kaplan 等。

【类型及操作注意点】

1. 类 型 他评。

2. 操作注意点 给受试者看一幅图,要求其说出具体名称,每项图片一般只给予 1 次提示,如果患者对图片有误解,可再予提示。如果患者理解题目的意图,但始终围绕图片的内容给予议论或描述及暗示,则不予提示,并记录为联想回应。每张图片给予 20 秒的回答时间,提示后给 5 秒的回答时间。尽可能详细记录受试者的答题内容,计算分数时以受试者的最终答案为准。

例如,给受试者看图 2-3,第一幅图是"床",受试者看后正确回答"床"(自发命名),则接着做下一题,如果回答不正确,如受试者回答是"椅子",检查者可以问

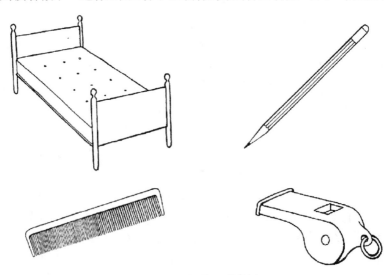

图 2-3 BNT 图片举例

"它还有别的名称吗?"如果回答仍错误,如回答"凳子"或不能回答,则需要予以语义线索(语义线索命名):如"这是一种家具",假如在 20 秒内受试者依然不能回答,就给予语音线索:"这个物体的名称是以 'b' 开头的单词(bed,语音线索命名)"[国内版本改为在"正确名称(床)、作用相似名称(沙发)、形态相似名称(桌子)"中选择命名]。

【参考标准】　分析指标为自发命名、线索命名的正确数和错误数。选择命名回答的错误类型。以 BNT(30 项)自发命名≤22 分作为划界值,识别轻度阿尔茨海默病的灵敏度为 79%,识别中度阿尔茨海默病的灵敏度为 95%,特异度均为 81%。对 BNT(60 项)有研究将划界值按年龄划分为 38~51 分(老龄-轻龄),平均划界值为 48 分。

【完成时间】　20~30 分钟(60 项);10~15 分钟(30 项)。

【国外应用代表性研究】

(1) Williams B W, 1989. Boston naming test in Alzheimer's disease. Neuropsychologia, 27(8): 1073-1079.

(2) Mack W J, 1992. Boston naming test: shortened versions for use in Alzheimer's disease. Gerontol, 47(3): 154-158.

(3) Baldo J V, 2013. Grey and white matter correlates of picture naming: evidence from a voxel-based lesion analysis of the Boston naming test. Cortex, 49(3): 658-667.

(4) Cerbone B, Massman P J, Woods S P, et al., 2020. Benefit of phonemic cueing on confrontation naming in Alzheimer's disease. Clin Neuropsychol, 34(2): 368-383.

【国内应用代表性研究】

(1) 郭起浩,洪震,史伟雄,等,2006. Boston 命名测验在识别轻度认知损害和阿尔茨海默病中的作用,中国心理卫生杂志,20(2): 81-84.

(2) 王姹,孟波,陈骏萍,2019. Boston 命名测验评估患者术后语言功能障碍的适用分析.浙江医学,41(16): 1742-1745.

三、严重损害量表-语言部分

【概述】　严重损害量表-语言部分(SIB-L)是适用于中重度阿尔茨海默病患者的语言评估量表,在 SIB 量表的基础上研制,原有的 SIB-L 为 24 个项目,美国纽约大学医学院 Steven Ferris 等通过计算每一项与 1 320 例中重度阿尔茨海默病患者(MMSE 量表得分<15 分)的相关性,以因素负荷量(item loadings) 值>0.5 作为筛选标准,最终得到目前 21 项的 SIB-L。SIB-L 现已被广泛应用于中重度阿尔茨海默病患者语言功能及相关药物疗效的临床评估中,如多奈哌齐 23 mg / 天用于治疗中重度阿尔茨海默病语言障碍的临床试验。

【信效度】 内部一致性 Cronbach α 系数为 0.809。SIB－L 和 MMSE 量表的 Pearson 一致性系数较低,为 0.203 到 0.392。SIB－L 与 SIB 的 Pearson 一致性系数为 0.943。

【评价】 目前,针对认知障碍特异性的语言项目评估量表较少,多针对轻度阿尔茨海默病,而本量表适用于中重度的阿尔茨海默病患者,简单快捷且无明显"天花板效应";SIB－L 比原基础量表 SIB 的内部一致性 Cronbach α 系数更高,为 0.809(SIB 为 0.570)。SIB－L 包含命名、阅读、理解、语言流利性、书写、重复、论述共 7 个方面的评估。需要指出的是,大量研究表明,SIB－L 只适用于中重度阿尔茨海默病患者,对于轻度阿尔茨海默病患者不适用,并且与 MMSE 成绩不一致,即表明部分中重度阿尔茨海默病患者仍可保留较好的语言能力。

【量表来源】 Steven F, 2009. Severe impairment battery language scale:a language-assessment tool for Alzheimer's disease patients. Alzheimer's & Dementia, 5:375－379.

【版权情况】 纽约大学医学院阿尔茨海默病疾病中心(Alzheimer's Disease Center, New York University)Steven 等。

【类型及操作注意点】

1. 类型 他评。

2. 操作注意点 原版 SIB 总分 0~100 分,评分越低痴呆程度越重,每题评分为 0、1、2 分,回答正确 2 分,部分正确 1 分,不正确 0 分。新修改的 SIB－L 共 21 项目,评分同前。

【参考标准】 最高分为 41 分,测量误差为 3.7 分,平均分数为(31.7±8.4)分〔MMSE 量表得分为(9.7±3.3)分〕,该量表与 MMSE 量表有很大的不一致性,表明 MMSE 量表分数低者仍可能保留较好的语言能力。

【完成时间】 15 分钟。

【国外应用代表性研究】

(1) Ferris S, Ihl R, Robert P, et al., 2009. Severe impairment battery language scale:a language-assessment tool for Alzheimer's disease patients. Alzheimer's & Dementia, 5(5):375－379.

(2) Ferris S, Ihl R, Robert P, et al., 2009. Treatment effects of Memantine on language in moderate to severe Alzheimer's disease patients. Alzheimers Dement, 5(5):369－374.

(3) Ferris S H, Schmitt F A, Saxton J, et al., 2011. Analyzing the impact of 23 mg/day donepezil on language dysfunction in moderate to severe Alzheimer's disease, 3(3):22.

【国内应用代表性研究】 李超,伍力,伍星,等,2013.中文版严重损害量表评估老年痴呆患者认知损害程度的信效度.中国心理卫生杂志,27(4):273－278.

四、参照性交流任务测验

【概述】 参照性交流任务测验(Referential Communication Task)最早由美国发育心理学家 Flavell 等于 1968 年编制,编制的初衷是用来检测儿童的认知功能,通过参照性图片描述,评估受试者语言表达的有效性和准确性。随后,有学者也将其用于阿尔茨海默病患者语言障碍的检测。目前,国内还较少应用。

【信效度】 评定者信度:关键单元为 0.95,词汇为 0.97,信息单元为 0.91,正确信息单元为 0.87。

【评价】 参照性交流任务测验提供了一种有效的方式评估受试者在指定环境下的信息表达能力,由于受试者同时清楚信息的关键和相关信息,因此,评定者可以从多方面评估其语言表达的有效性和准确性,并充分暴露受试者的语言表达能力及可能受损的能力。参照性交流任务测验以多因子、多因素评估受试者的表达能力,并可指导针对性的语言表达干预治疗。参照性交流任务测验的缺点在于受纸质信息限制;评估时间较长;测量结果项目偏多,需要较多的分析。有研究表明,阿尔茨海默病患者的表达有效性差于失语症患者,前者存在更多的误解,且需要检查者提供更多明确的提示;在图片描述中,阿尔茨海默病患者语言中包含更多混乱的、无关的信息,表明阿尔茨海默病患者的语言信息内容减少和语言联系性缺乏。2019 年 Meghan 等发现行为变异型额颞叶痴呆患者存在参照性交流任务测验选择目标障碍,变异型额颞叶痴呆患者参照性交流任务测验表现与心理定式转换相关,与工作记忆和抑制控制无关,结构 MRI 检查显示与患者眶额叶、前额叶内侧和背外侧灰质及白质钩束损害有关,这些脑区已知参与社会认知、社会执行与定势转换加工过程。

【量表来源】

(1) Flavell J H, 1968. The development of role-taking and communication skills in children. New York:John Wiley.

(2) Cynthia R, 1988. Referential communication by aphasic and nonaphasic adults. J Speech Hear Disord, 53(4):475-482.

【版权情况】 美国明尼苏达大学儿童发育研究所(Institute of Child Development, University of Minnesota)Flavell 等。

【类型及操作注意点】

1. 类型 他评。

2. 操作注意点 受试者被给予一份 72 页的手册,每一页为 4 幅线条图,图中为代表性物品、人物或动物,并且每个物品、人物或动物有特定位置。其中,有一幅图为红色标记的目标图片,其他图片与目标图片在性别、数量、年龄或大小方面有不同(图 2-4)。为了让受试者挑选出目标图片,检查者必须提供准确的性别和位置信息(如女性,前面)。区别其不同的必要词汇称为"关键单元"。每个目标图片有 2~3 个关键单元(词汇)。检查者持一本有同样图案的手册,但目标图片无红

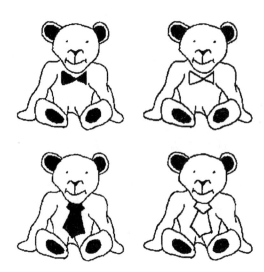

图2-4 参照性交流任务测验图片举例

目标图片(右下)与右上有领带外形和位置的不同，与左下有领带颜色的不同，与左上有位置和外形的不同。为了挑选出目标图片，检查者必须提供领带和位置信息(黑/白,上/下;本图以白色代表原图红色)

色标记,受试者可以看到检查者的选择,但检查者不能看到受试者手册中的红色标记图片,检查者对受试者说:"请你观察这些图片,你将发现图片中的重要区别,请你描述目标图片,我(检查者)将根据你的描述在4幅图中选出相应的图片。"然后给予类似的一组图片(包含6张图),作为预先练习。如果受试者在30秒内未能提供任何有区分意义的信息,或检查者认为受试者并未理解任务的意图,可再次给予相应的解释,最多给予受试者3次练习机会。为了使受试者充分暴露语言表达中的问题,检查者可以不根据受试者的描述选择图片,而是按照预先随机指定好的选择,对1/2的描述指向正确的图片,对1/4的描述指向错误的图片,对1/4的描述不做选择,并在其后询问受试者"为什么?"观察其反应。

【参考标准】 评估指标包括: ① 词汇数,有意义的词汇总数;② 关键单元,区分目标图片与其他图片的关键词汇;③ 信息单元,图片中描述性意义的词汇;④ 正确的信息单元,正确描述图片信息的词汇;⑤ 关键单元百分比,受试者描述的关键单元数/图片中总计的关键单元数;⑥ 关键单元效率,关键单元数/词汇数;⑦ 信息单元效率,信息单元数/词汇数;⑧ 信息单元准确度,正确信息单元数/信息单元数。

与正常人相比,阿尔茨海默病患者表现为词汇数增多,关键单元减少,非关键单元增多,错误信息增多,误解事件增多,手势增多。

【完成时间】 40分钟。

【国外应用代表性研究】

(1) Busch C R, Brookshire R H, Nicholas L E, 1988. Referential communication by aphasic and nonaphasic adults. J Speech Hear Disord. 53(4): 475-482.

(2) Sergio C, 2005. Referential communication in Alzheimer's type dementia. Cortex,41(4): 520-534.

(3) Healey M, Spotorno N, Olm C, et al., 2019. Cognitive and neuroanatomic accounts of referential communication in focal dementia. eNeuro, 6(5): ENEURO. 0488-18.2019.

【国内应用代表性研究】 暂无。

五、功能性语言交流量表

【概述】　功能性语言交流量表(Functional Linguistic Communication Inventory, FLCI)于 1994 年由美国学者 Bayles 等编制,是一项直接基于表现衡量功能性沟通的工具量表,其对象为中重度阿尔茨海默病患者,可评估其语言理解和生成情况,分析其残存功能的表现。目前,FLCI 在国内还未见报道。FLCI 及操作手册可从商业出版公司直接购买。

【信效度】　重测信度高于 1993 年 Bayles 等编制的亚利桑那痴呆交流障碍成套量表(Arizona Battery for Communication Disorders of Dementia, ABCD),其他具体不详,未见除作者来源之外文献的明确报道。

【评价】　FLCI 是评估晚期阿尔茨海默病严重程度的少数量表之一,评估 10 个方面内容,包括问候和命名、回答问题、写作、符号理解与物体-图形匹配、词语阅读理解、回忆、遵从指令、手势、举止和会话。FLCI 可以区分中重度阿尔茨海默病(MMSE 量表平均得分为 6.8 分,有尿失禁但非卧床不起者),重度阿尔茨海默病(MMSE 量表平均得分为 1.5 分,有二便失禁但非卧床不起者)和极重度阿尔茨海默病(MMSE 量表平均得分为 0 分,有尿失禁或排便失禁并且卧床不起者)。缺点在于项目较多,评估时间长。研究表明,极重度阿尔茨海默病患者不能完成量表中的任何项目;所有的中重度阿尔茨海默病患者能正确回应问候、握手、问及自己姓名时正确回答、对赞美有恰当的回应、对检查者的总结性评价有较为恰当的回应;重度阿尔茨海默病患者不能说出配偶的名字、不能写出关于自己的一句话、不能就一张古老电话的图片产生联想、不能回忆关于电话或古老轿车的往事,但可以识别自己名字的发音、对检查者的总结性评价有回应。

【量表来源】　Bayles K A, Tomoeda C K, 1994. The functional linguistic communication inventory. Tucson：Canyonlands Publishing.

【版权情况】　美国亚利桑那州立大学(Arizona State University, ASU)Bayles 等。

【类型及操作注意点】

1. 类型　　他评。

2. 操作注意点　　受试者的回答情况可不被录音,但须详细记录。

【参考标准】　FLCI 分值在 0~87 分之间,功能与分数呈正相关。划界值以相对值表示,定为 60%(即每个亚项完成正确项目数/该亚项总项目应>0.6)。如一患者仅正确完成第三亚项——写作(一共 11 个题项)中的 5 个题项,得分应为 5/11=45%,属于异常。

【完成时间】　30 分钟。

【国外应用代表性研究】

(1) Kathryn A B, 2000. Communication abilities of individuals with late-stage Alzheimer disease. Alzheimer Disease and Associated Disorders, 14(3)：176-181.

（2）Matteau E，Landreville P，Laplante L，et al.，2003. Disruptive vocalizations：a means to communicate in dementia?. Am J Alzheimers Dis Other Demen，18（3）：147－153.

（3）Schulz J B，Rainer M，Klünemann H H，et al.，2011. Sustained effects of once-daily memantine treatment on cognition and functional communication skills in patients with moderate to severe Alzheimers disease：results of a 16-week open-label trial. J Alzheimers Dis，25（3）：463－475.

（4）Judith S，Hofbauer R K，Michael W，et al.，2012. Memantine and functional communication in Alzheimer's disease：results of a 12-week，international，randomized clinical trial. J Alzheimers Dis，28（1）：109－118.

【国内应用代表性研究】 暂无。

六、剑桥语义成套量表

【概述】 剑桥语义成套量表（Cambridge Semantic Battery，CSB）由英国学者 Hodges 等于 1992 年编制，最早仅含 48 个项目，后修订扩展为 64 个项目，评估内容包括 2 大类、6 小类：① 生物，包括家养和野生动物、水果；② 人工制品，大型和小型家居用品、工具、交通工具。CSB 的亚量表依次为分类（类别）流利性、图片命名（线条图形）、词汇理解（词汇—图形匹配）、图片/词汇归类[直接以图片或以图片名称词汇按 3 个层次（高级、基础、低级）分类]、语义联想（骆驼和仙人掌测试），CSB 是目前以评估语义功能见长的神经心理成套量表之一。2014 年王刚团队推出了汉化版 CSB。

【信效度】 具体不详。

【评价】 CSB 的所有项目都以语言和非语言两种形式出现，有利于研究者探察输入/输出功能区的不同损害。CSB 测试可有效区分进展期的语义性痴呆，语义性痴呆患者多存在两侧颞叶前部萎缩，并以左侧为著。研究表明，分类流利性是语义记忆的敏感测试，与正常对照、轻度认知功能损害、阿尔茨海默病相比，语义性痴呆患者语义记忆损害最显著，但语义性痴呆、轻度认知功能损害、阿尔茨海默病组的分类流利性均显著低于正常对照组（一般语义性痴呆下降最明显），而三组患者的词汇流利性均显著优于分类流利性，主要归于执行功能损害的可能性不大。目前有研究发现，阿尔茨海默病极早期即有注意/执行功能障碍，而语义、情景记忆、注意损害均可导致分类流利性的下降，但语义性痴呆常为单一的语义记忆受损，语义性痴呆在 CSB 中的图片命名、图片归类和匹配任务中成绩均显著低于正常对照、轻度认知功能损害、阿尔茨海默病。因此，CSB 可以有效区别语义性痴呆与其他类型的痴呆。CSB 的缺点是量表条目多、测试内容稍复杂、耗时较长，不适合临床检测，对于专业研究相对有价值。

【量表来源】

（1）Hodges J R，Salmon D P，Butters N，1992. Semantic memory impairment in Alzheimer's disease：failure of access or degraded knowledge?. Neuropsychologia，30(4)：301－314.

（2）Adlam A L，Neurocase. The Cambridge Semantic Memory Test Battery：detection of semantic deficits in semantic dementia and Alzheimer's disease. 2010；16(3)：193－207.

【版权情况】　英国剑桥大学 Hodges 等（www. sydney. edu. au /brain-mind / resources-for-clinicians）。

【类型及操作注意点】

1. 类型　　他评。

2. 操作注意点　　① 类别流利性：1 分钟内尽可能多地举例,分别对 6 个类别进行举例;② 图片命名：线条图形命名;③ 词汇—图形匹配：64 组图片,每组由 10 个项目组成,任务为指出检查者命名的项目(图 2－5);④ 图形分类：将图片和词汇依照具体描述的 3 个层次(高级：共 64 分、基础：共 64 分、低级：共 144 分)分类;⑤ 词汇分类：规则同上,图形以词汇卡片替代;⑥ 金字塔和棕榈树测试(the pyramids and palm trees test)：2 选 1,选择与题干最相关的词汇或图片;⑦ 骆驼和仙人掌测试(the camel and cactus test)：64 题,4 选 1,选择与题干最相关的词汇或图片。

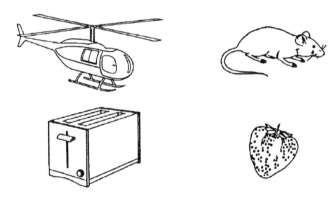

图 2－5　CSB 选用图片举例

【参考标准】

表 2－3　CSB 相关数值的参考范围

项目/疾病类型分组	正常对照	轻度认知功能损害	阿尔茨海默病	语义性痴呆
1 类别流利性(生物类或人造类总数平均值大体范围/65 个)	55~65	35~45	20~30	15~25
2 图片命名和词汇-图形匹配(正确数的平均值大体范围/64 个)	60~64	56~64	50~64	26~52
3 图形分类和词汇分类				
高级别正确率平均值大体范围(%)	100	95~100	95~100	85~100
基础级别正确率平均值大体范围(%)	93~100	93~100	93~100	83~100
低级别正确率平均值大体范围(%)	90~100	90~100	85~95	80~90
4 金字塔和棕榈树测试(正确数的平均值大体范围/52 个)	48~52	48~52	44~50	40~44
5 骆驼和仙人掌测试(正确数的平均值大体范围/64 个)	56~64	48~64	48~64	40~48

【完成时间】 45~60 分钟。

【国外应用代表性研究】

（1）Adlam A L R, Patterson K, Bozeat S, et al., 2010. The Cambridge semantic memory test battery: detection of semantic deficits in semantic dementia and Alzheimer's disease. Neurocase, 16(3): 193−207.

（2）Hodges J R, 2007. Frontotemporal dementia syndromes. Cambridge: Cambridge University Press.

（3）Bozeat S, Hodges J R, 2000. Nonverbal semantic impairment in semantic dementia. Neuropsychologia, 38(9): 1207−1215.

（4）Ellajosyula R, Narayanan J, Patterson K, 2019. Striking loss of second language in bilingual patients with semantic dementia. Journal of Neurology, 267(2): 551−560.

【国内应用代表性研究】 暂无。

七、语言自动识别系统评估软件

【概述】 随着计算机软件技术的发展,近年来国内外相继出现了一些适用于临床的计算机辅助语言障碍评定软件,如语言自动识别系统(ASR)、口语衍生评估系统(spoken language derived measures, SLDM)等,具有较好的时效性和客观性,但是上述软件目前主要针对非阿尔茨海默病患者(如构音障碍、帕金森病等),为适用于阿尔茨海默病患者而开发的计算机辅助语言分析系统测试软件在国外还少见报道,国内暂无报道。上海交通大学医学院附属瑞金医院神经内科与上海交通大学软件学院,联合自主开发了认知功能障碍筛查用语音识别软件 V1.3,可以对包括语音功能(频率、振幅等)、自发性连续性语言等语言内容以客观参数进行分析,进行定量评价。① 采用元音语音样本评估语音功能(嗓音)的物理参数;② 采用“饼干-小偷场景图片描述任务(参见第一章图 1−2)”采集连续性语言样本,分析其有声片段、无声片段的相关参数,前期研究发现多个参数有鉴别意义,其中无声时长百分比、平均无声片段时长有助于识别轻度认知功能损害及早期阿尔茨海默病,而平均无声片段时长可作为评价认知功能损害程度的指标之一;长停顿个数和有声片段个数的联合指标,对于鉴别轻度认知功能损害与阿尔茨海默病有重要价值,研究提示由正常经轻度认知功能损害到阿尔茨海默病的连续病程中,出现了语量先增多后减少的趋势,提示轻度认知功能损害与阿尔茨海默病语言障碍存在不同的特点,轻度认知功能损害患者因概括能力下降及轻度的找词困难等原因,在表达同样的内容时较正常组需要更多的语量,伴有更多频率的停顿,而阿尔茨海默病患者则以少语和沉默为主要特征,表现为每次停顿的时间更长,语量和停顿次数同时减少。

【信效度】 采集语音样本后,语言软件对语言样本进行自动分析,其客观准确的分析特点使其具有良好的信度优势。

【评价】 计算机辅助语言功能分析有助于反映轻度认知功能损害、阿尔茨海默病不同阶段的语言损害特点(表 2-4),以其无创性及评价客观准确的优点,在轻度认知功能损害与阿尔茨海默病的早期识别、鉴别诊断及病情评估方面有很好的应用前景,并有助于进一步揭示连续性的语言病理机制。

表 2-4 乔园、王刚等于 2020 年发表的不同认知障碍
人群中各参数的均值及标准差

	正常老年组	轻度认知功能损害组	阿尔茨海默病组	P值	正常老年 vs. 轻度认知功能损害 P值	轻度认知功能损害 vs. 阿尔茨海默病 P值	正常老年 vs. 阿尔茨海默病 P值
无声片段总时间(秒)	12.4±6.7	19.8±8.6	17.4±9.5	0.013*	0.013*	1.000	0.152
总时间(秒)	40.0±15.1	46.1±13.6	36.7±17.1	0.153	/	/	/
无声时长/总时长(%)	31.1±10.7	41.8±11.6	47.0±11.8	<0.001*	0.008*	0.437	<0.001*
有声片段平均时长(秒)	1.2±0.4	1.0±0.3	1.0±0.3	0.336	/	/	/
有声片段时长最大值(秒)	3.0±1.4	2.4±0.8	2.4±1.4	0.275	/	/	/
有声片段时长最小值(秒)	0.3±0.2	0.3±0.2	0.3±0.1	0.853	/	/	/
有声语段平均时长(秒)	7.1±8.7	2.9±1.8	2.4±1.3	0.009*	0.042*	0.398	0.003*
有声语段时长最大值(秒)	11.8±9.5	6.4±3.0	5.0±2.4	0.031*	0.150	0.277	0.009*
有声语段时长最小值(秒)	4.2±9.3	1.0±1.2	1.0±1.1	0.077	/	/	/
无声片段平均时长(秒)	0.9±0.4	1.2±0.4	1.6±0.8	0.008*	0.047*	0.354	0.003*
无声片段时长最大值(秒)	2.9±2.0	4.7±3.2	5.1±2.7	0.043*	0.171	1.000	0.062
无声片段时长最小值(秒)	0.2±0.0	0.2±0.1	0.3±0.1	0.041*	1.000	0.185	0.047*
犹豫平均时长(秒)	2.1±1.1	2.3±0.8	2.7±1.0	0.261	/	/	/
有声片段个数	18.9±9.3	20.9±7.6	12.7±5.3	0.013*	1.000	0.014*	0.073
有声语段个数	4.3±2.2	7.4±3.2	6.2±3.7	0.022*	0.021*	0.942	0.237
无声片段个数	15.8±6.7	17.6±6.1	11.9±5.3	0.041*	1.000	0.044*	0.211
犹豫个数(>1秒)	3.3±2.2	6.4±3.2	5.3±3.8	0.026*	0.026*	1.000	0.241
长停顿个数(0.4~1秒)	6.1±3.5	6.4±2.8	3.5±1.8	0.008*	0.373	0.003*	0.024*
短停顿个数(0.15~0.4秒)	6.4±3.8	4.9±2.6	3.1±2.4	0.020*	0.324	0.096	0.006*
无声/有声片段(%)	93.9±5.0	94.6±2.7	93.1±4.2	0.628	/	/	/
犹豫/有声片段(%)	22.2±14.8	31.6±15.8	41.5±18.6	0.006*	0.350	0.330	0.005*
长停顿/有声片段(%)	35.1±11.1	35.1±17.3	27.5±11.8	0.212	/	/	/
短停顿/有声片段(%)	36.6±16.1	23.3±10.0	24.1±15.3	0.016*	0.037*	1.000	0.047*
犹豫/有声语段(%)	69.2±27.2	82.7±12.1	81.5±15.7	0.122	/	/	/

* $P<0.05$。

【量表来源】 Qiao Y, Xie X Y, Lin G Z, et al., 2020. Computer-assisted speech analysis in mild cognitive impairment and Alzheimer's disease: a pilot study from Shanghai, China. J Alzheimers Dis, 75(1): 211-221.

【版权情况】 上海交通大学医学院附属瑞金医院神经内科王刚团队。

【类型及操作注意点】

1. 类型 他评。

2. 操作注意点 语言样本采集需要在安静状态下进行检测,环境噪声低于

45 dB。建议使用 Cool Edit Pro V2.1 中文专业版录音软件进行录音,然后通过认知功能障碍筛查用语音识别软件 V1.3 进行进一步分析。

【参考标准】 基本参数的定义:① 一般短停顿,指介于 150 微秒到 400 微秒之间的无声停顿,多为句子内部的短暂停顿,该停顿较短暂,多从主观听觉上无明显感受,不明显影响语言的流利性。② 一般长停顿,指介于 0.4~1 秒之间的无声停顿,多为句子间的停顿,该停顿可通过主观听觉感受到,对语言流利性有一定影响。③ 犹豫,指>1 秒的无声片段,指话语者因思考等原因语句中断,可从主观听觉上明显感受到。④ 无声片段,指超过 0.15 秒以上的无声片段,包括一般短暂停顿、一般长停顿及犹豫。⑤ 有声片段,指语言样本中被所有无声片段分割后获得的各个有声部分。⑥ 有声语段,指语言样本中被所有犹豫分割后获得的各个有声部分,反映话语者一个语言段落的情况。

【完成时间】 根据语音样本任务选择而决定,以饼干-小偷场景图片任务为例,采集录音样本 3~5 分钟,软件分析 3~5 分钟,约耗时 6~10 分钟。

【国外应用代表性研究】 暂无。

【国内应用代表性研究】 Qiao Y, Xie X Y, Lin G Z, et al., 2020. Computer-assisted speech analysis in mild cognitive impairment and Alzheimer's disease:a pilot study from Shanghai, China. J Alzheimers Dis. 75(1):211-221.

(乔 园 王 刚)

第四节 执行功能评估

一、连线测验 B

【概述】 传统的连线测验(TMT)最初是由 Partington 在 1938 年编制,1944 年被纳入军人成套检测量表(the Army Individual Test Battery),并正式被命名为 TMT,随后经过修订,成为 Halstead-Reitan 成套神经心理测验中的一个分测验,是目前世界上最常用的神经心理量表。TMT 能够很好地评估执行功能,分 A、B 两部分,A 部分要求受试者按序连接纸上的 25 个数字,B 部分要求按序交替连接 25 个数字和字母。其操作与提示语言均有详细规定,TMT-A 检测受试者的注意力与信息处理速度,TMT-B 检测受试者的执行功能。鉴于我国人群对英文字母的掌握程度差异较大,国内郭起浩等将原版中的数字包含在正方形和圆形两种图形中,要求受试者连接数字时在两种图形间交替进行,制定了中文版 TMT-B,也称为形状连线测验

（STT）。此外,TMT 还有一些变异版本,包括：① 口头 TMT,省略了视觉运动成分,适合视觉障碍和优势手瘫痪的受试者;② 着色 TMT,以两种不同颜色的数字替代数字和字母;③ 综合 TMT,由 Reynolds 于 2002 年开发的,共分为 5 个部分,在 TMT -A、TMT - B 基础上加入了空心圆圈、不规则图形等干扰受试者,目前该版本暂无中文版。这一版本在评估儿童及青少年脑外伤患者执行功能的研究中运用较多。

【信效度】　评定者信度较高,$r = 0.90$;重测信度：因学习效应而难以准确获得,有研究表明 3 周至 1 年内,r 值为 0.44~0.89。效度：与视觉搜索任务相关性 r 值为 0.37~0.93。

【评价】　TMT - A 反映的是受试者的注意力与信息处理速度能力,TMT - B 反映的是受试者的执行功能。早期研究发现,TMT - B 和数字广度倒序测验较 TMT - A 和数字广度顺序测验更能反映额叶功能障碍,并对脑部损伤更敏感,但通过对比额叶及非额叶脑卒中患者后发现,两者并无显著差异,同时,TMT - A 和 TMT - B 一样与脑卒中的严重程度有关联,但数字广度倒序测验较顺序测验与疾病的严重程度相关性更强。日本一项对轻度阿尔茨海默病患者脑灌注成像与 TMT - A 的研究发现,TMT - A 完成差的患者双侧顶上小叶的局部脑血流量减少,可能因为视觉注意及视空间的处理均与顶上小叶相关;同时还发现 TMT - A 的得分与患者 ADL 量表的部分项目相关。TMT - A 的缺点是对痴呆患者的灵敏度不及 TMT - B。TMT 的鉴别诊断作用差,严重度匹配的阿尔茨海默病和血管性痴呆间 TMT 完成时间无显著差异。此外,Ashendorf 等评估 269 例正常老人、200 例轻度认知功能损害和 57 例阿尔茨海默病患者后发现,TMT - A 和 TMT - B 的完成时间及 TMT - B 的错误率在三组间有明显差异,提示除了完成时间外,TMT - B 的错误率对临床诊断也具有意义。近年来,国内学者对中文版 TMT 在认知障碍人群中的效能进行了研究,结果提示 TMT 对诊断阿尔茨海默病或血管性痴呆比较可靠,但对于从正常老年人中识别轻度认知功能损害或血管性认知损害方面灵敏度不高。

【量表来源】　Partington J E, Leiter R G, 1949. Partington's pathway test. The Psychological Service Center Journal, 1：9 - 20.

【版权情况】　公开使用。

【类型及操作注意点】

1. 他评。

2. 操作注意点　TMT - A,要求把从 1 到 25 的数字按照顺序连起来(图 2 - 6)。TMT - B,原版本要求按顺序将数字和字母交替排列。要求受试者在测试开始后笔尖勿离开纸面,尽可能快地完成测试。受试者指出起始"1"所在,然后开始计时,不要等受试者找到了"2"或"A"连线时才计时。连线过程中,只有受试者将线连接到错误目标时,才画"×"提示出错;如果受试者自己发现出错,中途取消连线或转移方向连接到正确的目标,则不算错误。在数字字母连线中,连线之前询问受试者是否记得字母顺序或汉语拼音歌的顺序,是否能写出或识别大写字母,可以考虑让受试者背出顺序或写出顺序,如果受试者完全不知道顺序或不认识字母,可以考虑出示字母表给予提示,但要在测验单上做出记录;完成任务时,前 3 次错误后,检查者给予受试者提示,复习规则;3 次错误之后,只提示出错,不再复习规则的具体内容;整个过程中如发现受试者分神或停滞,可给予一定提醒。分别记录TMT‐A 和 TMT‐B 的耗时数、错误连接提醒次数、连接不能提醒次数、抬笔提醒次数、(TMT‐B—TMT‐A)/TMT‐A 为干扰指数。

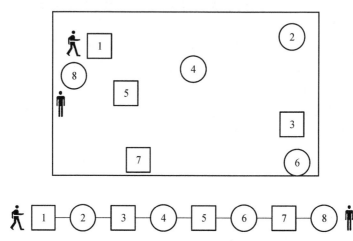

图 2‐6 STT 练习题

【参考标准】 完成时间越长,说明认知障碍越严重。国内版本检测发现,TMT‐A 在正常老人、阿尔茨海默病易感人群和阿尔茨海默病患者的平均时间分别为 48 秒、56 秒和 84 秒;TMT‐B 在正常老人、阿尔茨海默病易感人群和阿尔茨海默病患者的平均得分分别为 124 秒、173 秒和 228 秒。

【完成时间】 5 分钟。

【国外应用代表性研究】

(1) Reitan Ralph M, Deborah W, 1995. Category test and trail making test as measures of frontal lobe functions. The Clinical Neuropsychologist, 90(1), 291‐300.

(2) O'Rourke J J, Beglinger L J, Smith M M, et al., 2011. The trail making test in prodromal huntington disease: contributions of disease progression to test performance. Journal of Clinical and Experimental Neuropsychology. 33(5): 567‐579.

(3) Allen D N, Haderlie M, Kazakov D, et al., 2009. Construct and criterion validity of the comprehensive trail making test in children and adolescents with traumatic brain injury. Child Neuropsychol, 15(6): 543‐553.

【国内应用代表性研究】

(1) 陆骏超,郭起浩,洪震,等,2006.连线测验(中文修订版)在早期识别阿尔茨海默病中的作用.中国临床心理学杂志,14(2): 118‐120.

（2）王琦,李文,毛礼炜,等,2012.连线测验(中文修订版)在早期识别无痴呆型血管性认知障碍中的作用.中国老年学杂志,32(10):2018-2020.

（3）Wei M, Shi J, Li T, et al., 2018. Diagnostic accuracy of the Chinese version of the trail-making test for screening cognitive impairment. J Am Geriatr Soc, 66(1):92-99.

二、Stroop 色词测验-C

【概述】 Stroop 色词测验-C(SCWT-C)由美国心理学家 Stroop 于 1935 年编制,是经典的色字测验,现国际上通用的为中等难度的 SCWT 版本,2001 年被收录进 Delis 等编制的综合性商业化神经心理检测系统——Delis-Kaplan 执行功能系统(Delis-Kaplan executive function system, D-KEFS),是检测执行功能的最常用方法之一。目前,SCWT 已经发展演化出多语言版本及不同变异版本[如情绪性 Stroop 测验,主要探讨刺激中的情绪信息对非情绪信息(颜色)加工效率的影响],且卡片数、字数和颜色种类较早期也有所增加,随之其测试难度和复杂程度也明显增高,受试者需要有较强的注意控制力。国内现有郭起浩等修订的中文版本,属于中等难度,由 3 张卡片、每张 50 字、4 种颜色组成。SCWT 通常包含 3 组测试:SCWT-A,由黑色印刷的 4 个表示颜色的字(黄、红、蓝、绿)组成,共 50 个,要求尽量快而正确地读出;SCWT-B,由 4 种不同颜色(黄、红、蓝、绿)的圆点组成,要求尽量快而正确地说出颜色名称;SCWT-C,是将上述"黄""红""蓝""绿"4 个字用 4 种不同颜色(黄、红、蓝、绿)印刷,如红色印刷的"绿"字,要求尽量快而正确地读出字的印刷颜色,而不是文字的意义。SCWT-A 和 SCWT-B 检测受试者注意力与运算处理速度,SCWT-C 检测受试者执行能力。

【信效度】 SCWT-A、SCWT-B、SCWT-C 的分半信度分别为 0.907、0.911 和 0.797;与 TMT-B 的相关性系数分别为 0.355、0.231 和 0.503($P<0.05$)。

【评价】 SCWT 是基于 Stroop 效应而编制的神经心理量表,关于 Stroop 效应的发生机制,目前存在多种理论。最早提出的是相对加工速度理论,即颜色和字义两个维度的加工是平行关系,但速度不同,读字快于颜色命名,即颜色信息迟于字义信息,字义会对颜色命名产生干扰;另一种学说——自动化理论则认为,读字属于自动加工,颜色命名属于控制加工,需集中注意力,读字作为自动反应和颜色命名作为主动反应可相互竞争形成干扰。现在被广泛认可的模型综合了上述理论的观点,并以权重量化了每个维度的加工速度。随着新技术手段的出现,包括功能磁共振(fMRI)、正电子发射体层摄影(PET)及事件相关电位(ERPs)等在内的新技术已被广泛应用于对 Stroop 效应的各个脑功能区进行定位探讨。研究发现,执行 Stroop 任务时,最重要的参与区域是前扣带回,并认为前扣带回的功能主要在于对任务相关的注意力的控制性运用。

SCWT 经典版本及其他变异版本已被广泛应用于包括阿尔茨海默病在内的各

种神经精神疾病的临床检测中。国内研究证实,中文版 SCWT 能有效地识别轻度阿尔茨海默病患者,对轻度认知功能损害也有一定的辅助诊断价值;但对测试结果的解释仍存在分歧,有观点认为 SCWT 中 3 张卡片耗时数变量与正确数变量的作用不同,其中的片 C 正确数指标识别阿尔茨海默病的作用最强,阿尔茨海默病患者的卡片 C 正确数的低分不仅反映其信息加工存在缺损,也可能与患者的语言障碍(如语义损害)、执行功能障碍等有关。完成复杂认知功能往往需要多个皮层区域整合,阿尔茨海默病患者完成卡片 C 的障碍反映了其整合功能已受损,而轻度认知功能损害患者则相对保留了这一功能。然而,尽管轻度认知功能损害和轻度阿尔茨海默病患者的记忆力均有损害,但对于干扰作用的表现却不同,同样面对"读得越快越好"这个指导语,轻度阿尔茨海默病患者在处理速度和正确性的关系上,倾向以牺牲正确数来换取阅读速度,而轻度认知功能损害患者则试图延长阅读时间来换取阅读的正确性,这就使轻度认知功能损害患者与阿尔茨海默病患者在处理卡片 C 的阅读速度方面虽无显著差异,但在处理其正确性方面则明显不同;此外,另一种观点认为卡片 A 和 B 的耗时数和正确数反映了阿尔茨海默病病情的严重程度变化,而卡片 C 反映的是患者的整合功能,并在阿尔茨海默病早期就已受损,而后的恶化过程相对较缓慢,故不能用卡片 C 的正确数或耗时数指标来判断阿尔茨海默病的严重程度。

【量表来源】　Stroop J R, 1935. Studies of interference in serial verbal reactions. J Exp Psychol, 18: 643-662.

【版权情况】　美国乔治·皮博迪学院(George Peabody College)Stroop 等。

【类型及操作注意点】

1. 类型　　他评。

2. 操作注意点　　SCWT-A:呈现卡片 A,要求尽量快而正确地读出一组颜色字(如黄、红、蓝和绿);SCWT-B:呈现卡片 B,要求尽量快而正确地读出一组不同颜色圆点的颜色名;SCWT-C:呈现卡片 C,要求尽量快而正确地读出字的颜色的名称,比如第一个字是用绿色印刷的"蓝"字,应读作"绿",而不是"蓝"。情绪性 Stroop 测验则利用 3 类情感效价(正性、中性、负性)双字词各 30 个,每个词分别用"红、黄、蓝、绿"颜色书写,共计 360 个,5 点计分,通过电子屏幕刺激,受试者以左、右手按键判断双字词颜色,系统将记录反应时间及正误率。特别要注意的是,色盲和色弱者不适合 SCWT 检测。

【参考标准】　中文版 SCWT 的评分为记录每张卡片耗时数,正确阅读个数,错误数(包括说错个数、遗漏个数、立即改正个数、延迟改正个数)。卡片 A 的正确数对于早期识别阿尔茨海默病的效力较差,卡片 C 的识别作用最强。卡片 C 耗时数/卡片 A 耗时数的比值为干扰指数。以卡片 C 正确数 39 个为划界值,识别轻度阿尔茨海默病的灵敏度为 80.4%,特异度为 86.2%。卡片 B 的识别效力介于卡片 A 和卡片 C 之间。

【完成时间】　SCWT-A 和 SCWT-B 约 1 分钟,SCWT-C 约 3 分钟。

【国外应用代表性研究】

（1）Djamshidian A, O'Sullivan S S, Lees A, et al., 2011. Stroop test performance in impulsive and non impulsive patients with Parkinson's disease. Parkinsonism Relat Disord, 17(3)：212－214.

（2）Eugenia K, Katja S, Fergus K, et al., 2009. Stroop-test interference in bipolar disorder.The British Journal of Psychiatry, 194：285－286.

（3）Kang C, Lee G J, Yi D, et al., 2013. Normative data for healthy older adults and an abbreviated version of the Stroop test. Clin Neuropsychol,27(2)：276－289.

【国内应用代表性研究】

（1）郭起浩,洪震,吕传真,等,2005. Stroop 色词测验在早期识别阿尔茨海默病中的作用.中华神经医学杂志,4(7)：701－704.

（2）王卫华,胡盼盼,陈先文,等,2011. Stroop 色词测验在非痴呆的帕金森病患者执行功能评价中的作用.南通大学学报,3(1)：22－26.

（3）刘琦,刘玲,何慧,等,2007.情绪 Stroop 任务的事件相关电位时空模式分析.南方医科大学学报,5：608－610.

三、语义相似性测验

【概述】 语义相似性测验(Similarities Test, ST)选自 WAIS－RC,要求受试者对 13 对词语说出相似性,每对词语记 0~2 分,最高 26 分。该测验反映受试者的抽象推理能力。

【信效度】 见 WAIS－RC。

【评价】 ST 主要反映概念形成、运用分类和概念归纳形成,以及运用规则和原理来处理事务的能力,上述能力被认为需要依赖额叶结构,因此,ST 被归为执行功能测验的一种。

【量表来源】 龚耀先,1992.中国修订韦氏成人智力量表手册,长沙：湖南地图出版社.

【版权情况】 同 WAIS－RC。

【类型及操作注意点】

1. 类型　　他评。

2. 操作注意点　　国内修订版本 ST 给予受试者一些成对出现的物品,请其说出这些物品之间的联系(类同),如斧头-锯子,评估执行功能中的抽象和概括能力,记录得分。总共 13 项,包括斧头-锯子、狗-狮子、橘子-桃子、桌子-椅子、北方-西方、眼睛-耳朵、空气-水、表扬-处罚等。每项得分 0、1、2 分,满分为 26 分。

【参考标准】 正常成人得分一般为(19.26±3.34)分。

【完成时间】 5 分钟。

【国外应用代表性研究】 Stokholm J, Vogel A, Gade A, et al., 2006.

Heterogeneity in executive impairment in patients with very mild Alzheimer's disease. Dement Geriatr Cogn Disord, 22(1): 54 - 59.

【国内应用代表性研究】

(1) 余果,鲍伟民,毛颖,等,2010.左右额叶肿瘤对患者执行功能的影响.中国临床神经科,18(1): 54 - 57.

(2) Chen Y L, Chen Y H, Lieh-Mak F, 2000. Semantic verbal fluency deficit as a familial trait marker in schizophrenia. Psychiatry Res, 95(2): 133 - 148.

(3) Guo Q H, Cao X Y, Zhou Y, et al., 2010. Application study of quick cognitive screening test in identifying mild cognitive impairment. Neurosci Bull, 26(1): 47 - 54.

四、额叶功能评定量表

【概述】 额叶功能评定量表(FAB)是一种检测执行功能的床边工具,由法国学者 Dubois 于 2000 年编制,包括 6 个亚项目,分别检测抽象能力、词汇流畅性、运动序列测试、对抗干扰能力、注意抑制能力、环境影响力等。最初用于神经变性疾病如阿尔茨海默病、帕金森病、额颞叶痴呆等疾病的鉴别,后应用范围逐渐扩大。香港学者 Mok 等修订了繁体中文版 FAB 并报道了其检测皮质下小血管梗死患者执行功能障碍的信效度。国内杨双波等对 FAB 在识别血管性认知障碍方面的应用价值进行了探索,提示 FAB 可能为血管性认知功能障碍患者病情的严重程度进行量化评估。

【信效度】 FAB 评定者信度为 0.87,内部一致性 Cronbach α 系数为 0.78。

【评价】 FAB 分别测评:① 抽象能力,以相似性的判断为测验项目;② 词汇流畅性,以语句的流畅为检测项目;③ 运动序列测试,以"拳-掌-刀"顺序的系列动作为检测项目;④ 对抗干扰能力,以完成不一致的指令为检测项目;⑤ 注意抑制能力,以"做—不做—做"系列行为为检测项目;⑥ 环境影响力,以是否有抓握行为为检测项目。FAB 较其他评估额叶功能的量表更简明扼要,并与脑内结构改变相关,Dubois 等采用 ^{18}F -氟代脱氧葡萄糖 PET 发现,额叶损伤患者的额叶糖代谢与 FAB 值显著相关。FAB 的缺点在于部分研究发现,FAB 得分与年龄和受教育程度均呈负相关;亚测验判别效力不一,抽象能力(相似性)和 VFT 最好,环境影响力最差,而环境影响力(抓握行为)在多数情况下并不存在。

【量表来源】 Dubois B, Slachevsky A, Litvan I, et al., 2000. The FAB: a frontal assessment battery at bedside. Neurology, 55(11): 1621 - 1626.

【版权情况】 法国 Pitie Salpêtrière 医院(Pitié-Salpêtrière Hospital)痴呆研究中心 Dubois。

【类型及操作注意点】

1. 类型 他评,共 6 项,每项根据完成情况得 0~3 分,总分 18 分。

2. 操作注意点 第 2 项(词汇流畅性)英文版为说出尽可能多的以字母"S"

开头的单词。因为汉语的组成不包含单个字母,香港学者 Mok 等修订的中文版以动物名称代替以"S"开头的单词,以中年以上受试者群为样本,回答出 12 个以上动物的名称评为 3 分,回答出 8~12 个动物的名称评为 2 分,回答出 4~7 个动物的名称评为 1 分,回答 4 个以下动物的名称评为 0 分;是否具有同样的灵敏度尚存争议,但目前被认为是相对较好的替代方法。国内也有学者汉化为"尽可能多地说出以'一'字或'大'字开头的词",合理性和评分标准有待进一步研究。

【参考标准】 FAB 无正常参考值,与研究对象和疾病种类有关。2004 年 Slachevsky 等完成的一项旨在鉴别阿尔茨海默病和额颞叶痴呆的研究发现,当 FAB 划界值取 12 分时,识别上述疾病的灵敏度为 77%,特异度为 87%。

【完成时间】 10 分钟。

【国外应用代表性研究】

(1) Cohen O S, Vakil E, Tanne D, et al., 2012. The frontal assessment battery as a tool for evaluation of frontal lobe dysfunction in patients with Parkinson disease. J Geriatr Psychiatry Neurol, 25(2): 71-77.

(2) Slachevsky A, Villalpando JM, SarazinM, et al. Frontal assessment battery and differential diagnosis of frontotemporal dementia and Alzheimer disease. Arch Neurol. 2004; 61(7): 1104-1107.

【国内应用代表性研究】

(1) 王珲,唐荣华,朱文珍,等,2009.阿尔茨海默病额叶白质损害的 DTI 与临床执行功能的关系.中国神经精神疾病杂志,35(10): 586-589.

(2) 夏彦昌,王紫琳,唐美秀,等,2017.额叶功能评定量表在识别血管性认知障碍两亚型患者中的作用.中华老年医学杂志,36(4): 387-390.

(3) Mok V C, Wong A, YimP, et al., 2004. The validity and reliability of chinese frontal assessment battery in evaluating executive dysfunction among Chinese patients with small subcortical infarct. Alzheimer Dis Assoc Disord, 18(2): 68-74.

五、执行功能失常问卷

【概述】 执行功能失常问卷(Dysexecutive Questionnaire, DEX)最早于 1996 年由英国 Wilson 等根据 Stuss 和 Benson 描述的 4 种有关执行功能失常的转变倾向(包括情绪或性格转变、做事积极程度的转变、行为及认知功能的转变)编制,包含 20 个项目,采用利克特 5 分法,由"从不"至"总是这样",测试患者某种特征的执行功能障碍的发生频率,如抽象思维、冲动、虚构等。DEX 包括平行的两部分,一部分由受试者完成,另一部分由受试者的照料者完成,分数越高,执行功能障碍越严重。2014 年,Simblett 等对 DEX 进行了修订,产生了 DEX-R 版本,修订了原版的一些措辞问题,并进一步扩宽了其对认知障碍的测评范围。目前 DEX 及 DEX-R 已有多种语言版本,国内中文版由陈楚侨于 2001 年翻译修订,具有较高的灵敏度,区分效度较好。

【信效度】 英文版内部一致性 Cronbach α 系数为 0.85,结构效度条目 3 和 11 的因子负荷<0.40,较差;中文版内部一致性 Cronbach α 系数为 0.91,西班牙版总分值的重测信度为 0.95,因子 1、2、3 的重测信度分别为 0.93、0.97、0.95。

【评价】 DEX 并不是严格意义上的神经心理量表,只是一个问卷,但经过修订,逐渐从定性向定量发展,被用来评估日常生活中因执行功能障碍而产生的各种行为问题。DEX 具有良好的效度,适用于多种神经精神疾病的执行功能评估。国内外研究发现,DEX 与 VFT、TMT 等多种执行功能测验结果均显著相关,被认为是一种较好的执行功能评价工具。迄今,DEX 已先后被应用于检测阿尔茨海默病、多发性硬化、药物依赖、抑郁症等所表现的执行功能缺陷。国内刘粹等的研究结果显示,DEX 评估抑郁症患者的认知功能障碍具有较高的灵敏度,区分效度较好。

【量表来源】 Wilson B, Alderman N, Burgess P W, 1996. Behavioural assessment of the dysexecutive syndrome. UK:Thames Valley Company.

【版权情况】 英国柏立圣艾蒙泰晤士河谷测试公司(Thames Valley Test Company)。

【类型及操作注意点】

1. 类型 他评。

2. 操作注意点 DEX 包括两部分:患者自评问卷及他评问卷,共 20 个条目,分为 5 个分量表:自我抑制行为及情绪的能力,意向性及目标导向行为,思想与行为表现不一致,思想与行为障碍和社交行为调节。采取利克特 5 分法,每个条目由"从不"到"总是这样"来评定患者的执行功能受损程度,分数越高表示患者执行功能缺陷越严重。他评问卷结果与自评问卷相关,例如,在自评问卷中的问题:"我有时做事不去思考,做想到的第一件事";在他评问卷中对应提问的问题是"做事不去思考,做想到的第一件事"。而他评问卷与自评问卷的差异被证明是对自我执行功能缺陷的自我感知力的有效评估。

【参考标准】 有报道英文版 DEX 在正常人群中的评分结果显示,自评问卷得分均值为(20.99±9.63)分,他评问卷得分均值为(17.08±11.81)分;中文版 DEX 研究显示 18~50 岁的正常人群评分结果显示,自评问卷总分为 4~49 分[平均值为(22.13±8.86)分],他评问卷总分为 0~48 分[平均值为(20.61±10.52)分]。

【完成时间】 5~10 分钟。

【国外应用代表性研究】

(1) Shinagawa Y, Nakaaki S, Hongo J, et al., 2007. Reliability and validity of the Japanese version of the dysexecutive questionnaire (DEX) in Alzheimer's disease:validation of a behavioral rating scale to assess dysexecutive symptoms in Japanese patients with Alzheimer's disease. Int J Geriatr Psychiatry, 22(10):951-956.

（2）Simblett S K，Ring H，Bateman A，2017. The dysexecutive questionnaire revised（DEX - R）：an extended measure of everyday dysexecutive problems after acquired brain injury. Neuropsychol Rehabil，27（8）：1124 - 1141.

【国内应用代表性研究】

（1）刘粹,黄成兵,王玉凤,2013.执行功能行为评定量表成人版和执行功能失常问卷在抑郁患者生态学执行功能评估中的应用.临床精神病学,27（3）：186 - 190.

（2）杜巧新,钱英,王玉凤,2010.执行功能行为评定量表成人版自评问卷的信效度.临床精神病学,24（9）：674 - 679.

（3）Chan R C，2001. Dysexecutive symptoms among a non-clinical sample：a study with the use of the dysexecutive questionnaire. Br J Psychol，92（Pt 3）：551 - 565.

（潘小玲 王 刚）

第五节 视 空 间 评 估

一、画钟测验

【概述】 画钟测验（CDT）最早由美国波士顿退役军人医院精神科医师 Goodglass 和 Kaplan 于 1983 报道,作为著名的波士顿诊断性失语检查的一部分出现,随后 1986 年加拿大学者 Shulman 首先对其进行了信度检测,并逐渐发展成为既拥有多种计分方法（3 分\5 分\10 分制等）可单独被使用的认知筛查测试,也可融入其他量表作为其中一项被使用（如 MoCA 量表、RISMET 量表）。目前,CDT 可对多种认知功能进行检测,不仅可评估视空间功能,还可检测其他认知功能（如听理解能力、计划性、视觉记忆和图形的重建能力、动作的计划性和执行功能、数字知识、抽象思维、注意力的集中）,检测适用范围远远超出了最初的设计初衷（检查结构性失用）。

【信效度】 不同 CDT 计分方法的评定者信度在 0.75~0.95 之间,重测信度在 0.63~0.90 之间,其中 10 分制方法重测信度达到 0.90,Watson 评分（四象限评分）仅为 0.63。不同评分方法与 MMSE 量表的相关性较好,相关系数在 0.79~0.88 之间,与 CDR 量表的相关系数在 0.78~0.92 之间。

【评价】 CDT 的优点在于易操作,耗时短,评分方法简单,受文化程度、种族、社会经济状况等干扰小,可全面筛查认知功能障碍患者,特别对执行功能、视空间功能和结构性失用的检测较敏感,还可用于不同类型痴呆的鉴别诊断和空间忽视症的检测。一般认为,要求受试者模仿画出他人已画好的钟,体现的是非语言的空间结构能力,与右侧或双侧颞顶叶功能有关;而要求受试者在空白纸上按照检查者口述的时间画钟,则需要整合时空间概念和数字次序等多个任务,体现的是执行功能,与额叶功能有关。Sunderland 等于 1989 年首次将 CDT 用于阿尔茨海默病的筛查,发现其和 DRS 量表、GDS、BDS、便携式精神状态问卷(Short Portable Mental Status Questionnaire, SPMSQ)等量表的相关系数 γ 均大于 0.5(P<0.001),和最后尸检的临床病理诊断的一致率达到 80%。

CDT 的缺点在于对轻度认知功能损害的灵敏度较低,不适宜单独用于认知功能损害的早期筛查,但可将 CDT 与 MMSE 量表及其他量表合用以提高其灵敏度和特异度。

【量表来源】

(1) Goodglass H, Kaplan E, 1983. The assessment of aphasia and related disorders. Lea andFeiber:Philadelphia.

(2) Shulman K I, Shedletsky R, Silver I L, 2010. The challenge of time:clock-drawingand cognitive function in the elderly. International Journal of Geriatric Psychiatry, 1(2):135 - 140.

【版权情况】 美国波士顿退役军人医院 Goodglass 和 Kaplan。

【类型及操作注意点】

1. 类型 他评。

2. 操作注意点 目前,CDT 有近二十种不同的施测方法及衍生出的等位量表,暂无完全统一的标准。

(1) Watson 评分(四象限评分)法:① 用两条线把钟面平分成 4 份,其中 1 条线通过表心和"12",另外 1 条线垂直平分第 1 条线;② 按顺时针方向计数每个象限的数字,从"12"的位置开始计数,每个数字只能计数 1 次。如果某个数字恰巧在参考线上,那就把此数字归属于参考线顺时针方向的象限。正确画法为每个象限包含有 3 个数字;③ 第一、二、三象限中数字的数目只要有错误,则记 1 分;第四象限中数字的数目有错误则记 4 分:正常范围 0~3 分;4~7 分为异常。

(2) Sunderland 评分法:总分为 10 分,分值越高代表功能越好。未试图去画或所画图形不能解释时记 1 分,当钟面的数字和指针都完整并在正确的位置则记10 分。1~5 分表示钟面和数字不完整,6~10 分表示指针正确标出时间的程度。评分≤5 分为异常。

(3) CDIS(clock drawing interpretation scale)评分法:每项 1 分,总分 20 分,分值越高代表功能越好,评分≥18 分为正常。其中 3 分主要为评价所画钟面的大致轮廓,12 分着重于钟面的数字是否完整和正确,其余 5 分则是对指针的评价。

(4) 4 分制评分法:最初见于 Death 等的 4 分计分法(图 2 - 7),画出圆形,记1 分;12 个数字无遗漏,记 1 分;正确标出钟面数字,记 1 分;标出正确的时间,1

分。≤3 分为异常,是目前国内常用的方法,此外,不含 12 个数字无遗漏记 1 分的三分制评分也较为常用。

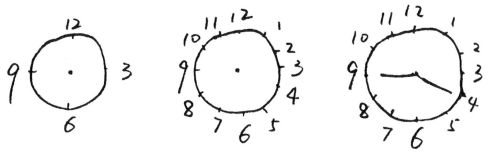

图 2-7 4 分制 CDT(画出"9:20")

(5) CLOX 检测:Royall 等设计了一种专门用于床边执行功能检测的等位 CDT,包括 CLOX1 和 CLOX2 两部分,总分为 15 分,分值越低代表执行功能越差。先让受试者按指示语画一个钟面,计分为 CLOX1,主要反映执行功能;然后再让受试者模仿检查者提供的事先画好的钟面再画一个,计分为 CLOX2,侧重于视空间功能的检查。

此外,CDT 的评分方法还有 31 分制的 Tuokko 方法、5 分制的 Shulman 方法及国内郭起浩等报道的 30 分制(A、C 两部分)等。

【参考标准】 Watson 评分:总分 7 分,评分 0~3 分为正常,4~7 分为异常。

Sunderland 评分法:总分 10 分,评分 ≤5 分为异常。

CDIS 评分法:每项 1 分,总分 20 分,评分 ≥18 分为正常。

4 分制评分法:总分 3 分,评分 ≤3 分为异常。

【完成时间】 1~5 分钟。

【国外应用代表性研究】

(1) Deborah A C, David P S, Andreas U M, et al., 1996. Screening for dementia of the Alzheimer type in the community: the utility of the clock drawing test. Archives of Clinical Neuropsychology, 11(6): 529-539.

(2) Sunderland T, Hill J L, Mellow A M, et al., 1989. Clock drawing in Alzheimer's disease. A novel measure of dementia severity. J Am Geriatr Soc, 37(8): 725-729.

【国内应用代表性研究】

(1) 孟超,张新卿,2005.画钟测验在认知功能损害测查中的应用.中华老年医学杂志,24(5): 393-395.

(2) 周爱红,贾建平,2008.画钟测验对轻度血管性认知障碍和血管性痴呆的诊断作用.中国神经精神疾病杂志,34(2): 72-75.

（3）郭起浩,付建辉,袁晶,等,2008.画钟测验的评分方法探讨.中华神经科杂志,41(4)：234－237.

二、积木测验

【概述】 积木测验（BD）作为 WAIS－RC 的一个操作性分测试,要求受试者用有色的立方体木块复制平面图案。BD 最早来源于 1923 年美国斯坦福大学 Kohs 所发明研制的 Kohs 积木测验,此后又经 Hutt 修订计分规则。BD 主要用于检测图形识别及构造功能,可评估受试者辨认空间关系能力、视觉结构分析和综合运用能力,以及视觉-运动协调性等。目前,BD 在临床上被广泛用于阿尔茨海默病及其他认知障碍疾病的认知功能筛查和鉴别诊断。

【信效度】 参见 WIS。

【评价】 BD 主要用于评估认知功能中的图形识别和构造功能,它与 WAIS－RC 操作量表的得分及 WAIS－RC 总分的相关性均很高,被认为是最佳的操作测验之一。研究发现,BD 作为视空间结构能力的检测方法较 WAIS－RC 逻辑记忆（延迟记忆）诊断阿尔茨海默病患者更敏感,可作为阿尔茨海默病与血管性痴呆鉴别的一项重要参考工具。但 BD 受年龄和受教育程度影响,同时受试者手指技巧对 BD 得分也有较大影响。

【量表来源】 参见 WIS。

【版权情况】 参见 WIS。

【类型及操作注意点】

1. 类型　　他评。

2. 操作注意点　　BD 包括 10 个测试,要求受试者用 4 块或 9 块积木,按检查者提供的卡片图案来摆列积木。每块积木两面为红色,两面为白色,另两面为红白各半。从第 1 项开始,1~2 项有两试,第 1 项第一试用实物呈现,1~2 项均可给适当帮助,连续 3 项得 0 分则停止测试。每项正确记 4 分,7~10 项有时间加分,最高 48 分。检测时,嘱受试者按不同要求的图案完成积木拼搭,记录所需时间,并转换成相应的分值。

【参考标准】 由于教育程度对本测验有影响,因此,划界值依文化程度有所调整,常在 10~20 分之间。WISC 中 BD 总分正常参考值：文盲>9 分,小学>14 分,中学以上>19 分。

【完成时间】 5~10 分钟。

【国外应用代表性研究】

（1）Joy S, Fein D, Kaplan E, et al., 2001. Quantifying qualitative features of block design performance among healthy older adults. Arch Clin Neuropsychol, 16 (2)：157－170.

（2）Heyanka D J, Mackelprang J L, Golden C J, et al., 2010. Distinguishing

Alzheimer's disease from vascular dementia：an exploration of five cognitive domains. Int J Neurosci，120(6)：409 - 414.

【国内应用代表性研究】

(1)彭烈标,邵明,陈玲,等,2009.帕金森病患者视空间障碍及其相关因素的分析.中华神经医学杂志,8(9)：936 - 940.

(2)乔晋,杨剑波,屈秋民,等,2006. Alzheimer 病神经心理学特点及其量表在诊断中的价值比较.中国临床心理学杂志,14(1)：25 - 27.

(潘小玲　王　刚)

第六节　注意力和信息处理速度评估

一、数字广度测验

【概述】　数字广度测验选自 WMS,为注意力测试最基本的方法,包括数字广度顺序测验和数字广度倒序测验两项。

此外,由数字广度测验延伸出的数字次序测验(Adaptive Digit Ordering Test, DOT - A)用于分析数字广度,是 Cooper 等于 1991 年编制而成的。

【信效度】　国内报道重测信度>0.80,评定者信度>0.90。

【评价】　数字广度测验包括 14 个题目,检查者读出一个 2~9 位的随机数字,要求受试者顺背或倒背,两者分别进行。顺背从 3 位至 9 位数字,倒背从 2 位到 8 位数字。总分为顺背和倒背两者的和。数字广度测验主要评估瞬时记忆及注意广度和理解能力。Wechsler 等认为,数字广度测验对智力较低者可评估其智力,但对智力较高者实际上测评的是其注意力,智力高者在数字广度测验上得分不一定会高。数字广度测验的优点是简便易行,受教育程度的影响小,能够快速检测记忆力和注意力而不引起受试者较强的情绪反应。缺点是可靠性较低,测试受偶然因素的影响较大,对智力的一般因素负荷不高,同时有研究发现,不同病程和严重程度的阿尔茨海默病患者间数字广度测验评分无明显差异,单独应用意义较小,必须结合其他认知评估量表一起使用。

DOT - A 要求患者在听到一串随机排列的数字后,按照升序从小到大背出数字,重复的数字均要逐次说出来,有研究提示 DOT - A 对工作记忆损害非常敏感。

【量表来源】　Wechsler D, 1945. A standardized memory scale for clinical use. Journal of Psychology, 19(1)：87 - 95.

【版权情况】　见 WMS。

【类型及操作注意点】

1. 类型　　他评。

2. 操作注意点　　顺序测试指导语:"我念几个数字,请你仔细听,当我念完后你就照着说,开始! 5、4、7,你说。"如背得正确,便从 4 位数开始。如果错了再念同一位数的第二试。如果第二试回答仍然错误,则停止此测验。注意念数速度为每秒一数,均速,口齿要清楚。如果念数速度不均匀,容易产生"组块"记忆策略(如 2−5−6−9,记忆为 25−69)。计分以最高位数为准,如正确回答的最高位数为 7 位数,便记 7 分。

倒序测试指导语:"我现在再念几个数字,你听后要倒过来念,如我说 9、3,你便说 3、9,理解吗? 我说 6、4,你应该怎么说?"如果正确,从 3 位数开始,其他同顺背方法。

【参考标准】　一般认为正常 7 岁以上儿童和成人能顺序复述数字的长度为 7 个。国际上常以<6 分和<4 分分别作为顺序测试和倒序测试的划界值。但由于中文数字是单音节,相比同样长度的英文数字音节要少,得分相对容易,有学者指出,国人的数字广度测验划界值至少比年龄、教育等相匹配的西方人群高 1 分。

此外,倒背与顺背的比例也具有一定的临床意义,如患者的倒背优于顺背,说明患者顺背时的主观努力不够,而年龄对倒背的影响明显高于顺背。

【完成时间】　分别为 2 分钟。

【国外应用代表性研究】　Woods D L, Kishiyama M M, Yund E W, et al., 2011. Improving digit span assessment of short-term verbal memory. J Clin Exp Neuropsychol, 33(4): 1−11.

【国内应用代表性研究】

(1) 杨光,陈海波,李淑华,等,2010.老年遗忘型轻度认知损害患者语言工作记忆损害特点.中华神经科杂志,43(10): 721−724.

(2) 马敬红,叶铮,马绍扬,等,2019.早期帕金森病、多系统萎缩及进行性核上性麻痹理查森型工作记忆损害的比较.临床神经病学杂志,32(4): 245−248.

(3) Yang C C, Kao C J, Cheng T W, et al., 2012. Cross-cultural effect on suboptimal effort detection: an example of the digit span subtest of the WAIS−III in Taiwan. Arch Clin Neuropsychol, 27(8): 869−878.

二、数字符号测验

【概述】　数字符号测验(Digit Symbol Test, DST)选自 WAIS−RC 分测试,为在数字下方模仿符号,考察受试者的信息处理速度。

【信效度】　国内报道内部一致性 Cronbach α 系数为 0.92,重测信度>0.916,评定者信度>0.90。

【评价】　DST 主要评估注意力、简单感觉运动的持久力、建立新联系的能力和速度。其优点是评分简便快速,不易受文化程度的影响。缺点是不适合评估智力的一般因素。DST 的完成需要视觉、注意力、记忆力及运动技能的参与,其中知觉速度和运动速度被认为是完成 DST 的核心因素。研究表明,DST 的成绩与年龄呈负相关。在功能影像学的研究中发现,额顶皮层网络(包括双侧额下回、左侧额中回及左侧后顶叶皮层)参与了 DST 处理过程。DST 在临床中已被应用于痴呆、抑郁、酒精成瘾及脑外伤等多种神经疾病的评估。

此外需要提及的另一个量表为符号数字模式测验(SDMT),是由 Smith 于 1973 年发表,1982 年修订而成的。两者的测验材料与操作过程极为相似,DST 是在数字下面写符号,SDMT 是在符号下面写数字。两者在不同人群中存在较高的相关性,约为 0.85。但 SDMT 的原始得分一般较 DST 偏低,可能由于 SDMT 难度有一定提高。

【量表来源】　Wechsler D, 1955. Wechsler Adult Intelligence Scale. New York: The Psychological Corporation.

【版本情况】　见 WAIS - RC。

【类型及操作注意点】

1. 类型　　他评。

2. 操作注意点　　将检测工具[计分键(key)和样本(图 2 - 8)各一张]放在受试者面前,指着参照范例(数字符号计分键)对受试者说:"请看这些格子,在上面有 1 个数字,下面有 1 个符号,每个数字对应不同的符号。现在你再看这里(指着样本),这里上面有数字,但下面没有符号,请你在每个空格里填一个符号,填的符号要使它同这里(参照范例)的一样。"接着指着样本对受试者说:"这里是'3',所以你应该填上这个符号(指参照范例并填上符号,以下同);这里是'1',你应该填上这个符号(指参照范例并填);这里是'2',应该填上这个符号(指参照范例并填)。"做完 3 个示范后,将铅笔给受试者,让其试填样本中余下 7 个,到分界线时叫停,问受试者是否已明白如何做,如确认知道做法,检查者要求受试者从分界线后面的数字开始,说:"现在你从这里开始(指着)做,要尽量快,又要正确,不要跳格,从左到右依顺序进行,做完第一排再接着做第二排,也是从左到右。准备好了吗,

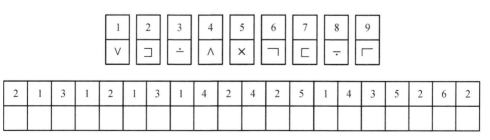

图 2 - 8　DST 检测工具示例

开始!"同时开始记时间。在受试者第一次出现跳格时需要提醒受试者:"请按顺序填写,不要跳格。"每个正确的填充符号记 1 分,倒转符号记半分。10 个练习样本不计分。最高分 90 分。

【参考标准】 65 岁以上平均值为(25.37±15.51)分。

【完成时间】 90 秒。

【国外应用代表性研究】

（1）Kemtes K A, Allen D N, 2008. Presentation modality influences WAIS digit spanperformance in younger and older adults. J Clin Exp Neuropsychol, 30（6）: 661－665.

（2）Morgan S F, Wheelock J, 1995. Comparability of WAIS－R digit symbol and the symbol digit modalities test. Percept Mot Skills, 80(2): 631－634.

【国内应用代表性研究】

（1）袁俊亮,王双坤,彭朋,等,2012.脑白质疏松症患者认知功能障碍的特征分析.中华医学杂志,92(3): 147－151.

（2）李秋俐,王磊,穆飞航,等,2012.轻度血管性认知功能障碍执行功能特点的研究.中华老年心脑血管病杂志,14(3): 251－254.

（潘小玲 王 刚）

第七节 日常功能评估

一、日常生活活动能力量表

【概述】 日常生活活动能力(ADL)量表的版本非常多,其中最简便、最常用的是由美国佛罗里达老年病研究中心 Lawton 和 Brody 于 1969 年编制的版本,是以受试者在现实生活中执行工作的能力来评估其功能状态的一种量表,最初版本由躯体生活自理量表(Physical Self-Maintenance Scale, PSMS)和 IADL 量表两部分组成。PSMS 包括如厕、进食、穿衣、修饰(梳洗)、行走、洗澡 6 项,IADL 包括打电话、购物、备餐、做家务、洗衣、使用交通工具、吃药、理财 8 项。ADL 量表已经由 WHO 认可并被推荐用于老年人流行病学的调查研究,适用于阿尔茨海默病及其他疾病的辅助诊断。目前,国际上使用的 ADL 量表版本已多达四十余种,国内现多使用的汉化版为上海市精神卫生中心张明园等修订的版本(20 项),包括基本或躯体 ADL 量表(BADL,PADL)和 IADL 量表。20 项版本与 14 项版本 ADL 量表相比,行走一项派生为步行外出、室内行走、上下楼梯 3 项,此外还增加了上下床、坐下或站起、提水、剪指甲和独自在家等项目。

【信效度】 重测信度>0.502,评定者信度为 0.85。

【评价】 ADL 量表的优点是耗时短,完成仅需 5~10 分钟;项目细致,简明易懂,便于询问,无须特殊专业培训即可进行测试。因此,ADL 量表应用广泛,可用于不同疾病患者生活能力的评估。ADL 量表与 MMSE 量表、BDS 等认知功能测评量表结果相关性良好,可在痴呆不同阶段使用以辅助诊断及判断预后。此外,对 BADL 进行标准化后评定生成的 Barthel 指数也被临床广泛应用,该指数评定方法更为简单,可信度和灵敏度较高,可用于预测疗效、住院时间和预后。

ADL 量表的缺点在于常需要间接评定(尤其是当无法直接通过观察患者的各项活动完成情况获取必要信息时),因此,选择正确的患者和照料者(护理人员)是评定量表的关键。此外,ADL 量表易受多种因素,如年龄、视听觉、运动功能、躯体疾病及情绪等因素的影响。

【量表来源】 Lawton M P, Brody M P, 1969. Assessment of older people:self-maintaining and instrumental activities of daily living. Gerontologist, 9 (3):179‒186.

【版权情况】 美国佛罗里达阿尔茨海默病与老年病研究中心(Alzheimer's and Aging Research Center)Lawton 等。

【类型及操作注意点】

1. 类型 他评。

2. 操作注意点 评定时按表格逐项询问,如受试者因故不能回答或不能正确回答(如失语),则可根据家属、护理人员等知情人的观察间接评定。评定中应该注意受试者是“不愿为”(有能力但无意愿),还是“不能为”(无能力),对不为者应询问:“如果让您做,您能做吗?”如回答为“能做”,则通常视为可完成。如果无从了解,或从未做过,如受试者家里没有电话也从来不打电话,则记为“不知道”,留待之后按测评规则处理。注意不要直接向受试者询问病情,这样会导致操作准确性变差。评定前还必须对受试者的基本情况有所了解,如肌力、肌张力、关节活动度、平衡能力等,还应考虑到受试者生活的社会环境、依从性等因素。重复测评时应尽量在同一条件或环境下进行。在分析评定结果时应考虑到相关影响因素,如受试者的生活习惯、文化程度、从事职业、社会环境、评定时的情绪状态和配合程度等。

【参考标准】 国内 20 项版本 ADL 得分>22 分(也有>26 分的报道)提示存在日常功能障碍。而对 BADL 进行标准化后评定生成的 Barthel 指数评分标准相对比较明确。Barthel 指数评分结果:正常总分为 100 分,60 分以上者为良,生活基本自理;40~60 分者为中度功能障碍,生活需要帮助;20~40 分者为重度功能障碍,生活依赖明显;20 分以下者为完全残疾,生活完全依赖。Barthel 指数 40 分以上者康复治疗受益最大。

【完成时间】 5~10 分钟。

【国外应用代表性研究】

(1) Katz S, Ford A B, Moskowitz R W, et al., 1963. Studies of illness in the aged. The index of ADL: a standardized measure of biological and psychosocial function. JAMA, 185: 914 – 919.

(2) Graf C, 2009. The Lawton Instrumental Activities of Daily Living (IADL) Scale. Medsurg Nurs, 18(5): 315 – 316.

【国内应用代表性研究】

(1) 张明圆,Elena Yu,何燕玲,1995.日常生活能力量表问卷与应用说明.上海精神医学(增刊): 5 – 6.

(2) 冯峰,韩学清,2004.日常生活活动能力量表在痴呆筛查中的应用.临床精神医学杂志,14(4): 193 – 194.

二、社会功能活动问卷

【概述】 社会功能活动问卷(FAQ)由美国学者 Pfeffer 等编制于 1982 年,编制的初衷是为了更好地发现和评价轻度老年痴呆患者的功能障碍。FAQ 是一种由知情者完成的评定日常活动能力的量表,主要对患者日常活动的体力情况、心理情况、社会角色功能的完成情况及影响日常表现的因素进行测评,具体包括使用及书写支票、独立购物、参加技巧性的游戏或活动、使用炉子、准备饭菜、关心和了解新鲜事物、理解及注意、记得重要约会、独自外出活动或拜访亲友等共计 10 个条目。FAQ 可用于痴呆及认知障碍疾病的筛查及随访,但不能作为诊断痴呆的依据。FAQ 变化的速度和程度对临床上痴呆功能的评价有一定意义。中文版本最早由张明园教授修订完成。同时,随着现代社会发展,各种社会活动也在发生变化,支票、固定电话的使用减少,而手机等各种电子产品在人们生活中的应用越发重要,为此,国内郭起浩等结合国人生活实际情况制定了新的中文版 FAQ,同时该版本不仅对项目完成"正确性"进行评估,同时对项目"完成速度"进行评估,称为FAQ 双维度评估。

【信效度】 英文原版评定者信度可达 0.802,重测信度可达 0.97。国内报道尚未见对 FAQ 进行信效度评价的报道。

【评价】 FAQ 内容具体,评分标准明确,操作简单,是一种较好的社会功能量表。FAQ 的内容,虽然也包括了部分生活自理能力,但更偏重社会适应能力,后者对于老人能否在社会上独立生活,至关重要。各单项中,"独立购物"被认为是最敏感的功能预测指标,紧接其后的是"使用及书写支票""关心和了解新鲜事物"等。

FAQ 可用于筛查,也可用于随访,但 FAQ 分值的升高仅说明社会功能存在问题,尚需在临床上进一步明确此类损害是原先就存在的,还是新近发生的;是因总体智能减退引起的,还是另有其他原因,如高龄、视力缺陷、情绪问题(抑郁)和运动功能障碍等,因此,不能单纯依靠 FAQ 来诊断痴呆,FAQ 的分值只是为检查者更进一步的测评提供了线索。

【量表来源】　Pfeffer R I, Kurosaki T T, Harrah C H, 1982. Measurement of functional activities in older adults in the community. J Gerontol, 37(3): 323-329.

【版权情况】　美国加州大学尔湾分校医学中心(University of California, Irvine Medical Center)神经病系 Pfeffer 等。

【类型及操作注意点】

1. 类型　　他评。

2. 操作注意点　　每次评定时,每一项只需选择一个任务评定[对于第一个任务无法完成或完成明显困难的,可以评定另两个备选的任务之一,如项目1:写支票、付账单、管理账务(结算支票本),通常只需要询问受试者是否能"写支票"而不需要再问后面的两项任务"付账单""管理账务"],不要重复评定,也不要遗漏,做出最合适的反映受试者活动能力的评分。如受试者无法完成或不能正确回答问题,应向了解受试者情况的照料者(知情者)询问。

【参考标准】　一般采用0~3分的4级评分制(0分:表现正常,或从未做过但有能力完成;1分:有些困难,但还是可以独立完成;或从未做过,但如必须要做,虽有些困难,但可以独立完成;2分:需要帮助才能完成;3分:全不能完成)。总分30分,分值>9分提示存在社会活动功能障碍。

国内有报道采用0~2分的3级评分制,其中0分表示没有任何困难,能独立完成;1分表示有些困难,需要他人指导或帮助;2分表示本人无法完成,完全或几乎完全由他人替代完成;总分为20分,总分>4分或有3项及3项以上功能的缺损就可认为存在社会功能的下降。FAQ 双维度根据完成项目的正确率与速度分为FAQ-Right 总分和 FAQ-Speed 总分。其中,关于 FAQ-Speed 评分的 cut-off 值相关研究甚少。

【完成时间】　5分钟。

【国外应用代表性研究】　Ito K, Hutmacher M M, Corrigan B W, 2012. Modeling of functional assessment questionnaire (FAQ) as continuous bounded data from the ADNI database. J Pharmacokinet Pharmacodyn, 39(6): 601-618.

【国内应用代表性研究】

(1) 冯晓敏,王曙红,2013.轻度认知功能障碍患者社会功能现状及护理.中华现代护理杂志,19(17): 1994-1997.

(2) 郭起浩,洪震,2016.神经心理评估.第二版.上海:上海科学技术出版社: 383-386.

三、痴呆残疾评估量表

【概述】　痴呆残疾评估（Disability Assessment for Dementia，DAD）量表由加拿大学者 Gélinas 等在 1999 年编制，研发的初衷在于满足对社区居住的阿尔茨海默病患者进行功能残疾的评估，作为一种相对较晚出现的生活能力评定量表，DAD量表对于帮助临床医师及护理人员选择合适的干预手段及监测患者病情变化具有重要作用。DAD 量表的检测内容包括 40 个项目，其中 17 项与基本自理能力有关，23 项与日常生活中使用工具的活动有关。

【信效度】　内部一致性 Cronbach α 系数为 0.96，重测信度>0.96，评定者信度为 0.95。

【评价】　DAD 量表简短、易操作，受年龄、性别及受教育程度影响小，对临床较为实用。研究发现，DAD 量表不仅能发现患者存在功能障碍的活动（结果），还可确定具体受损的能力［即何种原因，包括启动（initiation）、计划和组织（planning and orgnization）及有效开展（effectvie pefermance）］。DAD 量表具有较好的信效度，且与 GDS 评分密切相关，对于痴呆患者生活能力的评估及病程进展的评估具有良好的指导意义。

DAD 量表的缺点在于需要通过对知情人（照料者）进行访谈后完成，易受照料者人为因素的影响，因此，DAD 量表常与 MMSE 量表、GDS 测试同时进行，以互为参考。

【量表来源】　Gélinas I, Gauthier L, McIntyre M, et al., 1999. Development of a functional measures for persons with Alzheimer's disease：the disability assessment for dementia. Am J OccupTher, 53(5)：471‑481.

【版权情况】　加拿大麦吉尔大学（McGill University）物理和职业治疗学院Gélinas。

【类型及操作注意点】

1. 类型　　他评。

2. 操作注意点　　通过与照料者的访谈完成，评估近两周内的情况。询问时需要注意：① 询问照料者，患者（受试者）正在做的事情，而不是患者可能完成的活动；② 这些活动必须是由患者本人在没有任何照料者协助或提醒下独立进行的；③ 提问应严格按照问卷进行，此外必须使用照料者熟悉的语言与其进行交流。

【参考标准】　是：1 分；否：0 分；不确定：N/A。

"是"表明受试者在近两周内能够在没有帮助或提醒的情况下进行所述活动（一次或一次以上）；"否"代表受试者不能在没有帮助或提醒的情况下进行所述活动；"不确定"表明受试者此前并未进行过类似的操作或活动，或在近两周内并无机会进行相似的操作。所有分数相加即为总分，计算出其所占百分比即为所获数值，需要取出"N/A"项目的分值。如量表获得分数为 33 分，而量表总分为 40 分,则该量表评分为 33/40×100%＝83%。量表获得分数为 33 分,而量表总分为 38 分(两个项目是"N/A"),则量表评分为 33/38×100%＝87%。DAD 量表分值越高,提示患者日常生活活动能力的残疾水平越低,而分数越低则提示存在更多的功能缺损。

【完成时间】 15~20 分钟。

【国外应用代表性研究】

(1) Feldman H, Sauter A, Gelinas I, et al., 2001. The Disability assessment for dementia scale: a 12-month study of functional ability in mild to moderate severity Alzheimer's Disease. Alzheimer Dis Assoc Disord, 15(2): 89–95.

(2) Luc P D V, Paolo C, Savarè R, et al., 2008. Functional disability in early Alzheimer's disease — a validation study of the Italian version of the disability assessment for dementia scale. Dement Geriatr Cogn Disord, 25: 186–194.

【国内应用代表性研究】 暂无。

四、功能评定分期

【概述】 功能评定分期(Functional Assessment Staging, FAST)由美国学者 Reisberg(同时也是 GDS 的首创者)于 1988 年编制,它依据完成日常活动和其他基本功能的能力将罹患慢性疾病的老人的功能进行细分,每一期对应着相应的心理年龄、病程预期值和 MMSE 量表评分,FAST 细化了患者功能缺失的进展特点,可对痴呆患者进行较为详细的分期,尤其适用于只有轻微症状的早期患者和功能严重缺失的晚期患者及有精神行为障碍的患者,对于预测病情的进展和评估药物的疗效都有重要作用,可以和 GDS 联合使用。

【信效度】 评定者信度为 0.86,与 MMSE 量表的相关性系数为 0.87($P<0.001$)。

【评价】 FAST 可用于有认知障碍的患者,为早期痴呆患者提供可信的功能分级。因此,对于疾病的严重程度可用 FAST 评估。此外,该量表还可与其他功能量表共同应用以监测患者的日常生活能力。

FAST 的缺点在于需要通过向照料者(护理人员)询问情况以获得相关信息,因此,可能出现因护理人员引起的测试偏倚。FAST 在非阿尔茨海默病痴呆患者中的研究较少,其在非阿尔茨海默病患者中与其他功能量表的关系目前尚不明确。

【量表来源】 Reisberg B, 1988. Functional assessment staging (FAST). Psychopharmacol Bull, 24(4): 653–659.

【版权情况】 美国纽约大学兰贡医学中心(NYU Langone Medical Center) Reisberg 等。

【类型及操作注意点】

1. 类型 他评。

2. 操作注意点　　为了临床需要,除记录患者功能残疾的水平,还应对额外的、不连续的缺陷进行记录,因为这些缺陷可能也与临床有相关性。

【参考标准】　根据知情人提供的情况,按照 FAST 进行分期:1 期,正常成人;2 期,正常老年人;3 期,极轻度(早期)痴呆患者;4 期,轻度痴呆患者;5 期,中度痴呆患者;6 期,较严重痴呆患者;7 期,很严重痴呆患者。

通常阿尔茨海默病患者的 FAST 分期和临床表现能够很好地吻合,如临床诊断患者为轻度阿尔茨海默病,FAST 分期上则表现为"执行复杂工作能力下降,如管理个人财务困难(忘记付支票),购物困难等。"但注意有时也存在临床分期和FAST 分期表现不吻合的情况,如患者临床诊断为轻度痴呆(FAST 4 期),但功能残疾表现为不能自已独立洗澡(达到 FAST 6b),可以自己决定选择适当的衣物(未达到 FAST 5),自己能穿衣(未达到 FAST 6a);这时该患者可按照最严重的症状评期,即跳过 5、6a 而直接评为 FAST 6b,同时出现这种情况需要考虑阿尔茨海默病的诊断是否正确,阿尔茨海默病之外是否又出现了其他伴随疾病。

【完成时间】　15~20 分钟。

【国外应用代表性研究】

(1) Sclan S G, Reisberg B, 1992. Functional assessment staging(FAST)in Alzheimer's disease:reliability, validity, and ordinality. Int Psychogeriatr, 4(S1):55 - 69.

(2) Sabbagh M N, Lahti T, Connor D J, et al., 2007. Functional ability correlates with cognitive impairment in Parkinson's disease and Alzheimer's disease. Dement Geriatr Cogn Disord, 24(5):327 - 34.

【国内应用代表性研究】　暂无。

五、日常认知量表

【概述】　日常认知(Everyday Cognition, ECog)量表由美国学者 Farias 等于2008 年编制。研发的初衷在于创建一种工具能对从正常衰老至轻度认知功能损害再到痴呆的整个临床过程中的日常功能变化进行多维的评估,同时将日常功能的损害与特定的认知域障碍相关联起来。ECog 一共 39 个项目,包括 6 个特定的认知相关域:日常记忆、日常语言、日常视空间能力、日常计划、日常组织和日常分散性注意力。它通过知情者对受试者的日常认知功能进行评估,对于每一项,知情者将受试者当前的日常功能水平与其 10 年前的比较,受试者个体作为自己的对照。2011 年,Farias 团队开发并验证了 ECog 量表简化版,后者将 39 个项目缩减至 12 个项目,被称为 ECog - 12。ECog - 12 被证实与完整的 39 项版本有很强的相关性,具有高度的内部一致性。

【信效度】　ECog 量表的重测信度良好($r = 0.82$);ECog - 12 的内部一致性Cronbach α 系数为 0.96。国内尚未见对 ECog 进行信效度评估的报道。

【评价】 ECog 量表十分实用且容易操作,同时其与年龄、受教育程度的相关系数分别为 0.04 和 0.01,提示其不受受试者年龄、教育水平影响。同时,它既可以评估受试者日常认知功能的总体情况,又可以评估受试者 6 个特定的认知域功能损害情况,后者在 Farias 团队于 2013 年的神经影像学研究中得到了进一步的验证。而另外一项研究发现,在临床上很可能阿尔茨海默病人群中,记忆域相关评分的下降与 PET 所示的低代谢区域相关。ECog 量表有望不仅能较好地区分痴呆、轻度认知功能损害、正常老年人,而且能进一步评估总体认知功能相似的临床分组中的亚组差异(如遗忘型轻度认知功能损害和多认知域损害型轻度认知功能损害)。

该量表的缺点是其需要由知情者完成,因此受知情者情绪及照料者负担程度的影响。ECog - 12 量表简化后,在痴呆组中显示出了较为明显的"地板效应",因此,在需要纵向随访追踪受试者的认知变化和疾病严重度时,选择 ECog 量表长版更为合适。

【量表来源】

(1) ECog 来源:Farias S T, Mungas D, Reed B R, et al., 2008. The measurement of everyday cognition (ECog): Scale development and psychometric properties. Neuropsychology, 22(4): 531 - 544.

(2) ECog - 12 来源:Farias S T, Mungas D, Harvey D J, et al., 2011. The measurement of everyday cognition: Development and validation of a short form of the Everyday Cognition scales. Alzheimers Dement, 7(6): 593 - 601.

【版权情况】 加州大学戴维斯分校(University of California, Davis, UCD)神经病学系 Farias 等。

【类型及操作注意点】

1. 类型 他评。

2. 操作注意点 通过与知情照料者的访谈完成,评估受试者当前的日常功能水平与其 10 年前的情况做比较。因需要与受试者 10 年前的情况做比较,因而选择合适的知情者对测试的准确性尤为重要。

将受试者认知功能改变程度分为 4 个等级:① "1"为比 10 年前的状况好或差不多;② "2"为稍微或偶尔差一点;③ "3"为肯定差一点;④ "4"为明显差很多。但"5"为不知道,无法判断或者患者从来不做此事。当一个项目选择"5"时,视为未完成项目,不计入总分。将所有完成项目的得分相加得到一个总数,除以完成的项目数,得到的数值为此次测评得分,总体得分范围为 1~4 分。评定时,要特别注意不是评估受试者对该项目的完成情况,而是 10 年其完成情况的对比状况,如果某一项目,受试者一直都不擅长,且 10 年间没有变化,那就评"1",表示差不多。这也解释了为何 ECog 量表与受试者受教育情况相关性不大。

【参考标准】　ECog 量表得分越高,提示认知功能损害越严重。当设定灵敏度为 80% 时,在区分认知受损者与认知正常者时,ECog-39 量表与 ECog-12 量表的特异度分别为 84% 和 81%,两者最佳划界值分别为 1.81 和 2.30;在区分痴呆与正常人群时,ECog-39 量表与 ECog-12 量表的特异度均为 95%,最佳划界值分别为 2.34 和 2.83;而区分轻度痴呆与正常人群时,两者同样表现优秀,特异度分别为 91% 和 92%,对应的最佳划界值分别为 2.12 和 2.70;在识别轻度认知功能损害与正常人群时,ECog-39 量表与 ECog-12 量表的特异度相对较低,分别为 61% 和 62%,此时的最佳划界值分别为 1.32 和 1.54。

【完成时间】　ECog-39 量表:15~20 分钟;ECog-12 量表:5~10 分钟。

【国外应用代表性研究】　Farias S T, Park L Q, Harvey D J, et al., 2013. Everyday cognition in older adults: associations with neuropsychological performance and structural brain imaging. J Int Neuropsychol Soc, 19(4): 430-441.

【国内应用代表性研究】　Hsu J L, Hsu W C, Chang C C, et al., 2017. Everyday cognition scales are related to cognitive function in the early stage of probable Alzheimer's disease and FDG-PET findings. Sci Rep, 7(1): 1719.

【量表】

ECog-12 量表

项　　　目	严　重　度				
1. 记得自己把东西放在哪里	1	2	3	4	5
2. 记得今天是几号或星期几	1	2	3	4	5
3. 能听懂口头指令	1	2	3	4	5
4. 在与他人交谈中能正确表达自己的想法	1	2	3	4	5
5. 能看着地图找到一个新地方	1	2	3	4	5
6. 到去过很多次的地方时,能认识路	1	2	3	4	5
7. 能预计天气的变化,并根据变化调整自己的计划	1	2	3	4	5
8. 对可能将要发生的事情预先做好应对计划	1	2	3	4	5
9. 保持工作和生活环境的整洁	1	2	3	4	5
10. 准确、有条不紊地记账而不出错	1	2	3	4	5
11. 可同做两件事(如一边看电视,一边打毛线)	1	2	3	4	5
12. 做饭或工作的同时能说话	1	2	3	4	5

注:"1"为比 10 年前的状况要好,或跟 10 年前差不多;"2"为好像差一点,或者偶尔差一点;"3"为肯定差一点;"4"为差多了,或明显减退;"5"为不知道,无法判断,或者患者从不做该事。

(潘小玲　王　刚)

第八节　患者生活质量评估

一、痴呆生活质量量表

【概述】　痴呆生活质量量表(DQOL)由美国学者 Brod 等于1999年编制,包含5个维度29个项目,分别为自尊(1~4条目)、正性情绪(5~10条目)、负性情绪(11~21条目)、归属感(22~24条目)、审美感受(24~29条目),以及一项生活质量总体评价,1~5级评分。DQOL 为目前国外广泛使用的痴呆患者专用的生活质量量表,已有多种语言版本(英国、日本、荷兰等)流行,具有较好的信效度。中国台湾地区 Chiu 等2008年修订了繁体中文版 DQOL,同年北京大学护理学院张慧等翻译修订为简体中文版 DQOL,2011年山东大学护理学院娄凤兰等再次根据文化背景对 DQOL 进行翻译修订,并检测其信效度(见"补充资料")。DQOL 已成为国内痴呆患者生活质量测评的一项重要工具。

【信效度】　英文版内部一致性 Cronbach α 系数为 0.67~0.89,重测信度为0.64~0.90。中文版内部一致性 Cronbach α 系数为 0.856,重测信度为0.726,内容效度系数为0.986。具体参见表2-5。

表2-5　DQOL量表的内部一致性信度及重测信度

量　表	条目数	Cronbach α 系数	重测信度系数
自　尊	4	0.630	0.702[**]
正性情绪	6	0.808	0.376
负性情绪	11	0.837	0.699[**]
归属感	3	0.603	0.365
审美感受	5	0.706	0.458[*]
DQOL	29	0.856	0.726[**]

* $P<0.05$；** $P<0.01$。

【评价】　本量表适用于轻度至中度痴呆患者,本着尊重痴呆患者主观感受的目的,量表采用患者自评形式评分,自评可以更好地反映患者的自我意识和心境等主观感受,但同时因痴呆患者存在认知、交流等方面的障碍,其自评的可信度会受到影响,目前有学者建议可考虑采用自评和他评相结合的方式共同评价痴呆患者的生活质量,以弥补单一自评或他评的局限。

【量表来源】　Brod M, Stewart A L, Sands L, et al., 1999. Conceptualization and measurement of quality of life in dementia：the dementia quality of life instrument. Gerontologist. 39(1)：25－35.

【版权情况】 美国旧金山 Goldman 衰老研究所(Goldman Institute on Aging) Brod 等。

【类型及操作注意点】

1. 类 型 自评。

2. 操作注意点 一般适用于轻度至中度痴呆的患者(MMSE 量表得分≥12 分)，原版量表建议在测试前先进行 3 个筛选问题的测试，患者至少要答对两个问题才可进行下一步的量表自评，以确保患者能正确理解问题，保证评分的可信度。国内有学者认为若患者痴呆程度较重，或检测者认为其自评的分值不可靠，可以考虑由其主要照料者进行他评，结合患者自评和照料者他评的形式综合评分。

【参考标准】 得分越高，提示生活质量越高。

【完成时间】 15~20 分钟。

【国外应用代表性研究】

(1) Brod M, Stewart A L, Sands L, et al., 1999. Conceptualization and measurement of quality of life in dementia：the dementia quality of life instrument. Gerontologist, 39(1)：25－35.

(2) Karim S, Ramanna G, Petit T, et al., 2008. Development of the dementia quality of life questionnaire(D－QOL)：UK version. Aging Ment Health, 12(1)：144－148.

(3) Suzuki M, Uchida A, Kanamori M, et al., 2005. Development of the Dementia Quality of Life Instrument-Japanese version. Nippon Ronen Igakkai Zasshi, 42(4)：423－431.

【国内应用代表性研究】

(1) 张慧,尚少梅,王志穗,等,2008.老年痴呆患者生活质量自评和他评比较分析.中国护理管理,8(8)：28－30.

(2) 李晓静,陈菲菲,娄凤兰,等,2011.痴呆生活质量量表中文版的修订及信效度检测。护理学杂志,26(21)：35－37.

(3) Chiu Y C, Shyu Y, Liang J, et al., 2008. Measure of quality of life for Taiwanese persons with early to moderate dementia and related factors. Int J Geriatr Psychiatry, 23(6)：580－585.

【补充资料】

中文版 DQOL 操作说明

[注意] 对患者而言,围绕这些问题参与谈论是可以接受的。相对于非痴呆患者,评估痴呆患者需要更多的重复和讨论。开始测试之前,应当让患者尽量放松。

量表 1 适用于测试问题和问题 1~5。

[说明书]（请读给患者听）我将针对您近期的情况提问几个问题。希望您用这个表格来回答我（将表 1 的复印件递到受测者手中）。为向您解释如何使用这个表格，在我们开始之前，我想问您几个实际的问题。量表 1 关于您的兴趣爱好。每个问题设 5 个选项，依次是：根本不喜欢、有点喜欢、比较喜欢、很喜欢、非常喜欢。

注意：指着表格内容大声读出来。每个问题读完后，必要时可重复各选项（如测试问题 1，应当这样读："这人对这顿饭是根本不喜欢，有点喜欢，比较喜欢，很喜欢，还是非常喜欢？"）

测　试　问　题					
测试　　　　　　　　程度	根本不喜欢 1	有点喜欢 2	比较喜欢 3	很喜欢 4	非常喜欢 5
1　如果我（检查者指向自己）不喜欢一顿饭，我会选哪一项来描述我喜欢的程度？					
正确　　错误					
2　如果我（检查者指向自己）非常喜欢一顿饭，我将选哪一项来描述我喜欢的程度？					
正确　　错误					
3　如果你（指向病人）确实很喜欢这顿饭，你将选择哪一项来描述你喜欢的程度？（注意：选项 4 或 5 是正确的）					
正确　　错误					

注意：除非患者做对至少三分之二的测试题，否则不要继续。
对检查者的说明：测试前给患者相应的量表。测试时按照顺序读出问题，读完一个问题（应同时用手指着该题），紧接着读出该题对应的选项，必要时重复随后问题的选项。重复每个问题的题干。

量表 1　喜欢的程度

继续量表 1 的问题，对患者做如下说明："关于怎样用这个量表，您还有其他问题吗？""现在我将问一些关于您的问题。"

最近这段时间，您对下列各项内容喜欢的程度分别是

条　目　　　　　　　程度	根本不喜欢 1	有点喜欢 2	比较喜欢 3	很喜欢 4	非常喜欢 5
1 听音乐					
2 听大自然的声音（如鸟类、风声、雨声）					
3 观察动物或鸟类					
4 观赏五颜六色的事物					
5 观看云彩、天空或暴风雨					

量表 2　出现某种感觉的频率

将下面的内容读给患者："下面的量表测试您出现某种感觉的频率，选项依次是从来没有、很少、有时、经常、很经常（读每个选项的同时将该内容指给患者），关于怎样用这个量表，您还有其他问题吗？"

(续表)

近来,您出现下列感觉的频率分别是					
条 目 　　　　　频 率	从来没有 1	很少 2	有时 3	经常 4	很经常 5
6 有价值					
7 尴尬					
8 可爱					
9 自信					
10 对自己满意					
11 人们喜欢您					
12 您已经在某些事情上取得过成功					
近来,您有下列表现的频率是					
条 目 　　　　　频 率	从来没有 1	很少 2	有时 3	经常 4	很经常 5
13 发现有些事情能让您开怀大笑					
近来,您有下列感觉的频率是					
条 目 　　　　　频 率	从来没有 1	很少 2	有时 3	经常 4	很经常 5
14 害怕					
15 高兴					
16 孤独					
17 受挫					
18 愉快					
19 生气					
20 担心					
21 满足					
22 抑郁					
23 充满希望					
24 紧张					
25 伤心					
26 易怒					
27 焦虑					
28 您多长时间跟别人开一次玩笑或与别人一起开怀大笑?					
29 您多长时间能自己做一次决定?					
以上是可供选择的所有条目					

（续表）

条　目 ＼ 频　率	差 1	一般 2	好 3	很好 4	极好 5
量表 3　生活质量总体评价 将下面的内容读给患者："这个量表主要测试您对自己生活质量如何评价,选项依次是差、一般、好、很好、极好。"					
总体来说,您如何评价您的生活质量					

二、阿尔茨海默病相关生活质量量表

【概述】　阿尔茨海默病相关生活质量量表（Alzheimer's Disease Related Quality of Life Assessment Instrument，ADRQL）由美国学者 Rabins 等于 1999 年编制,用来评估阿尔茨海默病及其他类型痴呆患者与健康相关的生活质量。量表设计的初衷在于记录照料者或临床医师认为重要的患者某些生活质量的变化,评估阿尔茨海默病患者在不同治疗环境及不同病程中对某项治疗干预措施的反应,因此,ADRQL 能敏锐反映患者生活质量的轻微变化,被用来评估行为治疗、环境设置、药物治疗等干预手段的有效性。ADRQL 的最初版本包含 5 个维度 47 个条目,后修订为 5 个维度 40 个条目,包括社交活动（12 个条目）、自我意识（8 个条目）、感觉和情绪（12 个条目）、参加活动的愉悦感（4 个条目）、对环境的反应（4 个条目）,量表访谈的对象为专业或非专业的照料者,根据条目所描述的内容对患者近两周内的行为给予"同意"或"不同意"的回答。目前还未见中文版本 ADRQL 的报道。

【信效度】　英文原版内部一致性 Cronbach α 系数为 0.87,修订版内部一致性 Cronbach α 系数为 0.86。

【评价】　ADRQL 采用面对面访谈照料者的形式,对于每个条目的提问,照料者只需提供患者在最近两周内有无出现过条目描述的内容,给予"同意"或"不同意"的回答,信息采集相对简单,但分值计算相对复杂,需要训练有素的数据处理员根据 ADRQL 操作手册才能完成。ADRQL 分值跨度大,0~100 分,可敏锐地反映患者轻微的生活质量改变,且无明显的"天花板效应"及"地板效应"。

【量表来源】　Rabins P V, Kasper J D, Kleinman L, et al., 1999. Concepts and methods in the development of the ADRQL：an instrument for assessing health-related quality of life in persons with Alzheimer's disease. J Mental Health Aging, 5：33-48.

【版权情况】　美国约翰斯·霍普金斯大学（Johns Hopkins University, JHU）Rabins 等。

【类型及操作注意点】

1. 类型　　他评。

2. 操作注意点　　评定者访问对象为患者的照料者,根据条目所描述的内容对患者近两周内的行为给予"同意"或"不同意"的回答,ADRQL 的数据采集相对简单,但最后的数据处理需要经过专业训练的数据处理员根据 ADRQL 操作手册完成方能完成。每个条目所对应的分值由 ADRQL 操作手册提供,每个条目的总得分乘以该条目的权重比例(weight),最后逐条相加,得到 ADRQL 的最终总分,总分分值在 0~100 分间。

【参考标准】　分数越高,提示生活质量越高。

【完成时间】　10~15 分钟。

【国外应用代表性研究】

(1) Kasper J D, Black B S, Shore A D, et al., 2009. Evaluation of the validity and reliability of the Alzheimer disease-related quality of life assessment instrument. Alzhmer Disease & Associated Disorders, 23(3): 275 - 284.

(2) Rabins P V, 2000. Measuring quality of life in persons with dementia. Int Psychogeriatr, 12(S1): 47 - 49.

(3) Lyketsos C G, Gonzales-Salvador T, Chin J J, et al., 2003. A follow-up study of change in quality of life among persons with dementia residing in a longterm care facility. Int J Geriatr Psychiatry, 18(4): 275 - 281.

【国内应用代表性研究】　暂无。

三、康奈尔-布朗痴呆生活质量量表

【概述】　康奈尔-布朗痴呆生活质量量表(Cornell-Brown Scale for Quality of Life in Dementia, CBS)由美国学者 Ready 等于 2002 年编制,是一项全面评估痴呆患者生活质量的量表。CBS 制定的初衷在于充分体现"高质量的生活质量(包括积极情绪、身体及心理的满足感、自尊、相对缺乏的消极情绪及表现)"这一理念,兼顾到负面情绪及异常行为的出现所反映的生活质量的低下,CBS 的原作者于1988 年在康奈尔痴呆抑郁量表(CSDD)(详见本章第九节"精神行为评估")基础上,增加了对积极情绪及身心满意度的评估,整个量表共包括 5 个维度(情绪、理念、行为、体格指标、周期功能)19 个条目。由 CBS 评估得出的高水平生活质量不仅指无负面情绪或异常行为的出现,还体现在有积极情绪、理念、行为的出现。CBS 英文版量表已被国际上广泛使用,目前还未出现中文版 CBS 的报道。

【信效度】　英文版内部一致性 Cronbach α 系数为 0.81,评定者信度为 0.90。CBS 得分与患者的积极情绪视觉模拟评分呈正相关(rho = 0.63),与患者 CDR 评分呈负相关(rho = -0.35)。西班牙版内部一致性 Cronbach α 系数为 0.87,轻度痴呆人群中 α = 0.85,中度痴呆人群中 α = 0.88,两者间无统计学差异。

【评价】　CBS 突破传统生活质量的观念,首次提出"高水平生活质量不仅指没有负面情绪或异常行为的出现,还体现在有积极情绪、理念、行为的出现"。本量表由专业训练的临床评定者,采用访问患者和照料者相结合的形式进行评分,因为涉及患者的自评,量表更适用于轻至中度痴呆患者。对于重度痴呆患者或重症语言功能受损的患者,因不能自评或失去交流,CBS 不能提供有效的信度。

【量表来源】 Ready R E, Ott B R, Grace J, et al., 2002. The Cornell-Brown scale for quality of life in dementia. Alzheimer Disease and Associated Disorders, 16(2): 109-115.

【版权情况】 美国罗德岛布郎大学医学院(Alpert Medical School, Brown University)Rebecca 等。

【类型及操作注意点】

1. 类型 自评和他评。

2. 操作注意点 CBS 属于半结构式量表,采用临床评定者访谈患者及照料者相结合的形式,联合评估此次访视前一周内患者的表现。CBS 共 19 个条目,每个条目包括-2、-1、0、+1、+2 五个等级分值,"-1"表示轻度或偶尔出现的负面情绪,"-2"表示严重或持续出现的负面情绪,"0"表示未出现或无法评估,"+1"表示轻度或偶尔出现的正面情绪,"+2"表示程度明显或持续出现的正面情绪。CBS 评定目的为评估患者受"痴呆"影响生活质量改变的程度,其他非痴呆原因所导致的生活质量改变则不予评分,如因医源性减肥所导致的体重下降,则该条目的评分记为"0"。本量表结合患者及照料者采访资料联合评估,若患者和照料者就某个问题出现意见不统一甚至严重分歧时,评定者应权重照料者的情况反映,并鼓励照料者提供具体的事例说明。某些情况下评定者可结合自己的观察、判断给予评分,如评定者观察患者表情忧伤且流泪,但患者本人否认抑郁情绪,此情况下,评定者的评分较患者自我评分更可靠。

【参考标准】 共 19 条目,每条目得分为-2~+2 分,总分值为-38 分~+38 分,负值分数绝对值越大说明生活质量越低,正值分数绝对值越大说明生活质量越高。

【完成时间】 15 分钟。

【国外应用代表性研究】

(1) Ramona L C, Juana G B, Javier R, et al., 2013. The Cornell-Brown scale for quality of life in dementia spanish adaptation and validation. Alzheimer Dis Assoc Disord, 27(1): 46-50.

(2) Ready R E, Ott B R, 2008. Integrating patient and informant reports on the cornell-brown quality-of-life scale. American Journal of Alzheimer's Disease & Other Dementias, 22(6): 528-534.

【国内应用代表性研究】 暂无。

四、阿尔茨海默型痴呆不适量表

【概述】 阿尔茨海默型痴呆不适量表(Discomfort Scale for Dementia of Alzheimer's Type, DS-DAT)由美国学者 Hurley 等于 1992 年编制,适用于评估无法交流的重度痴呆患者的生活质量,包括 9 个条目:嘈杂的呼吸、不愉快(负面)的发声、空洞的表情、伤心的表情、恐慌的表情、不悦(皱眉蹙额)的表情、懒散的肢体语言、紧张的肢体语言、坐立不安。每个条目根据评定者在 5 分钟内所观察到在受试者身上发生的频率、强度及持续时间分别评分(0~3分),总分 0~27 分。DS-DAT 最大的特点在于适用于其他量表无法测评的严重及出现语言交流障碍的痴呆患者,2001 年出现荷兰版 DS-DAT,并显示了良好的评定者信度,目前尚未有中文版 DS-DAT 的报道。

【信效度】 英文版评定者信度为 0.86~0.98,内部一致性 Cronbach α 系数为0.77。荷兰版内部一致性 Cronbach α 系数为 0.82~0.84。

【评价】 DS-DAT 为国际公认的供研究者评估老年痴呆患者不适程度的可靠量表,尤其适用于存在语言障碍、缺乏交流的痴呆患者。由于 DS-DAT 要求在安静状态下观察,因此对于患者运动状态时出现的不适,如运动诱发的疼痛等无法有效评估。此外,DS-DAT 依靠评定者观察评分,主观性较强,不同的评定者可能会出现较明显差别,因此,必须经过严格统一训练才能达到评定者间稳定性的要求,这在一定程度上限制了该量表的使用。

【量表来源】 Hurley A C, Volicer B J, Hanrahan P A, et al., 1992. Assessment of discomfort in advanced Alzheimer Patients. Researchin Nursing & Health, 15(5), 369-377.

【版权情况】 美国马萨诸塞州贝德福德 Edith Nourse Rogers 退役军人医院(Edith Nourse Rogers Memorial Veterans Hospital)Hurley 等。

【类型及操作注意点】

1. 类型 他评。

2. 操作注意点 要求受过训练的评定者采用面对面访视的方式进行评估,观察患者 5 分钟,并记录在 5 分钟内以下 9 个方面内容出现的频率、强度及持续时间:嘈杂的呼吸、不愉快的发声、空洞的表情、伤心的表情、恐慌的表情、不悦的表情、懒散的肢体语言、紧张的肢体语言、坐立不安。记录 5 分钟内每个条目相关内容出现的次数(频率);强度根据是否易觉察到分为"低度"和"高度";持续的时间以 1 分钟为界,<1 分钟记为"短",≥1 分钟记录为"长"。最后综合"频率""强度""持续时间",每个条目根据下表分别独立进行评分(0~3 分),9 个条目的总和为DS-DAT 最后总得分(0~27 分),分数越高,表明不适程度越重。具体评分细则见表 2-6。

表 2-6 DS-DAT 评分细则

条目得分	频 率*	强 度**	持续时间***
0	0	—	—
1	1	低度	短
2	1	高度	短
2	1	低度	长
2	2	低度	短

（续表）

条目得分	频　率*	强　度**	持续时间***
3	≥1	高度	长
3	≥2	高度	短
3	≥2	低度	长
3	≥3	低度	短

＊频率：指 5 分钟内发生的次数；＊＊强度："低度"指不易觉察或轻微，"高度"指程度严重的或幅度大的；＊＊＊持续时间："短"指时间<1 分钟，"长"指时间≥1 分钟。

【参考标准】　总得分 0~27 分，分数越高，表明不适程度越重。

【完成时间】　10~15 分钟。

【国外应用代表性研究】

（1）Hoogendoorn L I, Kamp S, Mahomed C A, et al., 2001. The role of observer for the reliability of Dutch version of the discomfort scale-dementia of Alzheimer type（DS－DAT）. Tijdschr Gerontol Geriatr, 32(3)：117－121.

（2）Steen J T V D, Ooms M E, Wal G V D, et al., 2002. Measuring discomfort in patients with dementia. validity of a Dutch version of the discomfort scale-dementia of Alzheimer type（DS－DAT）. Tijdschr Gerontol Geriatr, 33(6)：257－263.

【国内应用代表性研究】　暂无。

五、阿尔茨海默病生活质量测评量表

【概述】　阿尔茨海默病生活质量测评量表（Quality of Life-Alzheimer's Disease Instrument, QOL－AD）由美国学者 Logsdon 等于 2002 年编制，目前被国际上广泛使用，出现了多种语言的版本（包括法语、日语、德语、西班牙语、意大利语、葡萄牙语、泰语等）。2006 年，中国台湾地区傅中玲等报道了繁体中文版 QOL－AD 应用于阿尔茨海默病患者及其照料者评定的研究；2007 年新加坡学者 Philip 等将 QOL－AD 译成中文版，用于调查新加坡华人痴呆患者；2011 年山西医科大学余红梅等翻译修订了 QOL－AD 简体中文版，并对其信效度进行了评估。QOL－AD 分为痴呆患者版和照料者版，含 4 个维度，13 个条目，总分在 13~52 之间。

【信效度】　英文版 QOL－AD 问卷患者版和照料者版信度均较好（患者版 $\alpha=0.84$，照料者版本 $\alpha=0.86$）；中文版 QOL－AD 患者版 Chronbach α 系数为 0.659，照料者版 Chronbach α 值为 0.869；患者版分半信度为 0.674，照料者版分半信度为 0.841；患者版重测信度：总分的组内相关系数为 0.835（$P<0.01$）。QOL－AD 得分（患者版）与 ADL 量表、SF－36 健康量表生理机能部分（physical functioning, PF）、SF－36 健康量表生理职能部分（role-physical, RP）、SF－36 健康量表精神健

康部分(mental health, MH)、CBS 的相关系数分别为 -0.239、0.288、0.269、0.290、0.227(P<0.01)。

国内万利平为了使该量表更适合中国大陆人群,将中文版量表进行条目修改,并进行信效度研究,修订后的 QOL－AD 患者版的 Chronbach α 系数为 0.95,照料者版 Chronbach α 系数为 0.91,患者版分半信度系数为 0.98,照料者版分半信度系数为 0.90。

【评价】　QOL－AD 被认为是目前适用于轻至重度阿尔茨海默病患者生活质量的评估量表,操作简单,测评耗时相对较短,患者及家属的依从性较高,并且其信度、效度及灵敏度已经在各个版本的应用中不断地得到验证。既往研究发现,患者评分显著高于照料者评分,患者自评的生活质量主要与抑郁焦虑情绪呈负相关,与日常生活能力正相关,而与其认知水平和疾病严重程度无明确相关性;照料者评估的患者生活质量主要与患者的依赖程度、照料者的负担及抑郁情绪有关,与疾病进展程度轻度负相关。

【量表来源】　Logsdon R G, Gibbons L E, Mccurry S M, et al., 2002. Assessing quality of life in older adults with cognitive impairment. Psychosomatic Medicine, 64(3): 510－519.

【版权情况】　美国华盛顿大学公共卫生学院(School of Public Health, University of Washington)Logsdon 等。

【类型及操作注意点】

1. 类型　　自评和他评结合。

2. 操作注意点　　中英文版均有 13 个条目,每个条目分为"差""一般""好""非常好"4 个区域,得分别为 1、2、3、4 分,总分在 13~52 分之间,分值越高表示生活质量越高,适用于轻至重度的患者及其照料者使用,但对于特别严重的痴呆患者,患者版自评量表常不能单独完成。

【参考标准】　分数越高,生活质量越高。

【完成时间】　10~15 分钟。

【国外应用代表性研究】

(1) Thorgrimsen L, Selwood A, Spector A, et al., 2003. Whose quality of life is it anyway?. Alzheimer Dis Assoc Disord, 17(4): 201－208.

(2) Philip L K Y, Jenny Y N G, Henderson L M, et al., 2008. How do Chinese patients with dementia rate their own quality of life?. Int Psychogeriatr, 20 (3): 482－493.

(3) Matsui T, Nakaaki S, Murata Y, et al., 2006. Determinants of the quality of life in Alzheimer's disease patients as assessed by the Japanese version of the quality of life-Alzheimer's disease scale. Dement Geriatr Cogn Disord, 21(3): 182－191.

(4) Gómez-Gallego M, Gómez-Amor J, Gómez-García J, 2012. Validation of

the Spanish version of the QoL – AD scale in Alzheimer disease patients, their carers, and health professionals. Neurología, 27(1): 4 – 10.

(5) Buasi N, Permsuwan U, 2014. Validation of the Thai QoL – AD version in Alzheimer's patients and caregivers. Australas Med J, 7(6): 251 – 259.

【国内应用代表性研究】

(1) 艾永梅,2011.阿尔茨海默病生命质量测评量表(QOL – AD)中文版研制与初步应用.太原:山西医科大学.

(2) 张慧敏,艾永梅,余红梅,等,2013.阿尔茨海默病生命质量测评量表(QOL – AD)中文版信度和效度分析.中国卫生统计,30(1): 57 – 59.

(3) 万利平.阿尔茨海默病生命质量和阿尔茨海默病知识量表中文版跨文化调适.太原:山西医科大学,2014.

(4) Fuh J L, Wang S J, 2006. Assessing quality of life in Taiwanese patients with Alzheimer's disease. Int J Geriatr Psychiatry, 21(2): 103 – 107.

（王　刚　崔诗爽）

第九节　精神行为评估

一、神经精神科问卷

【概述】　神经精神科问卷(NPI)主要用于痴呆患者精神行为异常(behavioral and psychological symptoms of dementia)的评估,并且分为症状、苦恼两部分评分。症状部分由美国学者 Cummings 在 1994 年制定,初始为 10 项,1997 年修订时增加 2 项。1998 年由 Kaufer 等增加了苦恼部分作为附加问卷。该量表通过询问阿尔茨海默病患者的照料者来评价患者的 12 种精神行为症状,包括妄想、幻觉、激越/攻击、抑郁/心境恶劣、焦虑、情感欣快、情感淡漠、脱抑制、易激惹/情绪不稳、异常的运动行为、睡眠/夜间行为、食欲和进食障碍,以及给照料者造成的苦恼程度。NPI 是目前国际上评估痴呆患者精神行为异常最常用的神经心理量表之一,具有良好的信效度。2001 年香港学者 Leung 首先进行繁体汉化版的研究,2010 年马万欣等报道了知情者版中文版 NPI 的信效度;2012 年王涛等报道了简体版 CNPI 的信效度,其他学者还对汉化版神经精神科问卷知情者版(neuropsychiatric inventory-questionnaire, NPI – Q)的信效度进行了研究,均证实该量表具有良好的信效度。

【信效度】　繁体汉化版内部一致性 Cronbach α 系数为 0.84,评定者信度为

0.7~1.0。简体汉化版的症状分问卷内部一致性 Cronbach α 系数为 0.69,苦恼分问卷 Cronbach α 系数为 0.72;重测信度在 0.66~0.98 之间($P<0.001$),其中症状分问卷总分相关系数为 0.96($P<0.001$),苦恼分问卷总分相关系数为 0.94($P<0.001$);汉化版量表的同质性信度和重测信度较高,内容效度和结构效度较好。

【评价】 NPI 评定内容为 12 种精神行为症状(妄想、幻觉、激越/攻击、抑郁/心境恶劣、焦虑、情感欣快、情感淡漠、脱抑制、易激惹/情绪不稳、异常的运动行为、睡眠/夜间行为、食欲和进食障碍)。按照统一标准化用语与照料者或知情人访谈,首先调查患者是否存在该项目所反映的症状,如否认,记"0"分;如有,则进一步通过问卷中 7~8 个评定性问题以确定具体症状,并评定该症状的出现频率(1~4分)和严重程度(1~3 分)。频率、严重程度两者的乘积为本条目的得分,将 12 个项目的得分累计即为症状部分的最终得分。苦恼条目评分通常不计入总分。

NPI 访谈的对象为痴呆患者的直接照料者,既避免了痴呆患者提供不准确的信息,又能发现曾发生过的精神行为异常。每项均有初筛问题,初筛阳性时,再详细追问,提高了效率。NPI 最初编制的目的在于评价阿尔茨海默病临床药物试验,量表条目中包含了阿尔茨海默病常见症状和少见症状,此后广泛应用于多种认知障碍疾病精神行为异常的评定,如额颞叶痴呆、路易体痴呆、帕金森病、皮质基底节变性、进行性核上性麻痹等。NPI 本身即对鉴别以精神行为异常为突出表现的额颞叶痴呆、进行性核上性麻痹有重要价值,对于抑郁和淡漠也有细致的区分。

在 NPI 的基础上,又陆续出现了一些变异版本,如神经精神科问卷护理院版(Neuropsychiatric Inventory-Nursing Home Version,NPI－NH),神经精神科问卷知情者版(Neuropsychiatric Inventory-Questionnaire,NPI－Q),神经精神科问卷临床医师版(Neuropsychiatric Inventory-Clinician,NPI－C),神经精神科问卷日记版(Neuropsychiatric Inventory-Diary Rating Scale,NPI－Diary)。NPI－NH 适用于护理院专业护理者使用,可以提供更为详细的日常精神行为症状及其变化。NPI－Q 为简明 NPI 问卷,其评定结果与 NPI 仅有 2%~5% 的差异,但评定时间仅为 5 分钟,并且各条目评分标准一致,更适用于临床快速评估。NPI－C 可供临床专科医师评定用。

【量表来源】 Cummings J L, Mega M, Gray K, et al, 1994. The neuropsychiatric inventory:comprehensive assessment of psychopathology in dementia. Neurology, 44(12):2308－2314.

【版权情况】 美国加州大学洛杉矶分校医学院神经内科 Cummings。

【类型及操作注意点】

1. 类型 他评,专业评估者向被照料者直接提问完成。

2. 操作注意点 量表评定间隔以 4~6 周为宜。操作中应注意询问照料者患者发病前的状态以确定评定时行为是否为异常,也应注意本次测评较上次测评是否有变化。在确定精神行为异常的频率和严重程度时,可先逐一询问每个症状后的子问题,让照料者综合评定该症状的频度和严重程度。如抑郁,家属会诉患者时有自杀倾向,但大部分时间情绪轻微低落,此时就要让照料者综合评定该症状的频率和严重程度。

【参考标准】 NPI无正常参考值,条目如幻觉错觉症状,一旦出现即为异常,而如易激惹、焦虑、抑郁等症状正常老人也可出现。用于药物疗效评价时,通常认为减少4分,或较基线减少30%有临床意义。

【完成时间】 20分钟。

【国外应用代表性研究】

(1) Mega M S, Cummings J L, Fiorello T, 1996. The spectrum of behavioral changes in Alzheimer's disease. Neurology, 46(1): 130-135.

(2) Lyketsos C G, Lopez O, Jones B, 2002. Prevalence of neuropsychiatric symptoms in dementia and mild cognitive impairment: results from the cardiovascular health study. JAMA, 288(12): 1475-1483.

【国内应用代表性研究】

(1) 马万欣,王华丽,Jeffrey L. Cummings,等,2010.神经精神科问卷知情者版中文译本的信效度.中国心理卫生杂志,24(5): 338-342.

(2) Leung V P, Lam L C, Chiu H F, 2001. Validation study of the Chinese version of the neuropsychiatric inventory (CNPI). Int J Geriatr Psychiatry, 16(8): 789-793.

(3) Wang T, Xiao S, Li X, 2012. Reliability and validity of the Chinese version of the neuropsychiatric inventory in mainland China. Int J Geriatr Psychiatry, 27(5): 539-544.

(4) Chen S, Lin K, Wang H, et al., 2018. Reliability and structural validity of the Chinese version of the neuropsychiatric inventory, Nursing Home version. Psychogeriatrics, 18(2): 113-122.

二、简明精神病量表

【概述】 简明精神病量表(Brief Psychiatric Rating Scale, BPRS)于1962年由Overall和Gorham编制。它适用于功能性精神病,主要用于观察评定精神分裂症的治疗效果,是精神科应用最广泛的量表之一,也可用于阿尔茨海默病患者的精神行为异常评估。本量表初版为16项,1976年量表协作组又增添了2项(工作和自知力)。目前所使用版本一般都是18项。1982年由上海精神卫生中心张明园等重新编译修订了BPRS中文版,并对量表进行了信效度检验。原版本无工作用评分标准,1988年美国学者Woerner等编制了一份定标量表(Brief Psychiatric Rating Scale-Anchored, BPRS-A),上海精神卫生中心根据国情实际编制了工作用评分标准。量表共18项,所有项目采用1~7分的7级评分法,BPRS总分反映疾病严重性,总分越高,病情越重。此外,目前国际上还有24项BPRS扩展版(BPRS-

Expanded Version），但相对少用。近年有对 BPRS‐E 拓展出来的 BPRS‐26 版本，被认为可以增强量表的稳定性和综合性，国内暂无相关应用报道。

【信效度】 BPRS 中文版总分及分项评定者信度为 0.85~0.99；重测信度为 0.52；评分反映临床症状严重程度的真实性（Spearman 系数）为 0.84，反应疗效判断（Spearman 系数）为 0.60。

【评价】 BPRS 共 18 项，所有项目均采用 1~7 分的 7 级评分法，各级的标准为：① 无症状；② 可疑或很轻；③ 轻度；④ 中度；⑤ 偏重；⑥ 重度；⑦ 极重。根据各项目的相近性，又组合为缺乏活力、焦虑抑郁、思维障碍、兴奋、敌对猜疑等 5 个因子。因子分的计算方法为：因子分＝组成该因子的各单项评分的总和/组成该因子的项目数。

BPRS 为分级量表，主要用于评定精神病性症状严重程度，近年来也应用于阿尔茨海默病、帕金森病并发精神症状的评估及药物疗效研究，通常，一方面直接反映患者精神行为异常的情况，另一面间接反映照料者的负担情况，研究发现 BPRS 评分与照料者负担密切相关。BPRS 总分反映疾病严重性，总分越高，病情越重；单项评分及出现频率反映不同疾病的关键症状；因子评分反映疾病的临床特点；治疗前后总分值变化反映疗效的好坏，差值越大，疗效越好。其各症状或因子评分变化可反映治疗的靶症状。在疗效分析时，采用总分‐时间曲线的动态分析及治疗前后因子分对比分析的方法。但 BPRS 对于抑郁症状的评价价值偏低，量表中虽有关心健康、心境抑郁、焦虑等症状项目，但未能包括睡眠障碍、食欲改变、自主神经系统症状等与抑郁焦虑密切相关的内容。

【量表来源】 Overall J E，Gorham D R，1962. The brief psychiatric rating scale. Psychological Reports，10：799‐812.

【版权情况】 美国得克萨斯大学休斯敦医学院（School of Medicine，University of Texas）Overall 等。

【类型及操作注意点】

1. 类型 他评。

2. 操作注意点 主要适用于精神分裂症及合并精神行为异常的痴呆等疾病患者。评定患者近一周内的精神症状及现场交谈情况。在对患者的观察中，可以相隔 2~6 周评定一次。通过对患者的观察和患者自己的口述，依据症状定义和评定人员的临床经验，对量表中的项目进行评分。其中 1、2、4、5、8、9、10、11、12、15 和 18 项，根据患者自己的口头叙述评分；而 3、6、7、13、14、16、17 项，则依据对患者的观察评定。

【参考标准】 评价指标包括总分（18~126 分）、单项分（0~7）、因子分（0~7）和廓图。其中，总分反映疾病的严重性，总分越高，病情越重。一般情况下，总分 35 分为临床划界值，即>35 分的受试者被归为患者组。

【完成时间】 20 分钟。

【国外应用代表性研究】

（1）R, Cummings J, Raman R. Quetiapine for agitation or psychosis in patients with dementia and parkinsonism. Neurology, 68(17)：1356 - 1363.

（2）Dazzi F, Shafer A, Lauriola M, 2016. Meta-analysis of the brief psychiatric rating scale-expanded（BPRS - E）structure and arguments for a new version. J Psychiatr Res, 81：140 - 151.

（3）Ownby R L, Koss E, Smyth K A, et al., 1994. The factor structure of the brief psychiatric rating scale in Alzheimer's disease. J Geriatr Psychiatry Neurol, 7(4)：245 - 250.

（4）Woerner M G, Mannuzza S, Kane J M. Anchoring the BPRS：an aid to improved reliability. Psychopharmacol Bull, 24(1)：112 - 117.

【国内应用代表性研究】

（1）张明园,周天骍,汤毓华,等,1983.简明精神病量表中译本的应用(1)可靠性检验.中国神经精神病杂志(9)：76 - 79.

（2）张明园,周天骍,梁建华,等,1983.简明精神病量表中译本的应用(2)真实性检验.中国神经精神病杂志(10)：74 - 77.

（3）高丽娟,祁富生,叶海标,等,2013.老年痴呆照料者精神负担及其影响因素分析.临床心身疾病杂志,19(4)：362 - 363.

（4）龚广厚,姜可,沈青峰,等,2008.利培酮口服液治疗老年期痴呆患者精神行为症状的对照研究.精神医学杂志,21(5)：386 - 387.

三、老年抑郁量表

【概述】　美国学者 Yesavage 和 Brink 等在 1982 年首先用与老年抑郁的一般表现有关的含 100 个条目的问卷对正常对照和老年抑郁患者进行了测试,将 100 个条目与总分做相关分析,筛选出 30 个相关最好的条目,在此基础上编制了老年抑郁量表,并逐渐成为老年人专用的抑郁筛查量表。老年抑郁量表完整版本包含 30 个项目,检查者按问题询问过去一周受试者的感受,结果为"是"或"否"的定式回答。因部分有躯体疾病或合并痴呆的老年人容易疲劳及注意力涣散,因此,Sheikh 和 Yesavage 于 1986 年又发布了包括 15 个项目的简版老年抑郁量表,随后在 1999 年,美国学者 Hoyl 等又进一步简化为仅为 5 项的老年抑郁量表简版作为更加快捷的筛查工具。老年抑郁量表已被翻译修订为多语言版本,1996 年中国香港学者 Chan 首先对老年抑郁量表-30 项繁体中文版进行了研究,此后国内学者也分别对简体版老年抑郁量表-30 项、15 项在社区和农村老年人中应用的信效度进行了报道。

【信效度】　原版老年抑郁量表内部一致性 Cronbach α 系数为 0.94,重测信度为 0.85。效度:与抑郁研究用诊断标准（RDC）诊断等级相关性系数为 0.82。英文简版老年抑郁量表-15 项内部一致性 Cronbach α 系数为 0.86,重测信度为 0.81,效度：与老年抑郁量表-30项相关系数0.94。

【评价】　研究发现，抑郁并非随老化而自然出现的症状，早期识别并干预老年期抑郁非常重要。老年抑郁量表包含以下症状：情绪低落、活动减少、易激惹、退缩痛苦的想法，对过去、现在与将来的消极评价。每个条目都是1个问题，要求受试者回答"是"或"否"。30个条目中的10条用反序计分（回答"否"表示抑郁存在），20条用正序计分（回答"是"表示抑郁存在）。每项表示抑郁的回答得1分。老年抑郁量表是迄今专为老年人编制并在老年人中标准化了的抑郁量表，具有其他抑郁量表无可比拟的优越性。原作者Yesavage等于1983年报道了在3个抑郁程度不等的样本中进行老年抑郁量表、自我抑郁评定量表（Self-Rating Depression Scale，SDS）和汉密尔顿抑郁量表（HAMD）的对比研究，采用RDC中有关重性情感障碍的诊断标准，将受试者分为正常、轻度抑郁、重度抑郁三组，采用方差分析发现，三个量表与RDC诊断等级的相关为：GDS=0.82，SDS=0.69，HAMD=0.83，老年抑郁量表与临床评定的相关性优于SDS，与HAMD接近。此外，由于阿尔茨海默病、帕金森病等患者多为老年人，因此，老年抑郁量表在筛查上述神经变性疾病合并抑郁中也颇具价值。但需要注意的是，老年抑郁量表仅为老年期抑郁筛查量表，不适合药物疗效评估，也不适用于严重痴呆者，检测条目中未包括重要的自杀倾向项目。因此，老年抑郁量表并非抑郁症的诊断工具，也不能代替专业医师临床问诊，老年抑郁量表-30项分数超过11分的受试者应做进一步检查。老年抑郁量表易受年龄因素影响，表现为老年抑郁量表中关于疲倦、中等认知功能减退和机体功能减退等问题的评分随年龄的增长而增加。

【量表来源】　Yesavage J A, Brink T L, Rose T L, et al., 1982. Development and validation of a geriatric depression screening scale：a preliminary report. J Psychiatr Res，17(1)：37-49.

【版权情况】　美国斯坦福大学衰老临床研究中心（Aging Clinical Research Center，Stanford University）Yesavage，Brink等。

【类型及操作注意点】

1. 类型　　自评或他评，按回答"是"或"否"计分。

2. 操作注意点　　总指导语：以下有一些问卷调查，要根据你自己的实际情况做出回答，注意有些题目是反向评分。所有回答是保密的，只有医师能够看到。可用口述或书面两种方式检查。用于书面方式，须在每个问题后印有"是/否"字样，让受试者圈出比较贴切的回答。若口头提问，检查者可能要重复某些问题已获得确切的"是"或"否"的回答。不适合测评中度痴呆及以上患者。注意老年抑郁量表-30项中第1、5、7、9、15、19、21、27、29、30题答"否"表示有抑郁，与其他条目相反。

【参考标准】　老年抑郁量表-30项：最高分30分，0~10分可视为正常范围，即无抑郁，11~20分为轻度抑郁，21~30分为中重度抑郁。老年抑郁量表-15项中，0~4分可视为正常范围，5~8分为轻度抑郁，9~11分为中度抑郁，12~15分为重度抑郁。

【完成时间】　老年抑郁量表-30项：15分钟；老年抑郁量表-15项：5~10分钟；老年抑郁量表-5项：3~5分钟。

【国外应用代表性研究】

（1）Sheikh J I, Yesavage J A, 1986. Geriatric depression scale（GDS）：recent evidence and development of a shorter version. Clin Gerontol, 5（1/2）：165－173.

（2）Williams J R, Hirsch E S, Anderson K, 2012. A comparison of nine scales to detect depression in Parkinson disease：which scale to use? Neurology, 78（13）：998－1006.

（3）Brown L M, Schinka J A, 2005. Development and initial validation of a 15-item informant version of the geriatric depression scale. Int J Geriatr Psychiatry, 20（10）：911－918.

（4）Hoyl M T, Alessi C A, Harker J O, et al., 1999. Development and testing of a five-item version of the geriatric depression scale. J Am Geriatr Soc, 47（7）：873－878.

（5）Krishnamoorthy Y, Rajaa S, Rehman T, 2020. Diagnostic accuracy of various forms of geriatric depression scale for screening of depression among older adults：systematic review and meta-analysis. Arch Gerontol Geriatr, 87：104002.

【国内应用代表性研究】

（1）何晓燕，肖水源，张德杏，2008.老年抑郁量表在中国农村社区老年人中的信度和效度.中国临床心理学杂志,16（5）：473－475,543.

（2）刘杰，王瑛，王晓慧，等，2013.中文版老年抑郁量表在城市社区老年人群中应用的信效度研究。中国临床心理学杂志,21（1）：39－41.

（3）唐丹,2013.简版老年抑郁量表（GDS－15）在中国老年人中的使用.中国临床心理学杂志,21（3）：402－405.

（4）赵豪飞，何嘉悦，谭素素，等，2019.老年抑郁量表在不同性别老年人群中的测量等值性.中国临床心理学杂志,27（3）：543－545,554.

（5）Chan A C, 1996. Clinical validation of the geriatric depression scale（GDS）：Chinese version. J Aging Health, 8（2）：238－253.

（6）Lai D W, Fung T S, Yuen C T, 2005. The factor structure of a Chinese version of the geriatric depression scale. Int J Psychiatry Med, 35（2）：137－148.

【量表】

老年抑郁量表－15项

选择最切合您一周来的感受的答案，在每题后答"是"或"否"。

	项　　目	回　　答	
1	你对生活基本满意吗？	是	否
2	你是否放弃了许多活动和兴趣爱好？	是	否
3	你是否觉得生活空虚？	是	否
4	你是否常感到厌倦？	是	否

（续表）

	项　目	回	答
5	你是否大部分时间感觉精神良好？	是	否
6	你是否害怕会有不幸的事发生？	是	否
7	你是否大部分时间感到快乐？	是	否
8	你是否常感到无助？	是	否
9	你是否愿意待在家里而不愿去做些新鲜事？	是	否
10	你是否觉得记忆力比大多数人差？	是	否
11	你是否认为现在活着很惬意？	是	否
12	你是否觉得像现在这样活着毫无意义？	是	否
13	你是否觉得你的处境毫无希望？	是	否
14	你是否觉得大多数人处境比你好？	是	否
15	你集中精力有困难吗？	是	否

四、康奈尔痴呆抑郁量表

【概述】　康奈尔痴呆抑郁量表(Cornell Scale for Depression in Dementia, CSDD)由美国学者 Alexopoulos 等于 1988 年编制,专门针对痴呆患者的抑郁症状进行评估,CSDD 可较准确地反映痴呆患者所表现的某些抑郁症状,将阿尔茨海默病患者自身的认知功能障碍与抑郁症状区分开来,是一种可靠的观察性量表。国内学者先后对中文版 CSDD(CSDD-CV)进行了信效度检验,并应用于临床评估阿尔茨海默病及其他类型的认知功能障碍患者的抑郁症状。

【信效度】　原版 CSDD 内部一致性 Cronbach α 系数为 0.84,评定者信度为 0.67,灵敏度 90%,特异度 75%。CDSS-CV 的 Cronbach α 系数为 0.81,除第 12 项外,CSDD-CV 各项目与总分的相关系数在 0.27~0.78 之间(P<0.05)。CSDD-CV 与 NPI 总分的相关系数为 0.63(P<0.05),与 NPI 子项目妄想、激越、抑郁、情感淡漠、易激惹、异常行为、睡眠均具有显著相关性(P<0.05)。采用多元线性逐步回归分析发现阿尔茨海默病患者出现抑郁的影响因素主要为 IADL、NPI。

【评价】　流行病学资料显示,抑郁是阿尔茨海默病患者中一种常见神经精神症状,在疾病早期,其发病率约为 40%,对阿尔茨海默病进程及治疗措施具有重要影响。然而,无论是早期采用传统的 HAMD 量表,还是近期的老年抑郁量表,对于阿尔茨海默病抑郁的评价中都缺乏特异性,无法将阿尔茨海默病患者自身的认知功能障碍与抑郁症状区分开来,而 CSDD 则弥补了这一缺陷。CSDD 共有 5 个因子,分别为情绪相关性症状、行为异常、躯体症状、睡眠障碍和思维障碍,包括 19 个题项,通过对患者本人及患者知情人进行访问,评定患者近 1 周来的表现。检查者首先对患者知情人(护士、直接照料者等)进行访问,然后对患者进行访问。当知情人和患者访问得分不一致时,需再对两者进行详细问询,通常以照料者为准,最后由检查者根据印象做出判断。由于 CSDD 主要依靠照料者提供信息完成,因此就消除了因痴呆患者自身认知功能和语言表达能力的下降所导致的交流障碍对量表测评的影响,也避免了询问过程中某些抑郁症状的人为忽视掩盖。国内外研究发现,CSDD 具有良好的信度和效度,尤其是对阿尔茨海默病患者抑郁的评估。但 CSDD 较其他抑郁筛查量表稍显复杂和费时,并且住院医师和护士进行的评估得分差异明显,提示需要对评估者进行标准化培训的必要性。

【量表来源】　Alexopoulos G A, Abrams R C, Young R C, 1988. Cornell scale for depression in dementia. Biological Psychiatry, 23(3): 271-284

【版权情况】　美国康奈尔大学老年精神病学研究所(Cornell University Institute of Geriatric Psychiatry)Alexopoulos 等。

【类型及操作注意点】

1. 类型　　他评。

2. 操作注意点　　检查者分别对照料者和患者进行访谈,先访视照料者再访视患者,两者得分不一致时需再次访问,常以照料者为准,但最终由检查者做出判断。按症状评严重程度,每 1 个题项以 3 等级(0=无,1=轻度/间断出现,2=严重)记分,推荐 8 分以上为抑郁症状阳性。第 8 项丧失兴趣(loss of interest)侧重一周来的兴趣丧失,如兴趣丧失持续长久或近期无变化均不计分;因躯体不适或痴呆相关淡漠情绪造成参加活动减少也不计分;第 12 项情绪波动(diurnal variation of mood)侧重早上情绪变化及傍晚情绪变化(因日落现象而不应计分)。

【参考标准】　原版本 7/8 分为划界值;0~6 分可视为正常范围,>7 分提示存在抑郁;国外其他研究报道划界值为 4/5 及 11/12 分,考虑与文化背景差异有关。

【完成时间】　20 分钟。

【国外应用代表性研究】

(1) Banerjee S, Hellier J, Dewey M, 2011. Sertraline or mirtazapine for depression in dementia (HTA-SADD): a randomised, multicentre, double-blind, placebo-controlled trial. Lancet, 378(9789): 403-411.

(2) Williams J R, Marsh L, 2009. Validity of the Cornell scale for depression in dementia in Parkinson's disease with and without cognitive impairment. Movement disorders, 24(3): 433-437.

(3) Gail Towsley, Moni Blazej Neradilek, A Lynn Snow, et al., 2012. Evaluating the Cornell scale for depression in dementia as a proxy measure in nursing home residents with and without dementia, Aging Ment Health, 16(7): 892-901.

【国内应用代表性研究】

(1) 龙彬,陈美娟,宋立升,2001. Cornell 痴呆抑郁量表的信度和效度检验.四川精神卫生,14(4): 209-210.

(2) 任汝静,王刚,张施,等,2008.康奈尔痴呆抑郁量表中文版的信度检测及临床应用研究.中国临床神经科学,16(2): 170-174.

五、汉密尔顿抑郁量表

【概述】 汉密尔顿抑郁量表(HAMD)由英国学者 Hamilton 于 1960 年编制,是临床上评定抑郁状态最常用的量表。HAMD 初始版本为 17 项,后又有 6 项、21 项、24 项、28 项等版本陆续出现,迄今至少有 20 种不同版本的 HAMD 在全世界流行,目前最常用的有 HAMD-17 项、21 项、24 项 3 种版本。该量表方法简单,标准明确,便于掌握,适用于有抑郁症状的成人。总分既能反映疾病严重程度,也能用于评估药物疗效,与其姐妹量表——汉密尔顿焦虑量表(HAMA)一起并称为经典的情绪(焦虑和抑郁)测评量表。20 世纪 80 年代开始,国内学者陆续报道了 HAMD 中文版(17 项、24 项为主)的信效度研究,并在中国人群获得广泛使用。

【信效度】 HAMD 评定者信度为 0.82~0.98,重测信度为 0.81~0.98。

【评价】 HAMD 是经典的抑郁评定量表,经久不衰,获得了广泛的公认。在抑郁量表中,HAMD 系金标准之一,如果要编制新的抑郁量表,往往要与 HAMD 作平行效度的检验;但 HAMD 缺点在于部分条目含义多维性,因子结构不够稳定,未完全覆盖重度抑郁症相关症状,如反向自主神经功能紊乱(过度睡眠、暴饮暴食等);部分抑郁症状权重系数不一,如失眠最高达 6 分,而疲劳仅为 2 分。

【量表来源】 Hamilton M, 1960. A rating scale for depression. J Neurol Neurosurg Psychiatry, 23: 56-62.

【版权情况】 英国利兹大学(University of Leeds)精神学系 Hamilton。

【类型及操作注意点】

1. 类型 他评。

2. 操作注意点 由经过培训的两名评定者对受试者进行联合测评。一般采用交谈与观察结合的方式,待检查结束后,两名评定者分别独立评分,评估划定时间为最近一周。目前常用 17 项、21 项、24 项版本。21 项版本比 24 项量表少第 22~24 项,且其中第 7 项,有 2 种评分方法(0~2 分的 3 级评分法,0~4 分的 5 级评分法,现多采用后者)。17 项版本无第 18~24 项。HAMD 大部分项目采用 0~4 分的 5 级评分法:“0”表示无;“1”表示轻度;“2”表示中度;“3”表示重度;“4”表示很重。少数项目评定则为 0~2 分 3 级:“0”表示无,“1”表示轻中度,“2”表示重度。

HAMD 中,第 8、9 及 11 项,依据对患者的观察进行评定;其余各项,则根据患者自己的口头叙述评分;但其中第 1 项需两者兼顾。另外,第 7 和 22 项,尚需向患者家属(照料者)收集信息,而第 16 项,最好是根据体重记录,也可依据患者主诉及照料者所提供的资料评定。

【参考标准】 不同版本存在多种评分标准。HAMD-17 项最常用,为“金标准”。评分标准为:0~7 分为正常,超过 20 分常提示中度抑郁,并成为临床药物试验入组的常用标准划界值。

HAMD-24 项：总分>35 分,可能为严重抑郁;>20 分,可能为轻或中度抑郁; 如<8 分,则认为无抑郁症状。

【测试时间】 15~20 分钟。

【国外应用代表性研究】

(1) Bagby R M, Ryder A G, Schuller D R, et al., 2004. The Hamilton depression rating scale: has the gold standard become a lead weight? Am J Psychiatry, 161: 2163-2177.

(2) Dobkin R D, Menza M, Allen L A, et al., 2011. Cognitive-behavioral therapy for depression in Parkinson's disease: a randomized, controlled trial. Am J Psychiatry, 168(10): 1066-1674.

【国内应用代表性研究】

(1) 李文波,许明智,高亚丽,2006.汉密顿抑郁量表 6 项版本(HAMD-6)的信度及效度研究.中国神经精神疾病杂志,32(2): 117-120.

(2) 许明智,李文波,贾福军,2006.汉密顿抑郁量表的因素结构研究中国行为医学科学,15(3): 277-278.

(3) 张明园,1998.精神科评定量表手册.第二版.长沙:湖南科学技术出版社: 121-126.

(4) Zheng Y P, Zhao J P, Phillips M, et al., 1988. Validity and reliability of the Chinese Hamilton Depression Rating Scale. Br J Psychiatry, 152: 660-664.

六、流调中心抑郁量表

【概述】 流调中心抑郁量表(Center for Epidemiological Studies Depression Scale, CES-D)为美国国立精神卫生研究院(National Institutes of Health, NMH) 流行病学专家 Radloff 于 1977 年编制,设计初衷在于研究抑郁症状的相关因素及发展规律,是目前在国际上被广泛使用的抑郁症状自评工具之一。除了广泛用于对普通人群中成年和老年人的抑郁症状筛查外,还可针对特殊人群——痴呆照料者进行抑郁检测。CES-D 内容包含 4 个维度:抑郁情绪(depressed affect)、积极情绪(positive affect)、躯体症状与活动迟滞(somatic complaints)、人际问题(interpersonal problem),总计 20 个条目;此外,仅包含 10 个条目的简版 CES-D 现也在国际上使用,其一致性及特异度/灵敏度与原版接近。国内自 20 世纪 90 年代开始出现 CES-D 的中文版,2010 年,由中国科学院心理研究所陈祉妍等对 CES-D 进行修订,报道建立了中文版 CES-D 的常模和信效度分析。

【信效度】 中文版 CES-D 内部一致性 Cronbach α 系数为 0.90,各因素的 Cronbach α 系数为 0.68~0.86;重测信度为 0.49($P<0.01$);心理疾病患者得分高于普通人群($P<0.01$),其中抑郁患者得分最高($P<0.01$);不同年龄组 CES-D 得分差异有统计学意义,60 岁以上组得分高于 60 岁以下各组($P<0.01$)。

【评价】　CES－D除了适用于成人外,在青少年与老年人中的应用也已得到验证,无论是20项版本,还是10项简版,其内部一致性信度、重测信度、结构效度、效标效度等各项指标均较好,适用于一般人群抑郁症状的筛查;近期的研究发现,CES－D对于痴呆患者的照料者是否存在抑郁也具有较好的筛查作用,也适用于精神分裂谱系患者的抑郁评估。

CES－D是一种自评量表,主观性强,并不表示个体真实的情绪(抑郁)状况。有研究发现,将量表中4个积极情感项目剔除后,16项CES－D对应的各种因素结构模型的拟合指数都有了显著提高,因此,CES－D量表中4个积极项目存在的必要性受到质疑。此外,CES－D也易受到文化背景影响,不适用于文盲及低教育程度者的评估。CES－D第4项条目"我觉得自己不比别人差(反向)"的测量学指标较差,可能与其双重否定表述有关,使部分受试者难以理解。

【量表来源】　Radloff L S, 1977. The CES－D scale:A self-report depression scale for research in the general population. Applied Psychological Measurement, 1:385－401.

【版权情况】　美国国立精神卫生研究院流行病学研究中心(National Institute of Mental Health Epidemiology Research Center)Radloff 等。

【类型及操作注意点】

1.类型　　自评。

2.操作注意点　　需受试者具有一定文化程度(六年级以上阅读水平);原版共20题,其中4个为反向计分,余为正向计分,采用0~3分的4级评分法:0分为"无或偶尔有(少于1天)";1分为"有时(1~2天)";2分为"经常或一半时间有(3~4天)";3分为"大部分时间或持续有(5~7天)"。要求自评最近一周内症状出现的频度。

【参考标准】　CES－D总分为0~60分,最常推荐使用16分作为可能存在抑郁状态的划界值,10项简版CES－D总分为0~30分,推荐采用8分(灵敏度91%,特异度35%)或10分(灵敏度89%,特异度47%)为划界值。

【完成时间】　10~15分钟。

【国外应用代表性研究】

(1) Andresen E M, Malmgren J A, Carter W B, et al., 1994. Screening for depression in well older adults:evaluation of a short form of the CES－D(Center for Epidemiologic Studies Depression Scale). Am J Prevent Med, 10:77－84.

(2) Morin A J, Moullec G, Maïano C, et al., 2011. Psychometric properties of the center for epidemiologic studies depression scale (CES－D) in French clinical and nonclinical adults. Rev Epidemiol Sante Publique, 59(5):327－340.

【国内应用代表性研究】

(1) 刘平, 1999. 流调中心用抑郁量表(Center for Epidemiologic Studies Depression Scale, CES－D).中国心理卫生杂志(增刊):200－202.

（2）张明园,任福民,樊彬,1987.正常人群中的抑郁症状的调查和 CES - D 的应用.中华神经精神科杂志,20(2)：67.

（3）章婕,吴振云,方格,等,2010.流调中心抑郁量表全国城市常模的建立.中国心理卫生杂志,24(2)：139 - 143.

七、医院焦虑抑郁量表

【概述】　医院焦虑抑郁量表(Hospital Anxiety and Depression Scale, HADS)由英国学者 Zigmond 与 Snaith 于 1983 年编制,为焦虑和抑郁状态的自评量表,适用于综合医院患者焦虑和抑郁情绪的筛查。HADS 共由 2 个分量表［焦虑分量表(HADS - A)和抑郁分量表(HADS - D)］组成,共 14 个条目,其中 7 个条目评估抑郁,7 个条目评估焦虑;有 6 个反向条目,5 个在 HADS - D,1 个在 HADS - A。量表采用 4 级评分(0~3 分)。目前,HADS 已被翻译成多种语言,有近 115 种版本,在全世界通用。1993 年,中国香港的 Leung 等及原上海医科大学(现复旦大学上海医学院)叶维菲等分别将 HADS 翻译修订为粤语版和普通话版,并开始逐渐应用于综合医院临床各科患者焦虑和抑郁情绪的筛查,2010 年,肖泽萍等报道了 HADS 的国内常模。国内目前主要采用的中文版为叶维菲等翻译修订的版本。

【信效度】　英文版 HADS - A 和 HADS - D 的内部一致性 Cronbach α 系数分别为 0.83 和 0.82,中文版 HADS 的内部一致性 Cronbach α 系数为 0.785。采用验证性因子分析方法判断量表的结构效度,因子分析证实 HADS 存在焦虑和抑郁两个内在因子。

【评价】　HADS 条目清晰,问题简单,具有省时、操作方便的特点,不需要专业评估者进行测试,更适合临床工作中快速筛查可疑患者的抑郁和焦虑情绪,从而广泛地应用于住院患者、门诊患者及社区人群,是综合性医院发现和处理情绪障碍的可靠筛查工具。

HADS 的缺点有以下几点：① 因子结构存在争议,原始量表模型为两因子结构,即抑郁和焦虑。但随后许多学者提出 HADS 量表应该分为 3 个因子结构进行分析,即情绪、行为和认知;也有人认为应从抑郁、焦虑和不安(或负性情绪)3 个因子进行分析,负性情绪是焦虑和抑郁共有的因子。主要的争议来自 HADS - A 的第 4 条"我能够安闲而轻松地坐着"和第 7 条"我有点坐立不安,好像感到非要活动不可"。但国内也有研究支持 HADS 两因子结构模型;② HADS 并不能精确地判定患者属于何种类型的焦虑或抑郁障碍,因此不宜作为流行病学调查或临床研究中的诊断工具;③ 年龄和性别对 HADS 有影响,有研究发现,HADS 评分存在性别与年龄等方面的差异,故简单以 HADS 得分>7 分来区分不同年龄与性别的患者是否有焦虑或抑郁症状可能并不准确,应该有所调整,尽量减少和/或避免 HADS 在筛查过程的假阳性率和假阴性率。

【量表来源】 Zigmond A S, Snaith R P, 1983. The hospital anxiety and depression scale. Acta Psychiatr Scand, 67: 361 – 370.

【版权情况】 英国圣詹姆斯大学医院(St James's University Hospital)精神科 Zigmond, Snaith。

【类型及操作注意点】

1. 类型 患者自评或由专业评估人员直接提问完成。

2. 操作注意点 在应用过程中需注意年龄和性别因素的影响。

【参考标准】 HADS 总分为 0~21 分,依照原作者的标准,0~7 分属无症状; 8~10 分属症状可疑;11~21 分属肯定存在症状。国外一般以 8 分为划界值,量表的灵敏度和特异度达到最佳的平衡状态。国内研究认为以 9 分作为 HADS 筛选的划界值较为可靠。

【完成时间】 15~20 分钟。

【国外应用代表性研究】

(1) Ingvar B, Dahl A A, et al., 2002. The validity of the hospital anxiety and depression scale. an updated literature review. Journal of Psychosomatic Research, 52 (2): 69 – 77.

(2) Bosboom P R, Alfonso H, Almeida O P, 2013. Determining the predictors of change in quality of life self-ratings and carer-ratings for community-dwelling people with Alzheimer disease. Alzheimer Dis Assoc Disord, 27(4): 363 – 371.

【国内应用代表性研究】

(1) 叶维菲,徐俊冕,1993.综合性医院焦虑抑郁量表在综合性医院患者中的应用和评价.中国行为医学杂志,2(3): 17 – 19.

(2) 郑磊磊,王也玲,李惠春,2003.医院焦虑抑郁量表在综合性医院中的应用. 上海精神医学,15(5): 264 – 266.

(3) 范青,季建林,肖泽萍,等,2010.综合医院焦虑抑郁量表在内科门诊患者中的应用.中国心理卫生杂志,24(5): 325 – 328.

八、阿尔茨海默病病理行为评分量表

【概述】 阿尔茨海默病病理行为评分量表(Behavioral Pathology in Alzheimer's Disease Rating Scale, BEHAVE – AD)由美国学者 Reisberg 等于 1987 年编制,包含症状评定和总体评定两部分。症状评定共有 25 个题项,包括行为障碍(妄想、幻觉、行为紊乱、攻击行为、昼夜节律紊乱、情感障碍、焦虑和恐惧等)的 7 个方面,每 1 项按照症状严重程度以 0~3 分共 4 级评分法;总体印象评分用于综合评定精神行为异常对照料者及患者所带来的影响。该量表先后经德国、西班牙、日本、中国等国学者验证,现已广泛运用于评定痴呆患者的精神行为异常,之后原作者对量表中的项目进行频率加权修订开发出新版本[Behavioral Pathology in Alzheimer's

Disease Frequency-Weighted Severity Scale（BEHAVE - AD - FW）]。1996 年，BEHAVE - AD 原作者为了弥补量表间接通过照料者评估的缺陷，又编制了评定者直接观察评估的经验性 BEHAVE - AD [Empirical Behavioral Pathology in Alzheimer's Disease（E - BEHAVE - AD）Rating Scale]，但应用并不广泛。国内目前主要采用的简体中文版 BEHAVE - AD 为上海市精神卫生中心盛建华等于 2001 年修订的版本。同年，中国香港 Lam 等也修订并验证了繁体版 BEHAVE - AD。

【信效度】　内部一致性 Cronbach α 系数为 0.65~0.77，重测信度为 0.96，评定者信度为 0.68~0.98，该量表得分与简明精神病评定量表（BPRS）评分具有较好的相关性（$r = 0.475, P < 0.01$）。

【评价】　1996 年，国际老年精神病学会（International Psychogeriatric Association, IPA）将痴呆患者经常出现紊乱的知觉、思维内容、心境或行为等症状统称为痴呆的精神行为异常。BEHAVE - AD 量表在编制时借鉴了 BPRS、HAMD 量表的内容，对检测精神行为异常较为敏感，适用于居住在家中并由配偶（或专门照料者）护理的阿尔茨海默病及其他类型痴呆患者。

该量表非直接检测，评定结果易受到照料者干扰，并且缺乏对异常行为发生频率的评估，准确性相对不及评定者直接观察；同时，由于 BEHAVE - AD 是一组精神行为异常构成的集合体，而痴呆患者出现的精神行为异常往往以个别症状较为突出，因此，造成量表内部一致性结果不佳，Cronbach α 系数略低于标准值 0.8。需要指出的是，研究显示 BEHAVE - AD 总分与痴呆的严重程度并未显示出相关性，但部分项目如谵妄、幻觉、焦虑和恐惧的项目评分与 GDS 分级呈显著相关性；谵妄、幻觉、情感障碍及焦虑在轻中度痴呆（GDS 4~5 期）患者中较明显，行为障碍在晚期痴呆（GDS 6 期）患者中更明显，而攻击行为无论在痴呆早期还是晚期均较为突出。亦有研究报道，与其他基因型携带者相比，携带 ApoE ε4/4 的阿尔茨海默病患者 BEHAVE - AD 中妄想、幻觉及行为紊乱 3 方面更为明显。

【量表来源】　Reisberg B, Borenstein J, Salob S P, et al., 1987. Behavioral symptoms in Alzheimer's disease: phenomenology and treatment. J Clin Psychiatry, 48（S1）: 9 - 15.

【版权情况】　美国纽约大学老龄化与痴呆研究中心美国纽约大学阿尔茨海默病研究中心（Alzheimer's Disease Research Center）Reisberg 等。

【类型及操作注意点】

1. 类型　他评。

2. 操作注意点　专业评估者根据照料者报告的患者近两周的情况进行评分。对于每一项目分别给予 0~3 分 4 级评分，其中"0"代表无，"1"代表有，"2"代表存在并出现情感反应，"3"代表存在并出现情感和行为反应。

【参考标准】　该量表为症状严重程度量表，得分越高，症状越重。一般认为 BEHAVE - AD 得分≥8 分可作为患者是否具有明显精神行为异常的划界值。

【完成时间】　45 分钟。

【国外应用代表性研究】

（1）Reisberg B，Auer S R，Monteiro I M，1996. Behavioral pathology in Alzheimer's disease（BEHAVE－AD）rating scale. Int Psychogeriatr，8（S3）：301－308.

（2）Sclan S G，Saillon A，Franssen E，et al.，1996. The behavior pathology in Alzheimer's disease rating scale（BEHAVE－AD）：reliability and analysis of symptoms category scores. Int J Geriatr Psychiatry，11（9）：819－830.

（3）Auer S R，Monteiro I M，Reisberg B，1996. The empirical behavioral pathology in Alzheimer's disease（E－BEHAVE－AD）rating scale. Int Psychogeriatr，8（2）：247－266.

（4）Boada M，Tarraga L，Modinos G，et al.，2006. Behavioral pathology in Alzheimer's disease rating scale（BEHAVE－AD）：Spanish validation. Neurologia，21（1）：19－25.

【国内应用代表性研究】

（1）盛建华,陈美娟,高之旭,等，2001.阿尔茨海默病病理行为评分表信度和效度.临床精神医学杂志,11（2）：75－77.

（2）Lam L C，Tang W K，Leung V，et al.，2001. Behavioral profile of Alzheimer's disease in Chinese elderly—a validation study of the Chinese version of the Alzheimer's disease behavioral pathology rating scale. Int J Geriatr Psychiatry,16（4）：368－373.

（3）Chan W C，Lam L C，Choy C N，et al.，2001. A double-blind randomised comparison of risperidone and haloperidol in the treatment of behavioural and psychological symptoms in Chinese dementia patients. Int J Geriatr Psychiatry，16（12）：1156－1162.

九、Cohen－Mansfield 激越问卷

【概述】　Cohen－Mansfield 激越问卷（Cohen－Mansfield Agitation Inventory，CMAI）是 1986 年由美国学者 Cohen－Mansfield 等编制,设计初衷在于通过专业照料者评估居住在护理院的老年患者的激越行为。目前运用最为广泛的是护理院-长版（long form）,共有 29 个项目组成,包含躯体性攻击行为、躯体性非攻击行为、言语性激越行为 3 方面。根据症状出现的频率,每个项目按 1~7 分共 7 级评分。随后又出现了加长版（long form with expanded definitions,在 29 项的基础上,每个行为在发生频率上增加 2 个额外的选项）;简化版（short form,仅包括 14 项,采用 5 级评分）;社区版（community form，CMAI－C,由 37 个项目组成）及破坏性行为版本（disruptiveness form,由 30 个项目组成）。2019 年英国学者在原版基础上

增加观察版本(Cohen-Mansfield Agitation Inventory Observational, CMAI-O),仍是原来的 29 项,但由专业观察员评估。CMAI 已成为国际上专门用于评定老人及痴呆患者激越症状的神经量表,目前已被翻译修订成多种语言版本,包括西班牙、德国、法国、荷兰、希腊、韩国及日本等版本。2001 年,中国香港学者 Choy 等翻译修订了 29 项繁体中文养老院版 CMAI,具有良好的信效度。2003 年,上海精神卫生中心肖世富等修订了 36 项中文版 CMAI,并进行了信效度检测。

【信效度】　内部一致性 Cronbach α 系数>0.80,重测信度>0.90,评定者信度为 0.73,该量表总分与老年临床评定量表($r=0.73$)及 BEHAVE-AD($r=0.81$)得分具有较好的相关性。

【评价】　CMAI 专注于精神行为异常中的激越行为,已被广泛地运用于评估社区、护理院和住院的痴呆患者的精神行为异常。CMAI 不受患者的情绪和理解能力的影响,不仅可反映患者病情的严重程度,也成为检测阿尔茨海默病新药临床疗效的重要指标。然而,该量表评价项目中缺少精神症状、心境障碍、阴性症状(动力感缺失等)及自主神经症状(如睡眠障碍、二便失禁等)的描述,故检测内容存在一定的局限性。

【量表来源】　Cohen-Mansfield J, Billig N, 1986. Agitated behaviors in the elderly. I. A conceptual review. J Am Geriatr Soc, 34(10): 711-721.

【版权情况】　美国罗克维尔大华盛顿希伯来之家研究所(Research Institute on Aging Hebrew Home of Greater Washington)Cohen-Mansfield 等。

【类型及操作注意点】

1. 类型　他评,通过询问照料者或知情人对患者最近两周的情况进行评定,住院患者的照料者为长期陪护患者的人或知情护士。

2. 操作注意点　采用半定量测评方法,根据症状出现的频率,每一项目按 7 级评定[1 分:无;2 分:少于每周 1 次;3 分:每周 1~2 次;4 分:每周数次(>2);5 分:每天 1~2 次;6 分:每天数次(>2);7 分:每小时数次]。护理院的加长版对于每一项症状的频率评定时,除了使用 7 级评分外,还包括了另外 2 个选项,8 分:不预防时会发生;9 分:不适用。主要是当某一症状在近两周内不出现时采用。简化版共有 14 个项目组成,每一项目按 1~5 分共 5 级评分。需要注意的是,每一项症状并非单一,往往以一组相关行为表现的形式出现。若患者的行为表现在 CMAI 上并无明确列出,则选择与其相近的某一症状做出评定。

【参考标准】　对于单一行为或某一种行为的判定,需要通过如下组合判断,而不能单纯依靠得分。

躯体性攻击行为的认定:需要相关症状的发生频率在每周数次及以上,包括一周内至少发生 4 次一项攻击行为;或一周内至少发生 3 次两项攻击行为;或一周内至少发生 2 次三项攻击行为;或一周内至少发生 2 次两项攻击行为和至少 3 次一项攻击行为。

　　躯体性非攻击行为的认定：需要相关症状的发生频率在每天 1 次及以上,包括一周内至少发生 5 次一项躯体性非攻击行为;或一周内至少发生 4 次两项躯体性非攻击行为;或一周内至少发生 3 次三项躯体性非攻击行为;或一周内至少发生 2 次四项躯体性非攻击行为。

　　言语性激越行为的认定：需要相关症状的发生频率在每天 1 次及以上,具体标准同躯体性非攻击行为。

【完成时间】　15~20 分钟。

【国外应用代表性研究】

（1）De Jonghe J F, Kat M G, 1996. Factor structure and validity of the Dutch version of the Cohen-Mansfield agitation inventory（CMAI‐D）. J Am Geriatr Soc, 44(7)：888‐889.

（2）Schreiner A S, 2001. Aggressive behaviors among demented nursing home residents in Japan. Int J Geriatr Psychiatry, 16(2)：209‐215.

（3）Suh G H, 2004. Agitated behaviours among the institutionalized elderly with dementia：validation of the Korean version of the Cohen-Mansfield agitation inventory. Int J Geriatr Psychiatry, 19(4)：378‐385.

【国内应用代表性研究】

（1）夏仲,肖世富,2003. Cohen‐Mansfield 激越问卷信度和效度.临床精神医学杂志,13(3)：145‐146.

（2）赖锦玉,2010.中文版柯恩-曼斯菲尔德激越情绪行为量表的研制.中华护理杂志,45(6)：500‐504.

（3）Choy C N, Lam L C, Chan W C, et al., 2001. Agitation in Chinese elderly：validation of the Chinese version of the Cohen‐Mansfield agitation inventory. Int Psychogeriatr, 13(3)：325‐335.

（4）Chan W C, Lam L C, Choy C N, et al., 2001. A double-blind randomised comparison of risperidone and haloperidol in the treatment of behavioural and psychological symptoms in Chinese dementia patients. Int J Geriatr Psychiatry, 16(12)：1156‐1162.

十、锥体外系副反应量表

【概述】　锥体外系副反应量表（Extrapyramidal Side Effects Rating Scale, SAS）由美国学者 Simpson 等于 1970 年编制,又称 Simpson‐Angus 锥体外系副反应评定量表（simpson‐angus scale, SAS）,国内有文献简称锥体外系反应量表为"ESRS",但另一种量表——锥体外系症状评定量表（Extrapyramidal Symptom Rating Scale）在国际上公认的简称缩写为"ESRS",因此,为了区分两者,本书及编者建议锥体外系反应量表以"SAS"简称,以免混淆,该量表包含 10 个项目（步态、上肢堕落试验、摇肩、肘强直、腕强直、下肢摆动试验、头颈部堕落试验、轻敲眉弓、震颤及流涎),每项为 0~4 分,采用 5 级评分法,随后还出现了改良版的 SAS,主要将"下肢摆动试验"改为"静坐不能"。该量表被广泛运用于评价抗精神病药物所致锥体外系症状(extrapyramidal symptom)副反应严重程度及药物干预疗效的评估。国内现有 SAS 的修订版本,共 6 项内容(步态、急性肌张力障碍、静坐不能、肌强直、震颤及流涎),吸收了原版和改良版的不同特点,仍采用 0~4 分 5 级评分法。SAS 可用于评估以抗精神病药物治疗精神行为异常而继发出现锥体外系症状的阿尔茨海默病患者,因此属于继发于阿尔茨海默病精神状态的特殊神经科量表。

【信效度】　原版内部一致性 Cronbach α 系数在 0.83~0.90 之间,评定者信度为 0.71~0.85,EPS 总分与药物诱导性运动障碍评分(the schedule for the assessment of drug-induced movement disorders, SADIMoD)呈正相关($r=0.66$, $P<0.01$)。

【评价】　SAS 操作简便,评定过程不受患者躯体及认知功能障碍影响,为评价神经安定类药物诱导性帕金森综合征的有效工具,同时也可用于评价抗胆碱能药物治疗锥体外系症状的疗效;对阿尔茨海默病及认知障碍患者而言,则针对服用抗精神病药物控制精神行为异常而出现锥体外系症状的特殊情况,也可以用于阿尔茨海默病中晚期合并出现锥体外系症状(非药物性)的评估。然而,该量表过于侧重肌强直的评定(原版 10 个项目中有 6 项评定肌强直,修订后中文版则主要缩减了肌强直的评估),而对运动迟缓的评价显得不足(仅有 1 项评定运动迟缓)。此外,该量表是根据临床体检的结果,缺乏主观问卷调查的评定,完整性不如 ESRS。

【量表来源】　Simpson G M, Angus J W, 1970. A rating scale for extrapyramidal side effects. Acta Psychiatr Scand Suppl, 212: 11－19.

【版权情况】　美国南加州大学凯克医学院行为科学及精神科 Simpson 等。

【类型及操作注意点】

1. 类型　他评。

2. 操作注意点　SAS 的第 4、5 两项(肘强直和腕强直),依据具体检查过程,患者对检查者的操作抵抗程度而评分,其计分标准同第 3 项(摇肩)。在按检查程序进行的前后,有些项目通过患者的动作和交谈观察评定,有些项目需直接检查评定。因部分抗精神病药物可导致流涎表现,故单纯流涎项的分值高低不作为阳性依据。

【参考标准】　SAS 总分可反映锥体外系症状的严重程度,即锥体外系症状越轻,总分越低,相反,总分越高。3 分以下为正常;3~5 分,轻度运动障碍;6~11 分,存在临床明显的运动障碍;12~17 分,存在严重的运动障碍。一般认为 SAS 单项(除流涎项)分数≥2 分有临床意义。

【完成时间】　15~20 分钟。

【国外应用代表性研究】

(1) Janno S, Holi M M, Tuisku K, et al., 2005. Validity of Simpson-Angus

Scale（SAS）in a naturalistic schizophrenia population. BMC Neurol, 5(1): 5.

（2）Knol W, Keijsers C J, Jansen P A, et al., 2009. Validity and reliability of the Simpson-Angus scale（SAS）in drug induced parkinsonism in the elderly. Int J Geriatr Psychiatry, 24(2): 183 - 189.

【国内应用代表性研究】

（1）张明园,1998.精神科评定量表手册.长沙：湖南科学技术出版社: 202 - 205.

（2）Wu S N, Gao R, Xing Q H, et al., 2006. Association of DRD2 polymorphisms and chlorpromazine-induced extrapyramidal syndrome in Chinese schizophrenic patients. Acta Pharmacol Sin, 27(8): 966 - 970.

十一、锥体外系症状评定量表

【概述】 锥体外系症状评定量表（ESRS）由加拿大学者 Chouinard 等于 1980 年编制,由 4 个分量表和 4 个临床总体印象严重程度量表组成,编制初衷在于评估 4 种不同形式的药物诱发性运动障碍：帕金森病、静坐不能（akathisia）、肌张力障碍（dystonia）和迟发性运动障碍（tardive dyskinesia）。量表分为 Ⅰ ~ Ⅷ 8 个部分,其中 Ⅰ 为锥体外系症状问卷调查（7 项）,Ⅱ 为针对帕金森病及静坐不能的临床查体（17 项）,Ⅲ 为针对肌张力障碍的查体（10 项）,Ⅳ 为针对迟发性运动障碍的查体（7 项）,Ⅴ ~ Ⅷ 分别为针对异动症、帕金森病、肌张力障碍及静坐不能严重程度的临床总体印象。该量表共有 41 个项目,主要用于评定药物因素导致的锥体外系副作用,随后出现的简版 ESRS 则含有 28 个项目,保留了临床体检和问诊联合评估的模式。国内尚未见中文版 ESRS 及其信效度评估的报道。ESRS 也是常用来评估阿尔茨海默病患者药物性锥体外系症状的神经量表。

【信效度】 采用验证性因子分析方法判断量表的结构效度,证实 ESRS 存在 6 个内在因子：帕金森病、口面部异动、运动迟缓、静坐不能、震颤和迟发性运动障碍。评定者信度为 0.80~0.97。

【评价】 该量表设计的初衷是为了临床研究精神分裂症患者接受经典的抗精神病药物后出现的迟发性运动障碍,并在随后运用于临床试验中,其灵敏度及有效性在一系列的相关临床试验中得到证实。该量表涵盖了药物诱发性帕金森病的诸多方面,如面部表情减少、少动、姿势不稳等,现已广泛运用于抗精神病药物的多中心临床试验中。不仅如此,ESRS 也有助于鉴别精神症状与药物诱发性锥体外系症状。目前,对于阿尔茨海默病及其他认知障碍患者出现的药物性锥体外系症状可采用 ESRS 评估,得到较为详细的量化指标。

【量表来源】 Chouinard G, Ross-Chouinard A, Annable L, et al., 1980. The extrapyramidal symptom rating scale. Can J Neurol Sci, 7(3): 233 - 239.

【版权情况】 加拿大蒙特利尔皇家维多利亚医院（Montreal Royal Victoria Hospital）临床精神药理科 Chouinard 等。

【类型及操作注意点】

1. 类型 他评（临床体检和问诊联合评估）。

2. 操作注意点 患者需坐在检查者前面无靠手的椅子上；在进行问卷调查的过程中，同时观察患者的面部表情、语言及运动障碍情况。问卷调查内容为患者近 1 周来有关药物性运动障碍的主观体验，若受试者存在痴呆及认知功能障碍，需要照料者提供相关信息，主要考虑 3 方面内容：① 症状每天持续时间；② 近 1 周来症状持续的天数；③ 症状严重程度。该部分共有 7 个项目，每项按照 0~3 分共 4 级评分。"0"代表无，"1"代表轻度，"2"代表中度，"3"代表重度。

帕金森病及静坐不能的查体包括震颤、少动、步态及姿势、姿势稳定性、强直、自主运动、静坐不能 7 项内容，每项按照 0~6 分共 7 级评分（"0"代表无，"6"代表非常严重）。震颤及强直的评定需按肢体及部位分别评定。此外，震颤的评定需同时关注震颤的幅度及持续时间。肌张力障碍包括急性肌张力障碍及慢性肌张力障碍的评定；迟发性运动障碍评估方法同震颤。有关帕金森病、静坐不能、肌张力障碍及迟发性运动障碍严重程度的临床总体印象评定需综合主观问卷调查、客观体检及评定者的临床经验做出评定，每项按照 0~8 分 9 级评分。

【参考标准】 帕金森病分量表的其中两项得分在 2 分以上或一项得分在 3 分以上考虑存在帕金森病；帕金森病分量表得分在 3 分及以上，可考虑予以抗帕金森病药物治疗；静坐不能主观及客观评分在 3 分及以上考虑存在静坐不能；肌张力障碍分量表的其中两项得分在 2 分以上或一项得分在 3 分以上考虑存在肌张力障碍；迟发性运动障碍分量表其中两项得分在 2 分以上或一项得分在 3 分以上考虑存在迟发性运动障碍。

【完成时间】 10~20 分钟。

【国外应用代表性研究】

（1）Gharabawi G M, Bossie C A, Lasser R A, et al., 2005. Abnormal involuntary movement scale （AIMS） and extrapyramidal symptom rating scale （ESRS）：cross-scale comparison in assessing tardive dyskinesia. Schizophr Res, 77（2−3）：119−128.

（2）Chouinard G, Margolese H C, 2005. Manual for the extrapyramidal symptom rating scale （ESRS）. Schizophr Res, 76（2−3）：247−265.

（3）Rainer M K, Masching A J, Ertl M G, et al., 2001. Effect of risperidone on behavioral and psychological symptoms and cognitive function in dementia. J Clin Psychiatry, 62（11）：894−900.

【国内应用代表性研究】 Lai Y C, Huang M C, Chen C H, et al., 2009. Pharmacokinetics and efficacy of a direct switch from conventional depot to risperidone long-acting injection in Chinese patients with schizophrenic and schizoaffective disorders. Psychiatry Clin Neurosci，63(4)：440－448.

十二、痴呆病觉缺失问卷

【概述】 痴呆病觉缺失问卷(Anosognosia Questionnaire-Dementia，AQ－D)是阿根廷学者 Migliorelli 等于 1995 年编制,共有涵盖认知及行为两个方面的 30 个问题组成,每项按照 0~3 分共 4 级评分。AQ－D 包括患者版(A 卷)及其知情者平行版本(B 卷),评定时分别计算两者得分,将两者的差值作为对患者自知力的评估依据,主要用于评估痴呆患者病感失认的程度,是目前国际上评估痴呆患者自知力(insight or perception)的重要神经心理量表。2012 年,国内干雪琴等对 AD－Q 中文版进行了信效度研究。

【信效度】 内部一致性 Cronbach α 系数在 0.9 以上,重测信度为 0.8,评定者信度在 0.9 以上。

【评价】 自 1914 年法国神经病学家 Babinski 首先描述"病觉缺失"现象至今,出现了大量的文献和病例报道,阿尔茨海默病患者也常出现这种现象,即不能认识到自身存在的认知、行为等多个领域存在功能障碍,也可称为"自知力损害(insight impairment)""自知力丧失(lack of insight/unawareness)",简单的面谈常常就能发现患者存在的这一临床表现,但若要定量评估,则需要借助 AD－Q。AD－Q 评估方法简单,易操作,耗时短,内容包括了认知及行为自知力缺失两个方面,认知方面自知力缺失与患者智能受损的严重程度、妄想及情感淡漠有关;而行为障碍自知力缺失可能是脱抑制综合征的一部分。

研究发现,阿尔茨海默病患者的病感缺失可能是一种特殊的神经精神综合征的一部分。伴有病感缺失的阿尔茨海默病患者以男性多见,病程较长,认知功能损害及日常生活能力受损更为严重,躁狂、病理性哭笑等精神症状也更明显。有研究发现,伴有病感缺失的患者存在右侧额叶局部脑血流量的下降。需要注意的是,当患者版得分较低时,存在着一定的"地板效应"。此外,A 卷与 B 卷差值比较的方法易受知情者文化程度及抑郁情绪等因素影响。

【量表来源】 Migliorelli R, Teson A, Sabe L, et al., 1995. Anosognosia in Alzheimer's disease：a study of associated factors. J Neuropsychiatry Clin Neurosci，7(3)：338－344.

【版权情况】 阿根廷布宜诺斯艾利斯 Raul Carrea 神经病学研究所(Institute for Neurological Research Dr. Raul Carrea)Migliorelli 等。

【类型及操作注意点】

1. 类型 自评。

2. 操作注意点 由临床医师分别与患者和知情者面谈,确保受试者完全理解问卷中的每一个问题。A 卷由患者独立回答,分数记为 AQ－Dp(Anosognosia

Questionnaire-Dementia Patient）。B 卷是知情者在不知道患者答案的情况下对患者的情况进行评估，分数记为 AQ－Di（Anosognosia Questionnaire-Dementia Informant）。A 卷和 B 卷的问题相同，只是 B 卷问题的主语改为患者的姓名。两卷总分相减即为受试者自知力损害的得分，以 AQ－Dd（Anosognosia Questionnaire-Dementia Difference）表示。

【参考标准】 AQ－Dd 得分越高，自知力受损越严重。一般认为，分数≤14 分为自知力正常，15~31 分为自知力轻度损害，≥32 分为严重损害。

【完成时间】 10~15 分钟。

【国外应用代表性研究】

（1）Starkstein S E，Sabe L，Chemerinski E，et al.，1996. Two domains of anosognosia in Alzheimer's disease. J Neurol Neurosurg Psychiatry，61（5）：485－490.

（2）Sato J，Nakaaki S，Murata Y，et al.，2007. Two dimensions of anosognosia in patients with Alzheimer's disease：reliability and validity of the Japanese version of the Anosognosia Questionnaire for Dementia（AQ－D）. Psychiatry Clin Neurosci，61（6）：672－677.

【国内应用代表性研究】

（1）干雪琴，张文武，2012.痴呆病感失认问卷的信度与效度研究.浙江医学，34（3）：209－210.

（2）王姮，石进，张英谦，等，2011.认知功能障碍患者的自知力损害研究.神经损伤与功能重建，6（6）：423－426.

（王　刚　崔诗爽）

第十节　照料者负担评估

一、Zarit 照料者负担量表

【概述】 Zarit 照料者负担量表（ZBI）由 Zarit 等于 1980 年编制，是一种经典的负性因素量表，自问世以来，已被翻译修订成多种语言版本应用于痴呆照料者负担的评估。ZBI 由 22 项组成，涉及照料者的健康状况、精神状态、经济状况、社交和与患者间的关系等，按照所提问题出现的频率等级计分（0~4 分），分数越高，负担越重（0~88 分）；此外还有简化版 ZBI（12 项）和筛选版 ZBI（4 项），计分方式同 ZBI 原版。2005 年，中国香港学者 Chan 等对粤语版 ZBI 进行了信效度分析；2008

年,上海交通大学医学院附属瑞金医院王刚团队汉化修订了简体中文版 ZBI,对其信效度进行了验证,同年中国台湾地区柯凯婷等报道了繁体版 ZBI 的信度评估。

【信效度】 国内版本内部一致性 Cronbach α 系数为 0.89,分半信度系数为 0.87。

【评价】 ZBI 是目前按照负性因素(紧张或负担为主)研究模型而编制的经典照料者负担评估量表,内容简单,易操作;有研究中发现,ZBI 得分与照料者的年龄、语言、性别、居住情况、婚姻状况、工作状态无关,提示该量表可广泛用于不同人群。与此相反,被照料痴呆患者的行为障碍及照料者本人的抑郁程度和 ZBI 的得分明显呈正相关($P<0.001$)。

【量表来源】 Zarit S H, Reever K E, Back-Peterson J, 1980. Relatives of the impaired elderly: correlates of feelings of burden. The Gerontologist, 20(6): 649－655.

【版权情况】 美国宾夕法尼亚大学(The Pennsylvania State University, PSU) Zarit 等。

【类型及操作注意点】

1. 类型 自评。

2. 操作注意点 由照料者本人完成。量表包括角色负担和个人负担两个维度。每项分为 5 个等级:"0"表示从来没有过,"1"表示很少,"2"表示有时,"3"表示相对频繁,"4"表示几乎总是。分数越高提示照料者负担越重。

【参考标准】 ZBI 得分 24 分以上提示可能存在抑郁。

【完成时间】 5~10 分钟。

【量表】

ZARIT 照料者负担量表中文版

患者编号_____ 检查者_____ 测试时间_____

请在下列问题中在您认为最合适的答案上画圈(○)

问　　题	没有	偶尔	有时	经常	总是
1. 您是否认为,您所照料的病人要求您给予的帮助超出了他/她的实际需要?	0	1	2	3	4
2. 您是否认为,由于在病人身上花费了太多时间而没有时间考虑自己的事情?	0	1	2	3	4
3. 在照料病人和履行自己对家庭或工作的其他职责之间,您会感到有压力吗?	0	1	2	3	4
4. 您是否对病人的异常行为感到尴尬或窘迫?	0	1	2	3	4
5. 您是否因病人在您身边而感到生气动怒?	0	1	2	3	4
6. 您是否认为,目前病人对您和其他家庭成员或朋友之间的关系产生了消极影响?	0	1	2	3	4
7. 您对病人的未来感到担忧吗?	0	1	2	3	4
8. 您是否认为,病人必须依靠您?	0	1	2	3	4
9. 当病人在您身边时,您感到紧张吗?	0	1	2	3	4
10. 您是否认为,由于照料病人而使您的健康受到了影响?	0	1	2	3	4
11. 您是否认为,由于照料病人而使您失去了足够独处的自由(时间)?	0	1	2	3	4

（续表）

问　　题	没有	偶尔	有时	经常	总是
12. 您是否认为，由于照料病人而使您的社交活动受到了影响？	0	1	2	3	4
13. 您是否因为病人在家而放弃邀请朋友来家的想法？	0	1	2	3	4
14. 您是否认为，病人期望您照料他／她就好像您是他／她唯一的依靠一样？	0	1	2	3	4
15. 您是否认为，除了自己花费的节余，您并没有足够的钱用来照料病人？	0	1	2	3	4
16. 您是否认为，您无法长久的照料病人？	0	1	2	3	4
17. 您是否认为，自从照料病人以后您的生活就无法按照自己的意愿控制了？	0	1	2	3	4
18. 您是否希望把照料病人的工作转交给别人？	0	1	2	3	4
19. 您是否对如何照料病人感到没有信心？	0	1	2	3	4
20. 您是否认为，您应该为病人做更多的事情？	0	1	2	3	4
21. 您是否认为，您可以把病人照料的更好？	0	1	2	3	4
22. 总之，您觉得照料病人的负担很重吗？	0	1	2	3	4

总分：（0~88）

【国外应用代表性研究】

（1）Bedard M, Molloy D W, Squire L, et al., 2001. The Zarit burden interview: a new short version and screening version. The Gerontologist, 41（5）: 652 - 657.

（2）Hérbert R, Bravo G, Préville M, 2000. Reliability, validity, and reference values of the Zarit burden interview for assessing informal caregivers of community-dwelling older persons with dementia. Canadian Journal on Aging, 19（4）: 494 - 507.

（3）Schreiner A S, Morimoto T, Arai Y, et al., 2006. Assessing family caregiver's mental health using a statistically derived cut-off score for the Zarit burden interview. Aging & Mental Health, 10（2）: 107 - 111.

【国内应用代表性研究】

（1）Wang G, Cheng Q, Wang Y, et al., 2008. The metric properties of Zarit caregiver burden scale: validation study of a Chinese version. Alzheimer disease and associated disorders, 22（4）: 321 - 326.

（2）Ko K T, Yip P K, Liu SI, et al., 2008. Chinese version of the Zarit caregiver Burden Interview: a validation study. Am J Geriatr Psychiatry, 16（6）: 513 - 518.

（3）Lärkfors L, Lindsay R, Alderson R, 2005. Validation of the Chinese Version of the Zarit Burden Interview. Hong Kong Journal of Psyciatry, 1515（4）: 9 - 13.

二、照料者紧张指数

【概述】 照料者紧张指数(Caregiver Strain Index, CSI)由美国学者 Robinson 于 1983 年编制,主要涉及被照料者(患者)的状态特点、照料者对患者给予照料的主观感受和照料者自身的情感健康 3 个维度,包括社交、经济、身体、工作和心理等 13 个方面,用来评估照料者的压力,采用"是(1 分)-否(0 分)"式评分,分数越高,照料者压力越大。2003 年,Thornton 和 Travis 在原版的基础上修订替换了一些条目,改为每项按照 0~2 分共 3 级评分,形成了改良版 CSI(modified caregiver strain index, MCSI);2013 年,中国香港地区 Chan 对粤语版 MCSI 进行了信效度验证。

【信效度】 原版 CSI 内部一致性 Cronbach α 系数为 0.86,MCSI 内部一致性 Cronbach α 系数为 0.90,重测信度系数为 0.88;粤语版 MCSI 内部一致性 Cronbach α 系数为 0.91。

【评价】 CSI 作为一种筛查照料者负担的负性因素量表,内容简单,实施方便,受试者配合度高,并能有效识别需要进一步随访测评照料压力的家庭,并成为早期干预照料者压力的重要评判工具。CSI 的缺点在于对照料影响(caregiving impact)的主观评价内容较少,且最初版本的"是-否"两分式提问易引起受试者的反感和排斥。

【量表来源】 Robinson B C,1983. Validation of a caregiver strain index.Journal of gerontology,38(3): 344 - 348.

【版权情况】 美国加州大学旧金山分校家庭和社区医学系(University of California, San Francisco, UCSF)Robinson。

【类型及操作注意点】

1. 类 型 自评(由照料者自己填写)或他评(评定者通过访问照料者获得信息填写)。

2. 操作注意点 量表包括 13 个问题,可以用来评估任何年龄段需要照料老人的照料者。

【参考标准】 ≥7 分提示应激状态,需要干预。

【完成时间】 5 分钟。

【国外应用代表性研究】

(1) Hoskins S, Coleman M, McNeely D, 2005. Stress in carers of individuals with dementia and community mental health teams: an uncontrolled evaluation study. J Adv Nurs, 50(3): 325 - 333.

(2) Thornton M, Travis S S, 2003. Analysis of the reliability of the modified caregiver strain index. J Gerontol B Psychol Sci Soc Sci, 58(2): S127 - 132.

【国内应用代表性研究】

(1) 赵月霞,2001.社区老年慢性病患者配偶照顾压力的调查及护理干预.中华现代护理杂志,11(14):1638-1641.

（2）Chan C L, Suen M, 2013. Validation of the Chinese version of the modified caregivers strain index among Hong Kong caregivers: an initiative of medical social workers. Health Soc Work, 38(4):214-221.

三、照料者负担筛选量表

【概述】　照料者负担筛选（Screen for Caregiver Burden, SCB）量表由美国学者 Vitaliano 等于 1991 年编制,编制的初衷在于评估阿尔茨海默病患者配偶的照料负担,原版 SCB 由 25 个条目组成,分为主观负担和客观负担,包括患者认知、患者行为、照料者社交、情绪、经济和体力等 6 个方面,按照等级频率计分（0~4 分）,分数越高,负担越重（0~100 分）。然而,由于内容稍显复杂,耗时较长,编制后未能被临床所广泛认可;2004 年,Hirschman 等在原版的基础上,修订推出了简化版 SCB,删除了原先涉及患者异常行为和照料者经济现状的条目,保留了来源于 SCB 主观负担部分的 7 个条目,评分同 SCB,大大缩短了评估时间,更易操作。SCB 目前已被多个国家所采用,国内至今还未见中文版 SCB 应用的报道。

【信效度】　SCB 主观负担和客观负担亚量表的 Cronbach α 系数分别为 0.89 和 0.85;主观负担和客观负担亚量表的重测信度分别为 0.70 和 0.64。简化版 SCB 的 Cronbach α 系数为 0.86。

【评价】　SCB 量表操作简单,易掌握,侧重于发现照料者相关负担经历的发生频率及与此相关的苦恼程度。SCB 的缺点在于量表最初仅以阿尔茨海默病患者的配偶为研究对象,缺少大规模其他类型照料者的信效度评估;同时,某些条目过于主观,问题题干即表现出了很强的主观性倾向,如"我对不能和我的配偶进行交流感到十分不安""每天给我的配偶穿衣梳洗使我感到精疲力尽"。

【量表来源】

（1）Vitaliano P P, Russo J, Young H M, et al., 1991. The screen for caregiver burden. The Gerontologist, 31(1):76-83.

（2）Hirschman K B, Shea J A, Xie S X, et al., 2004. The development of a rapid screen for caregiver burden. Journal of the American Geriatrics Society, 52(10):1724-1729.

【版权情况】　美国华盛顿大学（University of Washington, UW）精神和行为科学系 Vitaliano 等。

【类型及操作注意点】

1. 类型　　他评（由临床医师或专业测试人员通过访谈获得相关信息填写）。

2. 操作注意点　　按照等级频率计分（0~4 分）,分数越高,负担越重。

【参考标准】　暂无明确划界值,分数越高,负担越重。

【完成时间】　5~10 分钟（简化版）。

【国外应用代表性研究】

（1）Ferrario S R, Vitaliano P, Zotti A M, et al., 2003. Alzheimer's disease：usefulness of the family strain questionnaire and the screen for caregiver burden in the study of caregiving-related problems. International Journal of Geriatric Psychiatry, 18（12）：1110－1114.

（2）Guerra-Silla M G, Gutiérrez-Robledo L M, Villalpando-Berumen J M, et al., 2011. Psychometric evaluation of a Spanish language version of the screen for caregiver burden（SCB）in caregivers of patients with mixed, vascular and Alzheimer's dementia. J Clin Nurs, 20（23－24）：3443－3451.

【国内应用代表性研究】　暂无。

四、照料者正性因素评估量表

【概述】　在照料者报告照顾患者的过程中,除了负性因素（焦虑、抑郁、苦恼、沮丧等）外,也会有正性因素的体验（如在照顾中得到的自我满足感、经历的个人成长）。照料者正性因素评估量表（Positive Aspects of Caregiving Instrument, PAC）由美国学者 Tarlow 等于2004年编制,属于正性因素照料者负担量表,由9个条目组成,包括自我认可和对生活的展望,按照等级计分（1~5分）。

【信效度】　内部一致性 Cronbach α 系数为0.89。

【评价】　PAC 量表属于新型的正性因素照料者负担量表,目前应用还不如 ZBI 等广泛,国外的研究发现,PAC 量表得分与受试者宗教信仰、焦虑程度、社会经济地位情况有关。坚定持久的宗教信仰、较少的焦虑、并不富裕的社会经济状况与照料者的正性因素得分呈正相关,其他相关影响因素还需要进一步的研究。

【量表来源】　Tarlow B J, Wisniewski S R, Belle S H, et al., 2004. Positive aspects of caregiving：contributions of the REACH project to the development of new measures for Alzheimer's caregiving. Research on Aging, 26（4）：429－453.

【版权情况】　美国马萨诸塞州波士顿希伯来老人康复中心（Hebrew Rehabilitation Center, Boston, Massachusetts）Tarlow 等。

【类型及操作注意点】

1. 类型　　他评。

2. 操作注意点　　每一个项目均以"为某某提供帮助让我感到（十分重要、自信、有价值感等）",操作简单,患者依从性好。

【参考标准】　暂无明确划界值,分数越低,负担越重。

【完成时间】　5~10分钟。

【国外应用代表性研究】　Roff L L, Burgio L D, Gitlin L, et al., 2004. Positive aspects of Alzheimer's caregiving：the role of race. The journals of gerontology Series B, Psychological sciences and social sciences, 59（4）：185－190.

【国内应用代表性研究】　暂无。

五、照料者满意度评估量表

【概述】 照料者满意度评估量表（Caregiver Satisfaction Scale，CSS）由美国学者 Lawton 等于 1989 年编制，属于费城老年病研究中心评估成套量表的一种亚量表，最早版本含 9 个条目，后修订为 6 个条目，按等级计分（1~5 分），分数越高越满意（6~30 分），其中第 1~5 项分别为：① 与患者在一起很享受；② 与患者在一起感到快乐；③ 感到和患者很亲近；④ 为患者的生活带来意义；⑤ 增强了患者的自尊；第 6 项为总体满意情况，CSS 是除 PAC 之外的另一种正性因素评估量表。

【信效度】 原版 CSS 内部一致性 Cronbach α 系数为 0.68，重测信度为 0.76。

【评价】 CSS 内容简单，操作方便，但原本信度系数偏低且目前还缺少大规模的照料者人群验证，目前在评估阿尔茨海默病及其他慢性疾病患者中的应用范围有限，需要进一步修订和验证。

【量表来源】 Lawton M P, Kleban M H, Moss M, et al., 1989. Measuring caregiving appraisal. Journal of gerontology, 44(3): 61－71.

【版权情况】 美国费城老年医学中心（Center for Healthy Aging, Philadelphia）Lawton 等。

【类型及操作注意点】

1. 类型 他评（由临床医师或专业测试人员通过访谈获得相关信息填写）。

2. 操作注意点 按等级计分（1~5 分），分数越高越满意（6~30 分）。

【参考标准】 暂无明确划界值，分数越低，负担越重。

【完成时间】 5 分钟。

【国外应用代表性研究】

（1）Lopez J, Lopez-Arrieta J, Crespo M, 2005. Factors associated with the positive impact of caring for elderly and dependent relatives. Archives of gerontology and geriatrics, 41(1): 81－94.

（2）Harwood D G, Barker W W, Ownby R L, et al., 2000. Predictors of positive and negative appraisal among Cuban American caregivers of Alzheimer's disease patients. Int J Geriatr Psychiatry, 15(6): 481－487.

【国内应用代表性研究】 暂无。

六、照料者反应评价量表

【概述】 照料者反应评价量表（Caregiver Reaction Assessment Scale, CRA）由美国学者 Given 等于 1992 年编制，最初用来评价肿瘤和痴呆等慢性疾病患者照料者的负担，是一种兼顾正性因素和负性因素的照料者负担多维评估量表，由 24 个条目组成，包括 5 个亚量表：对照料者日程安排的影响（5 个条目）、对经济状况的影响(3 个条目)、缺乏家庭支持(5 个条目)、对健康情况的影响(4 个条目)及自尊心(7 个条目),按等级计分(1~5 分)。照料者自尊分量表分数越低,负担越重。其他 4 个分量表的分数越高,负担越重。CRA 目前已被翻译修订为多种语言版本使用;2011 年,中国医科大学公共卫生学院葛翠霞等报道了中文版 CRA 的信效度分析。

【信效度】 原版 CRA 的 5 个亚量表:日程安排、自尊心、缺少家庭支持、健康情况及经济状况 5 个分量表的内部一致性 Cronbach α 系数分别为 0.82、0.90、0.85、0.80 和 0.81。

【评价】 CRA 是正性因素和负性因素结合的照料者负担量表,不同语言版本都显示出较高的信效度。原本采用正向和反向两种计分方式,其中 2、3、15、22 条目为反向计分,内容适中,易操作,耗时短,既评估了短期内的照料者负担,也检测了此种负担随后的长期效应,因此,适合随访研究,欧盟重要科学研究计划(2007—2013)FP7－RTPC(Right Time Place Care)研究项目选择 CRA 作为评价居家和护理院中痴呆患者照料者负担的工具。但对于 CRA 得分是否受到照料者与患者之间关系的影响,目前还存在争论,需要进一步研究。

【量表来源】 Given C W, Given B, Stommel M, et al., 1992. The caregiver reaction assessment (CRA) for caregivers to persons with chronic physical and mental impairments. Res Nurs Health, 15(4): 271－283.

【版权情况】 美国密歇根州立大学家庭临床医学中心(Michigan State University Family Health Center)Given 等。

【类型及操作注意点】

1. 类型 自评(由照料者自己填写)或他评(检测者通过访问照料者获得信息填写)。

2. 操作注意点 注意 2、3、15、22 条目为反向计分,其余为正向计分。

【参考标准】 暂无明确划界值,自尊分量表分数越低,负担越重。其他四个分量表的分数越高,负担越重。

【完成时间】 5~10 分钟。

【国外应用代表性研究】 Stephan A, Mayer H, Renom Guiteras A, et al., 2013. Validity, reliability, and feasibility of the German version of the caregiver reaction assessment scale (G－CRA): a validation study. Int Psychogeriatr, 25(10): 1621－1628.

【国内应用代表性研究】 Ge C, Yang X, Fu J, et al., 2011. Reliability and validity of the Chinese version of the Caregiver Reaction Assessment. Psychiatry Clin Neurosci, 65(3): 254－263.

(崔诗爽 王 刚)

第十一节　个体认知其他评估

一、老年人认知功能下降知情者问卷

【概述】　老年人认知功能下降知情者问卷（Informant Questionnaire on Cognitive Decline in the Elderly，IQCODE）由澳大利亚学者 Jorm 在 1989 年编制，是用于评定老年人认知功能水平的问卷，最初版本包含 26 个问题，通过询问熟悉了解患者情况的知情者，评价患者的认知功能比其 10 年前下降的程度，此后又出现了 16 项简化版，删除了其中因子结构不紧密的 7 个条目。国内 2002 年周景升等对中文简化版 IQCODE 的信效度进行了验证。

【信效度】　原版 IQCODE 内部一致性 Cronbach α 系数为 0.95，重测信度系数为 0.75。

【评价】　作为筛查老年人认知功能减退的量表，IQCODE 属于典型的通过自身前后对比（10 年）判断认知损害的量表，侧重评估认知功能下降的幅度而非现状，具有不同于其他量表的优越性；此外，IQCODE 受教育程度影响较小；通过询问知情者来完成，保护患者的自尊，总之，IQCODE 简便易行，易操作，适合多种形式的（面谈和电话）筛查。

但 IQCODE 无法区分痴呆的类型及帮助病因诊断，另外，易受知情者主观判断和对患者熟悉程度等因素的影响，不能直接反映受试者当前的认知功能状态。因此，作为一个独立的筛查诊断工具，IQCODE 更适合与 MMSE 量表等神经心理量表联合使用，相互弥补不足，以提高人群认知功能障碍筛检的阳性率。

【量表来源】　Jorm A F，Jacomb P A，1989. The informant questionnaire on cognitive decline in the elderly（IQCODE）：socio-demographic correlates，reliability，validity and some norms. Psychol Med，19（4）：1015－1022.

【版权情况】　澳大利亚国立大学社会心理学研究中心（The Research School of Psychology，Australian National University）Jorm 等。

【类型及操作注意点】

1. 类型　自评或他评。

2. 操作注意点　包括 26 项版本及 16 项版本，采用简短问答的形式，无操作性内容，除了面谈，也适用于电话及信件筛查。

【参考标准】　原版以 3.27/3.30 作为判断出现认知损害的划界值。简化版以 3.31/3.38 作为判断出现认知损害的划界值。所有症状或表现均为现在与 10 年前相比的情况。"1 分"表示比 10 年前明显改善，"2 分"表示轻微改善，"3 分"表示无变化,"4 分"表示轻微恶化,"5 分"表示明显恶化。

【完成时间】 2~5 分钟。

【国外应用代表性研究】

(1) Jorm A F, Scott R, Cullen J S, et al., 1991. Performance of the informant questionnaire on cognitive decline in the elderly(IQCODE)as a screening test for dementia. Psychol Med, 21(3): 785 – 790.

(2) Cherbuin N, Anstey K J, Lipnicki D M, 2008. Screening for dementia: a review of self- and informant-assessment instruments. Int Psychogeriatr, 20(3): 431 – 458.

【国内应用代表性研究】

(1) 刘艳,丁云龙,钮佳丽,等,2014.老年人认知功能减退知情者问卷判断阿尔茨海默病患者严重程度的效度.中国临床心理学杂志,22(06): 1050 – 1052.

(2) 王姮,张新卿,汤哲,等,2006.老年人认知功能减退知情者问卷检测老年人认知功能损害.中华老年医学杂志,25(5): 386 – 388.

(3) 周景升,张新卿,王丽冬,2002.痴呆测查的新方法:电话问卷.中国临床康复,6(21): 3166 – 3167.

(4) Fuh J L, Teng E L, Lin K N, et al., 1995. The informant questionnaire on cognitive decline in the elderly(IQCODE)as a screening tool for dementia for a predominantly illiterate Chinese population. Neurology, 45(1): 92 – 96.

【量表】

IQCODE(简化版)

以下所有项目是目前与 10 年前相比,"无变化"指与当年一样,"明显好"指目前情况明显优于 10 年前;"明显差"指目前情况明显差于 10 年前。

项 目	明显好	好一点	无变化	差一点	明显差
1. 记得家庭成员和朋友的信息,如职业、生日和地址					
2. 记得最近发生的事情(近 1 周发生的个人、家庭或社会上的重要事件)					
3. 记得近几天的谈话主要内容					
4. 记得自己的地址和电话号码					
5. 记得现在是几月几号					
6. 记得家里东西通常存放在哪里					
7. 能够找到放在不同地方的东西					
8. 记得家里熟悉的电器是如何运转的					
9. 能够学习使用近来新添置的家庭用品					
10. 能够学习各种非专业的新知识					
11. 能够复述近几天看的书或电视里的故事(如主要人物的姓名、主要情节)					
12. 能对每天的事情做出决断					
13. 购物时账目清楚					
14. 处理财务,如领取退休金、在银行存取款					
15. 能够完成日常计算,如购买食品、计算日期等					
16. 能够理解事情发生的前因后果					

二、Hachinski 缺血指数量表

【概述】 Hachinski 缺血指数量表(HIS)是 1975 年由加拿大神经病学家 Hachinski 制定的血管性痴呆简易检查量表,最早用于鉴别多灶性血管性痴呆与变性原因导致的痴呆。1980 年,美国学者 Rosen 为了提高 HIS 对血管性痴呆与阿尔茨海默病间的鉴别效率,对 HIS 的计分做了修改,称为"改良版局部缺血评分(modified ischemic score)"。国内目前采用的 HIS 为 1988 年樊彬等修订的中文版,并已建立中国人群的常模,由 13 个项目组成。HIS 来源于临床实践经验,需要综合患者的病史、临床症状、体征和辅助检查结果等进行判定。2012 年,Hachinski 等在原版基础上,进行了优化修订,推出了两种简化版(5 项复合问题简化版和 7 项单一问题简化版),但迄今简化版在国内尚未见应用报道。

【信效度】 不详。

【评价】 严格意义上,HIS 并不属于神经心理量表,它以临床实践为依托,可以简单、方便和有效地鉴别血管性痴呆与阿尔茨海默病;同时,近期的研究发现, HIS 还能在某些人种的人群中预测认知功能障碍,并与总体智能、瞬时记忆、注意力和执行功能密切相关。因此,HIS 作为线索性工具可以较为敏感地鉴别阿尔茨海默病与血管性痴呆,随后可再采用其他量表详细评估患者的认知障碍。

【量表来源】

(1) Hachinski V C, Iliff L D, Zilhka E, et al., 1975. Cerebral blood flow in dementia. Arch Neurol, 32(9): 632-637.

(2) Rosen W G, Terry R D, Fuld P A, et al., 1980. Pathological verification of ischemic score in differentiation of dementias. Ann Neurol, 7(5): 486-488.

【版权情况】 加拿大多伦多大学 Sunnybrook 医院(Sunnybrook Hospital, University of Toronto)卒中中心 Hachinski 等。

【类型及操作注意点】

1. 类型 他评,主要依靠病史、体检和辅助检查。

2. 操作注意点 原版 HIS 包括:① 急性起病(abrupt onset);② 阶梯式恶化 (stepwise deterioration),常指病情出现多次反复,总体趋势为进展恶化;③ 波动性病程 (fluctuating course);④ 夜间意识模糊(nocturnal confusion);⑤ 人格相对保持完整 (relative preservation of personality);⑥ 情绪抑郁(depression);⑦ 身体不适主诉 (somatic complaints);⑧ 情感失控(emotional incontinence),易哭、易笑、易怒,维持短、转变快;⑨ 高血压病史(history of hypertension);⑩ 卒中病史(history of stroke);⑪ 动脉硬化(evidence associated atherosclerosis);⑫ 局灶神经系统症状 (focal neurological symptoms);⑬ 局灶神经系统体征(focal neurological signs)。

2012 年 7 项简化版 HIS 只包含 1、2、3、8、10、12、13 项,评判"是"得 1 分,总分 7 分,>2 分提示血管性认知功能障碍存在;5 项复合简化版包括原项目的组合(1+2,3+

4,6+8,9+11,10+12),计分需要电子化处理,尚未见明确划界值,还有待进一步验证。

【参考标准】 经典的 Hachinski 计分方法:将所有阴性回答均记为 0 分,第 1、3、10、12、13 项记 2 分,其余各项记 1 分;HIS≥7 分支持血管性痴呆,≤4 分支持阿尔茨海默病,改良的 Rosen 计分方法:只统计 1、2、5、7、8、9、10、12、13,共 9 项,计分标准同 Hachinski 计分,≥4 分支持血管性痴呆;以上标准鉴别血管性痴呆和阿尔茨海默病灵敏度为 89%~90%,特异度为 89%~98%。

【完成时间】 10 分钟。

【国外应用代表性研究】

(1) Johnson L A, Cushing B, Rohlfing G, et al., 2014. The Hachinski ischemic scale and cognition: the influence of ethnicity. Age Ageing, 43(3): 364-369.

(2) Hachinski V, Oveisgharan S, Romney A K, et al., 2012. Optimizing the Hachinski ischemic scale. Arch Neurol, 69(2): 169-175.

【国内应用代表性研究】

(1) 樊彬,1990. Hachinski 缺血指数量表(HIS).上海精神医学,2(增): 53-54.

(2) 樊彬,1989.哈金斯基缺血指数在老年性痴呆和血管性痴呆鉴别中的应用.上海精神医学,7(3): 131-135.

三、搜钟测验

【概述】 搜钟测验(BT)为加拿大学者 Gauthier 等于 1989 年发明的一种符号划消测验,设计初衷在于定性和定量检测患者是否存在视觉忽视,反映了受试者的视空间及注意力,与传统的数字(字母及几何符号)划消测验相比,BT 难度适当、设计合理,在检测空间忽视症(spatial neglect)和痴呆方面灵敏度较高,主要用于识别卒中患者的偏侧忽视,尤其是轻中度忽视的检测,同时可用于痴呆及认知功能障碍患者注意力的检测。国内郭起浩等将 BT 用于轻度认知功能损害患者的辅助诊断,发现较敏感,但准确度有待提高。

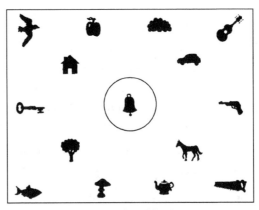

A.让患者熟悉的示例

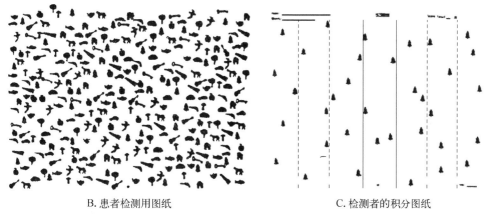

B. 患者检测用图纸　　　　　　　　　C. 检测者的积分图纸

图 2-9　BT 检测用图片

【信效度】 重测信度为 0.69。

【评价】 BT 难度适当,设计合理,既是临床上发现偏侧空间忽视症的简便工具,也是判断认知功能障碍患者注意力的理想方法,优于线条交错测验(Albert,1973)、线条等分测验(Schenkenberg,1980)及传统的数字(字母及几何符号)划消测验。

【参考标准】 总分<32 分提示存在注意力缺陷(少圈的小钟>3 个);完成时间作为参考指标,不计分。

【量表来源】 Gauthier L,Dehaut F,Joanette Y,1989. The bells test:a quantitative and qualitative test for visual neglect. International Journal of Clinical Neuropsychology,11(2),49-54.

【版权情况】 加拿大麦吉尔大学(McGill University)物理和职业治疗学院 Gauthier 等。

【类型及操作注意点】

1. 类　型　 他评。

2. 操作注意点　 在一张 21.5 cm×28 cm 的纸上,印有 315 个小物体的剪影图,其中 35 个小钟为要求受试者划消的目标。将全图均分为 7 列,每列 5 个小钟,用于干扰的小物体(图形)也是固定的(图 2-9)。操作步骤:首先呈现 15 种小图,检查者指着,要求受试者命名,假如不能命名,检查者可以换一张,直至确信受试者能确认。然后,呈现测验图,要求圈出所有的小钟。注意观察受试者搜索过程。圈完后,要求受试者检查一遍。记录提醒后识别的符号。评分:① 圈出小钟的正确数;② 完成时间;③ 不对称分(右侧 3 列正确数与左侧 3 列正确数之差)。此外,还可具体分析不同方位(左、右侧和中央列)的错误及遗漏数。

【完成时间】 5 分钟。

【国外应用代表性研究】

(1)Mauro Mancuso,Alessio Damora,Laura Abbruzzese,et al.,2019. A new standardization of the bells test: an Italian multi-center normative study. Front Psychol, 9: 2745.

（2）Strauss E, Sherman E, Spreen O, 2006. A compendium of neuropsychological tests: Administration, Norms, and Commentary. 3rd ed. New York: Oxford University Press: 168－188.

（3）A Parton, P Malhotra, M Husain, 2004. Hemispatial neglect. J Neurol Neurosurg Psychiatry, 75(1): 13－21.

【国内应用代表性研究】

（1）郭起浩,赵倩华,周燕,等,2010.缩短测验时间对轻度认知损害识别力的比较研究.中国现代神经疾病杂志,10(3): 347－351.

（2）沈树红,王少石,张会军,等,2011.存在血管危险因素的老年人脑白质损害与认知功能障碍的关系.中华老年心脑血管病杂志,13(7): 591－594.

四、迷宫测验

【概述】 迷宫测验（MT）是 ADAS－Cog 扩展版 VaDAS－Cog 的一个子测试,由美国学者 Mohs 等于 1997 年据此前 Chritensen（1991 年）最初编制的纸笔式迷宫检测改编而成,由 7 个迷宫按难度依次排列,难度随迷宫转弯数量增加而提高,要求受试者用笔寻找出每个迷宫的出路(图 2－10)。研究显示该测验可以评估执行功能,与阿尔茨海默病的发生及进展密切相关。

【信效度】 不详。

【评价】 MT 以西方文化中最常见的游戏——迷宫为工具,通过患者用笔在纸上的连接完成,可以评估认知功能中的注意力、计划能力及预见执行功能,可作为 ADAS－Cog 的附加补充项目,提高其整体灵敏度。研究显示,该测验不受受试

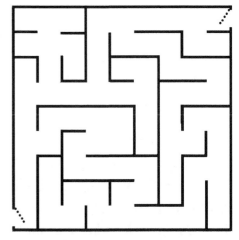

图 2－10 简单的迷宫示意图（仿）

者的年龄、受教育程度、性别及甚至种族的影响。但同时有研究发现,只有少数轻度阿尔茨海默病患者及轻度认知功能损害患者可以完成全部 7 个迷宫,因此,目前认为只有前 3 个最简单的迷宫对轻度阿尔茨海默病和轻度认知功能损害患者有实际应用价值,中重度痴呆患者并不适合此测试。

【参考标准】 以完成每个迷宫的时间（秒）衡量,时间越长,提示执行功能越差;通常记录完成前 3 个迷宫的秒数。

【量表来源】 Mohs R C, Knopman D, Petersen R C, et al., 1997. Development of cognitive instrumentsfor use in clinical trials of antidementia drugs：additions to the Alzheimer's disease assessment scale that broaden its scope. Alzheimer Dis Assoc Disord，11(S2)：13－21.

【版权情况】　美国纽约西奈山医学院精神科 Mohs 等。

【类型及操作注意点】

1. 类型　他评。

2. 操作注意点　该测验要求受试者用笔从迷宫的入口连接到出口,不能找到死路,期间可以暂停思考后再做决定。允许受试者在测试一个迷宫时犯一次错误,而当第二次无法找到出口时则停止该迷宫测试。要求受试者完成任务越快越好,任务均有时间限制。如果 240 秒内不能完成一个迷宫,则停止该测验,开始下一个迷宫,记录完成的迷宫数量及时间。分数越高,则表现越差。

【完成时间】　12 分钟。

【国外应用代表性研究】　Madureira S，Verdelho A，Ferro J，et al.，2006. Development of a neuropsychological battery for the leukoaraiosis and disability in the elderly study (LADIS)：experience and baseline data. Neuroepidemiology，27(2)：101－116.

【国内应用代表性研究】　Zhang Y，Han B，Verhaeghen P，et al.，2007. Executive functioning in older adults with mild cognitive impairment：MCI has effects on planning，but not on inhibition. Neuropsychol Dev Cogn B Aging Neuropsychol Cogn，14(6)：557－570.

（崔诗爽　陈美蓉　王　刚）

第十二节　社会认知(心智理论)评估

一、错误信念任务测验

【概述】　1978 年美国学者 Dennett 最早提出了错误信念任务(False Belief Task，FBT)的概念,随后 Wimmer 等和 Baron-Cohen 等先后于 1983 和 1985 年编制了一级错误信念任务测验和二级错误信念任务测验,检查者通过图片对受试者叙述一个简单的小故事后进行提问,该方法可以抑制个体自身的信念而有能力理解他人的错误信念(通常故事中主人公的信念与事实不相符),心理学上认为,通常3~4 岁以上儿童开始具备上述能力。FBT 根据错误信念的内容不同,分为一级(A

关于某物存放在某处的信念)和二级(B 关于 A 认为某物存放在某处的想法的信念),是目前社会认知检测中最基础的测试方法。

【信效度】 一级错误信念任务测验内部一致性 Cronbach α 系数为 0.76～0.82,重测信度相关系数 0.77。二级错误信念任务测验内部一致性 Cronbach α 系数为 0.60,重测信度相关系数 0.66。

【评价】 最早用来评估学龄前儿童的精神发育,常用于检测自闭症儿童,目前作为 TOM 成套量表的基础部分出现,简单易行,可作为对阿尔茨海默病及其他认知功能障碍患者社会认知水平的筛查试验。

【量表来源】

(1) Dennett, Daniel C, 1978. Beliefs about Beliefs. Behavioraland Brain Sciences, 1(4): 568－570.

(2) Wimmer H, Perner J, 1983. Beliefs about beliefs: representation and constraining function of wrong beliefs in young children's understanding of deception. Cognition, 13(1): 103－128.

(3) Baron-Cohen S, Leslie A M, Frith U, 1985. Does the autistic child have a "theory of mind"?. Cognition, 21(1): 37－46.

【版权情况】 英国伦敦大学(University of London)心理学系 Baron－Cohen 等。

【类型及操作注意点】

1. 类型 他评。

2. 操作注意点 一(初)级错误信念任务测验。

例1 结合图片给受试者讲一个故事,故事内容为:一个名叫吉姆的小男孩把饼干放在橱子里,然后他到外面去玩了。当吉姆不在的时候,他的妹妹莎拉把饼干从橱子里拿出来放到床下。吉姆回来了,想吃饼干(图 2－11)。检查者讲完故事后,问受试者:吉姆会到哪里找饼干呢?

结果判断:根据受试者对检查者提出的问题回答情况,来判断受试者能否理解错误信念。如果受试者能正确回答任务故事后提出的问题(吉姆到橱子里找饼干),说明受试者有能力理解他人的错误信念(吉姆认为饼干还在橱子里)。如果受试者不能正确回答任务故事后提出的问题,则说明受试者还不能理解错误信念。

二(中)级错误信念任务测验。

例2 结合图片给受试者讲一个故事,故事内容为:一个名叫吉姆的小男孩把饼干放在橱子里,然后他到外面去玩了。他的妹妹莎拉以为吉姆不在房间,悄悄地把饼干从橱子里拿出来放到床下(事实上,吉姆恰巧回来躲在门后看到了莎拉转移饼干)。吉姆回来了,想吃饼干。检查者讲完故事后,问受试者:吉姆会到哪里找饼干呢?

结果判断:根据受试者对检查者提出的问题回答情况,来判断受试者能否理解错误信念。如果受试者能正确回答任务故事后提出的问题(吉姆会到床下找饼

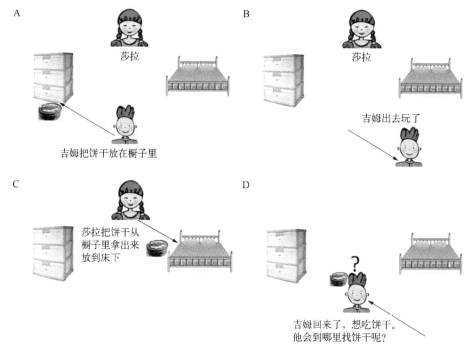

A　莎拉　吉姆把饼干放在橱子里

B　莎拉　吉姆出去玩了

C　莎拉把饼干从橱子里拿出来放到床下

D　吉姆回来了，想吃饼干。他会到哪里找饼干呢？

图2-11　一(初)级错误信念任务测验卡通示意图

干),说明受试者有能力理解一个人关于另一个人信念的信念(二级信念),即认识到"莎拉以为吉姆认为饼干还在橱子里"(与事实不符)。如果受试者不能正确回答任务故事后提出的问题,则说明受试者还不能理解错误信念。

【参考标准】　通常认为3~4岁儿童可正确回答一(初)级错误信念任务测验;6~7岁儿童可正确回答二(中)级错误信念任务测验。

【完成时间】　10~15分钟。

【国外应用代表性研究】　Fernandez-Duque D, Baird J A, Black S E, 2009. False-belief understanding in frontotemporal dementia and Alzheimer's disease. J Clin Exp Neuropsychol, 31(4): 489－497.

【国内应用代表性研究】　周楠,方晓义,2011.自闭症儿童非言语错误信念任务的实验研究.心理科学,34(3): 714－722.

二、眼神阅读任务测验

【概述】　眼神阅读任务测验(Reading the Mind in the Eyes Test, RMET)由英国心理学家Baron-Cohen等于1997年编制,通过让受试者看一组仅含对称双眼并显示不同眼神(心理状态)的图片,进而选择判断图片所表达的情绪,早期版本的图片(作为题干)和供选择题项较少,随后进行不断修订,发展为目前常用的28项和36项版本,成为现国际上通用的情感型TOM检测方法。安徽医科大学汪凯课题组对 RMET 进行了汉化修订,并应用于帕金森病及脑梗死患者的检测;迄今国内还少见 RMET 对阿尔茨海默病及相关认知功能障碍患者 TOM 损害的研究报道。

【信效度】 内部一致性 Cronbach α 系数为 0.58~0.70,重测信度相关系数 0.650~0.883。

【评价】 RMET 便捷快速,反映了 TOM 社会知觉加工的成分,要求受试者对眼神所代表的心理活动状态(情绪)进行知觉加工,从 4 个备选答案中选择 1 个最能反映人物心理活动状态的词,如看图 2-12,从愤怒、喜悦、悲伤、厌恶中选择 1 个词。性别判断任务作为参照任务,要求受试者判断眼神人物的性别,体现对一般社会线索的知觉加工。该测试受文化程度及文化背景影响小,与 IQ 无明显相关性;简单便捷,易于操作,但由于眼神所选人物原型为高加索人种,因此,应用到非欧美人群,除了情绪选项需要翻译外,有学者认为严格意义上还需要对人物进行相应人种调整才可使用。此外,与同属 TOM 检测方法——非语言准确度的诊断分析-成人面孔(diagnostic analysis of nonverbal accuracy 2 - adult faces test, DANVA2 - AF)不同,后一种方法为通过整个面部线索对表情进行判断,而 RMET 仅为单一眼神线索,但两者具有相关性。DANVA 具体可参见:www.creducation.org/resources/nonverbal_communication/assessment_with_danva.html。

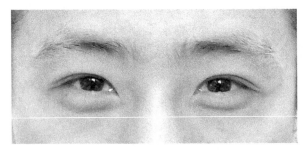

图 2-12　眼神阅读任务题项示意(男孩,喜悦)

【量表来源】

(1) Baron-Cohen S, Jolliffe T, Mortimore C, et al., 1997. Another advanced test of theory of mind: evidence from very high functioning adults with autism or asperger syndrome. J Child Psychol Psychiatry, 38(7): 813 - 822.

(2) Bar-Cohen S, Wheelwright S, Hill J, 2001. The "Reading the mind in the eyes" test revised version: a study with normal adults, and adults with Asperger syndrome or high-functioning autism. Journal of Child Psychology and Psychiatry, 42: 241 - 252.

【版权情况】 英国伦敦大学心理学系 Baron - Cohen 等。

【类型及操作注意点】

1. 类型　　他评。

2. 操作注意点　　RMET 可先进行 5 分钟备选词汇注释的学习。每正确选择 1 张得 1 分,共 36 张(男女性别各 18 张),心理状态阅读任务和性别判断任务分均为 0~36 分。

【参考标准】　多数成人得分在 22~30 之间,目前暂无明确划界值报道,分数越低,提示情感 TOM 损害越明显。

【完成时间】　15~20 分钟。

【国外应用代表性研究】

(1) Gregory C, Lough S, Stone V, et al., 2002. Theory of mind in patients with frontal variant frontotemporal dementia and Alzheimer's disease: theoretical and practical implications. Brain, 125 (Pt 4): 752 - 764.

(2) Laisney M, Bon L, Guiziou C, et al., 2013. Cognitive and affective Theory of Mind in mild to moderate Alzheimer's disease. J Neuropsychol, 7(1): 107 - 120.

【国内应用代表性研究】　蔡伟,朱幼玲,席春华,等,2013.帕金森病患者的心理理论障碍.中华老年医学杂志,32(3): 279 - 281.

三、失言察觉任务测验

【概述】　失言察觉任务测验(Faux Pas Recognition Test, FPRT)由英国学者 Valerie Stone 和 Simon Baron - Cohen 等于 1998 年编制,属于 TOM 中社会认知加工内容,检测内容包括了认知型 TOM 和情感型 TOM。FPRT 需要由检查者叙述 20 个故事,其中 10 个为存在失言的故事,10 个为不存在失言的对照故事,而后要求受试者根据故事的情节,对故事中人物的心理活动状态进行推理,判断故事中的人物有没有说了不该说的话或令人尴尬的话。FPRT 目前分为儿童和成人使用版本。安徽医科大学汪凯课题组对 FPRT 进行了汉化修订,并应用于帕金森病及脑梗死患者的检测;迄今国内还少见 FPRT 对阿尔茨海默病及相关认知功能障碍患者 TOM 损害的研究报道。

【信效度】　不详。

【评价】　FPRT 属于代表性高级 TOM 检测方法,主要是通过非书面文字的语言形式(图片或故事)对情绪、信念和企图等进行识别,以评估受试者理解社会形势和所处社会环境的能力。检查者叙述 20 个故事,其中 10 个为存在失言的故事,10 个为不存在失言(可能存在小的语言礼仪瑕疵,但不足以达到失礼)的对照故事,而后要求受试者根据故事的情节,对故事中人物的心理活动状态进行推理,判断故事中的人物有没有说了不该说的话或令人尴尬的话。对故事情节一般文字内容的理解作为参照问题,以反映受试者是否完全理解故事的内容。该测试受社会文化背景影响较大,故事所体现的某些失言(不合礼仪)行为在不同文化背景的地区和国家间理解有差别,在不同人种地区使用时,需要进行修订,不适合翻译后直接采用。

【量表来源】

(1) Stone V E, Baron-Cohen S, Knight RT, 1998. Frontal lobe contributions to theory of mind. J Cogn Neurosci, 10(5): 640-656.

(2) Baron-Cohen S, O'Riordan M, Stone V, et al., 1999. Recognition of faux pas by normally developing children and children with Asperger syndrome or high-functioning autism. J Autism Dev Disord, 29(5): 407-418.

【版权情况】 英国伦敦大学心理学系 Baron-Cohen 等。

【类型及操作注意点】

1. 类型　　他评。

2. 操作注意点　　FPRT 是让受试者辨别其中是否存在失言,并测试受试者对人物心理状态的理解能力(问题 1~6 为失言相关问题,其中问题 1 为失言识别,问题 2~6 为心理状态判断),每正确回答得 1 分,6 个失言相关问题得分相加为总分,共 60 分。问题 7、8 为对照问题。

失言故事(例子)

　　Roger 刚到一个新的办公室工作。一天午休时间,Roger 和他的新朋友 Andrew 在午休室里聊天。Andrew 问:"你的太太做什么?""她是个律师。"Roger 回答道。过了一会儿,他们的同事 Claire 神情愤怒地也走进了午休室,"我刚才接到了一个最糟糕的电话,这帮律师都是些傲慢和贪婪的家伙,我真受不了他(她)们!""你想看一下这些报告吗?"Andrew 问 Claire,"现在不,"她回答道,"我需要咖啡。"

　　检查者:(问题 1)有人说了不该说或不合时宜的话了吗?

　　假如受试者回答:"是。"则检查者接着问以下问题。

　　问题 2:谁说了不该说或不合时宜的话?

　　问题 3:为什么不该说或为什么让人尴尬?

　　问题 4:为什么你认为××说了不该说的话?

　　问题 5:Claire 知道 Roger 的太太是律师吗?

　　问题 6:你认为 Roger 会有什么感受?

　　参照问题:

　　问题 7:在这个故事中,Roger 的太太是从事什么职业?

　　问题 8:Roger 和 Andrew 的谈话发生在什么地方?

参照故事(例子)

　　Vicky 参加她朋友 Oliver 的家庭聚会。当另一名女士走向她们时,她正在和 Oliver 谈话。那名女士是 Oliver 的邻居。那个女士说了一声:"你们好",接着转向 Vicky 说,"我们好像之前没见过面,我是 Maria,你呢?" Vicky 回答说:"我是 Vicky。""有人愿意喝点什么吗?"Oliver 问道。

　　检查者:(问题 1)有人说了不该说或不合时宜的话了吗?

　　假如受试者回答:"是。"则检测者接着问以下问题。

　　问题 2:谁说了不该说或不合时宜的话?

　　问题 3:为什么不该说或为什么让人尴尬?

　　问题 4:为什么你认为××说了不该说的话?

　　问题 5:Oliver 知道 Vicky 和 Maria 互相不认识吗?

　　问题 6:你认为 Vicky 会有什么感受?

　　参照问题:

　　问题 7:在这个故事中,Vicky 在什么地点?

　　问题 8:Vicky 和 Maria 互相认识吗?

【参考标准】　暂无明确划界值报道,分数越低,提示 TOM 损害越明显。

【完成时间】　20~40 分钟。

【国外应用代表性研究】

(1) Gregory C, Lough S, Stone V, et al., 2002. Theory of mind in patients with frontal variant frontotemporal dementia and Alzheimer's disease: theoretical and practical implications. Brain, 125(Pt 4): 752 - 764.

(2) Torralva T I, Kipps C M, Hodges J R, et al., 2007. The relationship between affective decision-making and theory of mind in the frontal variant of frontotemporal dementia. Neuropsychologia, 45(2): 342 - 349.

【国内应用代表性研究】　蔡伟,朱幼玲,席春华,等,2013.帕金森病患者的心理理论障碍.中华老年医学杂志,32(3): 279 - 281.

四、Yoni 任务测验

【概述】　Yoni 任务测验(Yoni Task Test)是由以色列学者 Shamay - Tsoory 等于 2007 年基于 Baron - Cohen 提出的理念采用计算机软件辅助生成的 TOM 任务检测试验,可以对认知型和情感型 TOM 进行检测。受试者根据屏幕上出现的卡通面孔(命名为"Yoni")的眼球凝视/表情线索和语言文字提示对不同的问题做出决断(图 2 - 13),是目前社会认知检测中的一种新型计算机辅助软件测试方法。

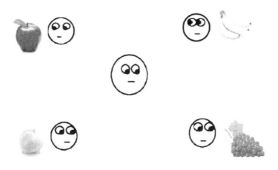

图 2 - 13　Yoni 任务测试示意图

【信效度】　具体不详。

【评价】　简单易行,生动活泼,具有娱乐性,刺激信息包括语言和非语言(图片)类型,最早用来检测精神分裂症患者社会认知的损害,随后出现对帕金森病患者检测的研究,但目前应用还不广泛,信效度研究缺乏,还需要进一步修订。

【量表来源】　Shamay-Tsoory S G, Aharon-Peretz J, Levkovitz Y, 2007. The neuroanatomical basis of affective mentalizing in schizophrenia: comparison of patients with schizophrenia and patients with localized prefrontal lesions. Schizophr Res, 90(1 - 3): 274 - 283.

【版权情况】 以色列海法大学脑与行为研究中心(Integrated Brain and Behavior Research Center, University of Haifa)Shamay－Tsoory 等。

【类型及操作注意点】

1. 类型　他评。

2. 操作注意点　该检测任务包括64个测试,每个测试为屏幕中央出现的1个卡通脸(Yoni)和四周边角出现的4个彩色图片(各种水果、动物、椅子或卡通脸)为内容,受试者根据Yoni的眼球凝视/表情线索和语言文字提示,回答屏幕上出现的问题,如"Yoni"想要"××","Yoni"有和"××"一样的椅子。64个测试中,24个为检测认知型TOM的测试,24个为检测情感型TOM的测试,16个为参照测试(确认受试者正确理解了问题),全部测试分两次完成,第二次较第一次问题复杂,难度提高。认知型测试中,Yoni的表情线索和语言文字为中性的,而情感型测试中,表情线索和语言文字为非中性;第二次测试中,Yoni 70%的眼球凝视为正确答案所在方向,30%为正确答案所在反方向,此时,需要综合语言文字和面部表情来选择答案。

【参考标准】 暂无明确划界值报道,分数越低,提示TOM损害越明显。

【完成时间】 10~25分钟。

【国外应用代表性研究】 Bodden M E, Mollenhauer B, Trenkwalder C, et al., 2010. Affective and cognitive theory of mind in patients with Parkinson's disease. Parkinsonism Relat Disord, 16(7): 466－470.

【国内应用代表性研究】 暂无。

五、奇怪故事任务测验

【概述】 奇怪故事任务测验(Strange Stories Task Test)是1994年英国学者Happé编制的针对认知型TOM的检测方法,早期版本包括24个小故事和6个参照小故事;随后由于参照故事过于简单及存在明显"天花板效应",1995年,作者又修订为8个小故事(故事内容涉及双重陷阱、善意谎言、规劝和误解),8个参照小故事和8段无内在联系的语句组合。与FPRT都属于故事性任务测试,但只针对认知型TOM。

【信效度】 具体不详。

【评价】 最早用来检测评估高功能自闭症儿童,目前也可作为对阿尔茨海默病及其他认知功能障碍患者社会认知水平的筛查试验。但应用还较局限,故事所体现的内容在不同文化背景的地区和国家间理解有差别,需要进行修订,不适合翻译后直接采用。

【量表来源】

(1) Happé F G, 1994. An advanced test of theory of mind: understanding of story characters' thoughts and feelings by able autistic, mentally handicapped, and normal children and adults. J Autism Dev Disord, 24(2): 129－154.

(2) White S, Hill E, Happé F, et al., 2009. Revisiting the strange stories：revealing mentalizing impairments in autism. Child Dev, 80(4)：1097-1117.

【版权情况】 英国伦敦国王学院(King's College London, KCL)Happé。

【类型及操作注意点】

1. 类型 他评。

2. 操作注意点 新版本的奇怪故事任务测验依托于电脑软件,每个故事均由成年男性事先朗读录制,并同时出现在电脑屏幕上,受试者听记结束后,电脑自动读出和电脑屏幕同时出现相关问题请受试者回答,检测者逐字记录受试者回答的内容,完全结束后据此评分。

故事类别(善意的谎言)

一天,Jane 阿姨来看望 Peter,Peter 很喜欢 Jane 阿姨,但今天,Jane 阿姨戴了一顶新帽子。Peter 觉得这个帽子很丑,Jane 阿姨带上它,看起来很滑稽,Jane 阿姨戴原来的帽子还是很不错的。但当 Jane 阿姨问 Peter：“你喜欢我的新帽子吗?”Peter 说：“噢,它很漂亮。”

问题：

① Peter 说的是真的吗? 是的/不是/不知道

② 为什么 Peter 这么说? (0~2分)

【参考标准】 暂无明确划界值报道,分数越低,提示 TOM 损害越明显。

【完成时间】 20~30 分钟。

【国外应用代表性研究】 Castelli I, Pini A, Alberoni M, et al., 2011. Mapping levels of theory of mind in Alzheimer's disease：a preliminary study. Aging Ment Health, 15(2)：157-168.

【国内应用代表性研究】 Li D, Li X, Yu F, et al., 2017. Comparing the ability of cognitive and affective theory of mind in adolescent onset schizophrenia. Neuropsychiatr Dis Treat, 27(13)：937-945.

六、爱荷华博弈任务

【概述】 爱荷华博弈任务(Iowa Gambling Task, IGT)是经典的模糊决策范式,是由学者 Bechara 于 1994 年编制,运用纸牌游戏评估受试者的决策能力。在这项任务中,总共有 4 副牌,其中 2 副牌奖金高但输的频率较高,另外 2 副即时奖金低但输的频率低。受试者最终任务是尽可能多地获取虚拟货币。通过对不同牌的选择次数,评估受试者的决策能力。

【信效度】 信度和效度受多种因素影响;学习效应可影响重测信度;B 纸牌优势、情感状态可影响其效度,因此,需更进一步考察。

【评价】 最早应用于前额叶损坏患者,随后开始用于对精神分裂症、物质依赖、变性病等多种神经精神疾病的研究。其提供了一种更接近现实生活的决策情境,被认为是测量个体决策能力的经典范式。

【量表来源】 Bechara A，Damasio A R，Damasio H，et al.，1994. Insensitivity to future consequences following damage to human prefrontal cortex. Cognition，50：7－15.

【版权情况】 美国爱荷华大学（University of Iowa）Bechara。

【类型及操作注意点】

1. 类型 他评。

2. 操作注意点 在这项任务中，总共有4副外观各方面都相同的纸牌（A、B、C、D），A、B牌会得到即时较高奖励；而C、D牌会得到即时的较低奖励。A牌和B牌输的次数较多，但是C牌和D牌赢的次数较多。因此，从长远来看，A、B牌会导致最终的损失，是劣势牌；而C、D牌会导致最终收益，是优势牌。在实验开始前，受试者会有2 000美元的虚拟本金，受试者对牌的规则都是未知的，他们遵循"尽可能多地获得钱数"的任务指导，但是不知道一共要完成多少个试次。任务的标准试次是100次。通过计算优势牌的选择次数减去劣势牌的选择次数来评估受试者的任务表现。

【参考标准】 有2种计分方式：① （C+D）总次数减去（A+B）总次数，净值<0表示决策障碍，净值>0表示决策正常；② 分为5个block，每个包含20次选择，每个block计算（C+D）次数与（A+B）次数的差值，评价患者学习能力。

【完成时间】 10~15分钟。

【国外应用代表性研究】 Bertoux M，Funkiewiez A，O'Callaghan C，et al.，2013. Sensitivity and specificity of ventromedial prefrontal cortex tests in behavioral variant frontotemporal dementia. Alzheimers Dement，9（5 Suppl）：S84－94.

【国内应用代表性研究】 Zhang X L，Shi J，Zhao L Y，et al.，2011. Effects of stress on decision-making deficits in formerly heroin-dependent patients after different durations of abstinence. Am J Psychiatry，168（6）：610－616.

（崔诗爽 黄 越 王 刚）

第三章　动物认知行为学实验

基于痴呆及认知障碍疾病动物模型的病理生理机制、药物干预评估等实验研究的广泛开展,评估认知功能的行为学实验越来越得到重视,其中,评估学习记忆功能的实验最为常见,此外,还包括感觉运动功能、情绪反应等。本章就近年来动物模型中常用的认知行为学检测方法进行了系统总结,介绍各个行为学实验的优势及局限性,为痴呆及认知功能障碍相关疾病的转化研究提供参考。

第一节　水迷宫实验

【概述】　水迷宫(Morris Water Maze,MWM)实验由英国学者 Morris 在 1984 年首先发明设计,主要通过游泳相关参数的检测来测试实验动物的空间参考记忆、空间工作记忆与学习能力,现已成为国内外研究神经行为学中使用最为广泛的方法之一。实验主要包括可见平台实验(Visible Cue Test)、定位航行实验(Navigation Task,Hidden Platform Test)及空间探索实验(Spatial Probe Test)三部分,是目前研究学习记忆的最为经典的实验。

【评价】

1. 优点　　① 评价动物的空间参考记忆、工作记忆及学习的实验数据精确、重复性好,是目前研究空间学习记忆的最为可靠的行为学实验之一;② 实验基本操作相对简单,能自动采集和分析图像,实验过程自动化视频摄像,减少主观误差,增加了实验结果的真实性;③ 检测指标多样,可以全面考察学习记忆能力;④ 实验过程无须电击,无须禁食禁水等,对动物损害较小;⑤ 动物在水中产生的气味易消除,可排除气味干扰;⑥ 对于海马损伤的评价灵敏度高,特别适合与年龄相关的动物学习记忆的研究。

2. 缺点　　① 对实验室的条件要求较高,需要专业分析软件;② 不同种系的鼠学习能力相差较大,C57B/L 小鼠学习能力较强,SV129 小鼠学习记忆能力差,BALB/C 小鼠很难学习;③ 所需实验场地较大,环境要求较高;④ 随年龄增长的视觉和运动能力的下降可能对结果产生影响;⑤ 游泳可能引起神经内分泌的变化,干扰实验结果;⑥ 部分动物有趋触性,喜欢沿着池壁游泳,部分动物消极浮在水面,增加了实验的变异性。

【来源】 Morris R, 1984. Developments of a water-maze procedure for studying spatial learning in the rat. J Neurosci Methods,11(1): 47–60.

【实验设备及操作注意点】

1. 实验设备 Morris 水迷宫实验系统由一个开放的圆柱水池和图像采集分析系统两部分组成(图 3-1)。按东南西北四个方向将水池平均划分为四个象限,象限池壁圆弧中点为可选的动物入水点,平台可置于任意一个象限的中央。图像采集分析系统记录动物游泳轨迹数据,用于指标的提取及分析。

2. 操作注意点 ① 保持安静的实验环境,控制室内光线,迷宫周围的物品必须保持固定不变,实验者尽量在实验动物视野之外。② 要注意实验动物的种属、性别、品系,操作要轻柔,避免激惹动物。③ 每天(次)测试时间要固定,严格控制水温,定期换水以免水质腐败,保持水的透明浑浊度一致。④ 软件监测依赖于动物与周围环境的区别,尽量选用色差比较大的背景,并且减少水面的反光。

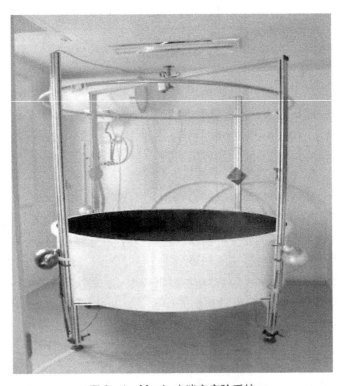

图 3-1 Morris 水迷宫实验系统

【参考标准】 实验可供分析的参数较多,定位航行实验包括逃避潜伏期、总路程、到达平台平均距离;空间探索实验检测指标有四个象限逗留的时间和路程、原平台象限游泳距离与总距离之比、原平台象限游泳时间与总时间之比、穿越平台的次数及运动轨迹图等。

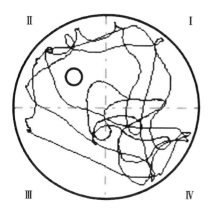 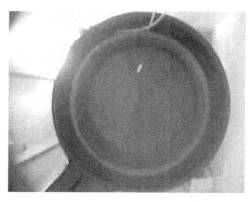

图3-2 阿尔茨海默病小鼠运动轨迹图及游泳实时场景

【完成时间】 可见平台实验一般为2天,每天4次;定位航行实验用于测量动物对水迷宫学习和记忆的获取能力,一般需要3~15天,每天4次;定位航行实验结束后进行空间探索试验,测量对平台空间位置记忆的保持能力,需要1天。

【国外应用代表性研究】

(1) D'Hooge R, De Deyn P P, 2001. Applications of the Morris water maze in the study of learning and memory. Brain Res Rev, 36(1): 60-90.

(2) Ruediger S, Vittori C, Bednarek E P, et al., 2011. Learning-related feedforward inhibitory connectivity growth required for memory precision. Nature, 473(7348): 514-518.

(3) Woolley D G, Laeremans A, Gantois I, et al., 2013. Homologous involvement of striatum and prefrontal cortex in rodent and human water mazelearning. Proc Natl Acad Sci USA, 110(8): 3131-3136.

(4) Zhang Y, Kurup P, Xu J, et al., 2010. Genetic reduction of striatal-enriched tyrosine phosphatase (STEP) reverses cognitive and cellular deficits in an Alzheimer's disease mouse model. Proc Natl Acad Sci USA, 107(44): 19014-19019.

【国内应用代表性研究】

(1) 王维刚,周嘉斌,朱明莉,等,2011.小鼠动物实验方法系列专题(一)——Morris水迷宫实验在小鼠表型分析中的应用.中国细胞生物学学报,33(1): 8-14.

(2) 方松,余化霖,2010. Morris水迷宫实验中海马相关空间学习记忆的研究进展.国际病理科学与临床杂志,30(4): 321-326.

(3) 任汝静,王刚,潘静,等,2008. K252a预处理对Aβ25-35诱导小鼠学习记忆障碍的保护作用.上海交通大学学报(医学版),28(3): 281-284.

第二节　旷场实验

【概述】　旷场实验(Open Field Test, OFT)最初由美国心理学家 Hall 在 1934年发明用来评价大鼠的情绪,又称敞箱实验,是一种常见的评估探索性行为和自发活动的常用方法,目前已成为评价啮齿类动物运动功能和焦虑及抑郁相关行为学研究中的经典方法,被广泛应用于神经精神药理学的基础研究。

【评价】

1. 优点　　① 实验操作过程和所需设备简单,应用广泛,方法可靠,数据丰富,是评价实验动物在新环境中自发活动、探索行为与焦虑抑郁状态的一种常用方法;② 可作为其他行为学实验的对照,排除自发活动或情绪引起的变异。

2. 缺点　　OFT 并不是对所有的抗焦虑药物都敏感,因此,作为筛选焦虑动物模型方法的可靠性受到一定质疑。

【来源】　Hall C S, 1934. Emotional behavior in the rat: I. Defecation and urination as measures of individual differences in emotionality. Journal of Comparative Psychology, 18, 385 - 403.

【实验设备及操作注意点】

1. 实验设备　　见图 3 - 3。

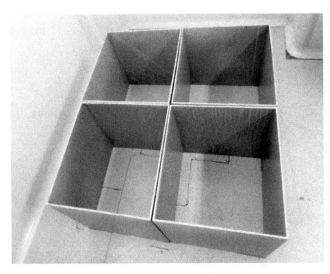

图 3 - 3　旷场实验系统

2. 操作注意点 ① 每只实验动物只做一次 OFT,由于 OFT 对动物影响小,同一批动物做不同行为学实验时,应先做 OFT。② OFT 与情绪密切相关,实验前需要对实验动物进行抚摸 3~5 天,每天 1~2 分钟,减少应激刺激,正式开始检测前应让动物在行为学房间适应至少 1 小时,以减轻动物的焦虑状态。③ 实验过程中需要保持环境安静,光线适宜,灯光暗淡为好;每次实验应选择在同一时间段内完成。④ 保持木箱和底面的位置放置齐同不变,及时清洗尿液和粪便,以免气味干扰。

【参考标准】 考察指标主要包括运动距离、运动速度、中央运动时间和速度、周边运动时间和速度,其他指标包括尿便次数、某一肢体越过的格子数即水平得分(crossing)、后肢站立次数即垂直得分(rearing)等。

【完成时间】 每只实验动物 5 分钟到 1 小时不等,只做一次 OFT。

【国外应用代表性研究】

(1) Walsh R N, Cummins R A, 1976. The open-field test: a critical review. Psychol Bull, 83(3): 482 – 504.

(2) Basso D M, Beattic M S, Brcsnahan J C, 1995. A sensitive and reliable locomotor rating scale for open field testing in rats. J Neurotrauma, 12(1): 1 – 21.

(3) Sherrill K R, Erdem U M, Ross R S, et al., 2013. Hippocampus and retrosplenial cortex combine path integration signals for successful navigation. J Neurosci, 33(49): 19304 – 19313.

(4) Todd D G, David T D, Colleen E K, 2009. Mood and anxiety related phenotypes in mice. Neuromethods, 42: 1 – 20.

【国内应用代表性研究】

(1) 林晓春,李云鹏,卞艳芳,等,2010.大鼠旷场实验指标检测及参考值的探讨.毒理学杂志,24(3): 224 – 225.

(2) 王维刚,刘震泽,吴文婷,等,2011.小鼠动物实验方法系列专题(七)——旷场实验在小鼠行为分析中的应用.中国细胞生物学学报,33(11): 1191 – 1196.

第三节 八臂迷宫实验

【概述】 八臂迷宫,又称放射迷宫(Radial-Arm Maze),由同一个中央平台放射出 8 个完全相同的臂组成,最初由美国学者 Olton 等于 1976 年发明,用来评价大鼠的空间工作记忆,是常用的评价动物学习记忆能力的方法之一,能够区分短期的工作记忆和长期的参考记忆,现已被广泛用于学习记忆认知实验功能评价。

【评价】

1. 优点　　① 操作简便、易行,数据易获得;② 迷宫供选择性多,避免了"T"形迷宫仅有两种选择的局限;③ 可同时检测工作记忆和参考记忆,并且重复测量稳定性好;④ 适用于检测年龄相关的认知功能下降。

2. 缺点　　① 实验过程动物需禁食禁水;② 不同种系动物放射迷宫结果差异较大;③ 气味对实验结果可产生影响,需经常清洗避免气味干扰;④ 难以区分探索行为和空间线索对动物选择的影响;⑤ 所需实验时间较长。

【来源】　Olton D S, Samuelson R J, 1976. Remembrance of places passed: spatial memory in rats. Journal of Experimental Psychology: Animal Behavior Proceedings, 2 (2): 97 - 116.

【实验设备及操作注意点】

1. 实验设备　　见图 3 - 4。

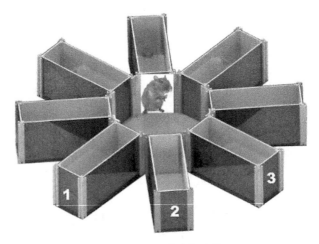

图 3 - 4　八臂迷宫系统

2. 操作注意点　　① 实验前禁食,同时监测体重和一般身体状况,避免禁食不足使动物缺乏对食物的渴求影响实验结果。② 选择小块的、大小一致的食物。③ 保持环境安静,减少动物对迷宫或观察者的恐惧。④ 实验前后保持周围环境线索的一致性。⑤ 注意清洗,避免气味干扰。

【参考标准】　实验观察指标包括工作记忆错误(动物再次进入放食物臂)、参考记忆错误(进入不放食物臂)、测试总时间、进入臂的总次数等。

【完成时间】　训练前适应期为 2 天,每天 1 次,自由活动和摄取食物 10 分钟。适应后进行每天 1 次的训练,每次实验 4 个臂放入食物,动物再次进入放食物臂称为工作记忆错误,进入不放食物臂称为参考记忆错误。连续 5 次训练工作记忆错误为 0 次,参考记忆错误为 1 次或 1 次以下,认为训练成功。训练成功通常需要10~15 天。

【国外应用代表性研究】

（1）Stan B F，Jeremy K S，Anthony G P，1997. Selective roles for hippocampal, prefrontal cortical, and ventral striatal circuits in radial-arm maze tasks with or without a delay. J Neurosci，17(5)：1880–1890.

（2）Daniel J M，Fader A J，Spencer A L，et al.，1997. Estrogen enhances performance of female rats during acquisition of a radial arm maze. Horm Behav，32 (3)：217–225.

（3）Oorschot D E，Voss L，Covey M V，et al.，2013. Spectrum of short- and long-term brain pathology and long-term behavioral deficits in male repeated hypoxic rats closely resembling human extreme prematurity. J Neurosci，33(29)：11863–11877.

【国内应用代表性研究】

（1）朱乔，于建云，曹珍珍，等，2010.一次性与三重性脑震荡鼠八臂迷宫逆行性遗忘变化研究.中华神经外科疾病研究杂志，9(2)：105–108.

（2）杨秀艳，邵蒙蒙，金露，等，2011.氧气对慢性低氧高二氧化碳大鼠学习记忆障碍的干预作用.中国病理生理杂志，27(3)：566–570.

第四节 "T"形迷宫实验

【概述】 "T"形迷宫(T–Maze)最初由美国学者 Kivy 等在 1956 年首次发明研制，他们发现在"T"形迷宫中，让大鼠看到黑白两臂，改变其中一个颜色，大鼠容易选择改变颜色的那个臂。此后经过改进，通过食物而不是颜色驱动动物选择。"T"形迷宫实验成为目前用于评价空间工作记忆的最常用的动物模型之一，主要与前额叶皮质相关。包括适应期、训练期和测试期。

【评价】

1. 优点　　① 设备简单，易于操作；② 无须视频软件系统，重复性比较好；③ 实验主要依赖动物的自然天性，无惩罚和奖励刺激，可避免一些混杂因素。

2. 缺点　　① 实验动物需禁食；② 选择只有两种，比较单一，相对增加了成功的可能性；③ 实验训练时间较长。

【来源】 Kivy P N，Earl R W，Walker，E L，1956. Stimulus context and satiation. J Comp Physiol Psychol，49(1)：90–92.

【实验设备及操作注意点】

1. 实验设备　　见图 3–5。

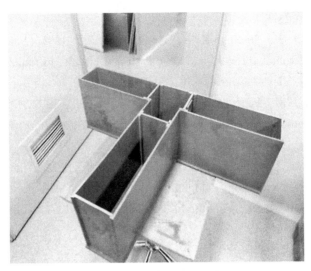

图 3-5 "T"形迷宫系统

2. 操作注意点　①测试前 3 天控制实验动物的饮食,使其体重下降至正常获取食物时的 80%~90%,测试前让其在迷宫中进行训练,使其熟悉环境和迷宫。②实验在安静的房间内进行,环境条件保持稳定。③保持两次选择之间的间隔一致,及每一训练间期内的选择训练次数。④不同种属和品系的小鼠可能对某一方向偏爱,影响对动物学习记忆的评价。⑤选择结束立即将动物放回主干臂内的起始箱,减少其对对侧目标箱的接触。⑥尽量选择小块、大小一致的食物。

【参考标准】　先挡住迷宫的一个臂,允许动物到达"T"形迷宫的另一个臂,动物在此臂中得到食物;然后,开放"T"形迷宫的另一臂,动物选择进入与第一步方向相反的臂才能得到食物,记为 1 次正确,如动物重新进入第一步实验时去过的臂记为 1 次错误。记录正确率。

【完成时间】　适应期 2 天,每天 10 分钟;训练期,每只动物每天训练 15 分钟,正确率达到 90% 以上,训练结束;测试期 1 天。

【国外应用代表性研究】

(1) O'Neill P K, Gordon J A, Sigurdsson T, 2013. Theta oscillations in the medial prefrontal cortex are modulated by spatial working memory and synchronize with the hippocampus through its ventral subregion. J Neurosci, 33 (35): 14211 -14224.

(2) Catania K C, 2013. Stereo and serial sniffing guide navigation to an odour source in a mammal. Nat Commun, 4: 1441.

【国内应用代表性研究】

(1) 郑君芳,陈慧敏,宋然,等,2013.蛋白质组学方法分析多 T 迷宫训练后的小鼠空间记忆蛋白.中国生物化学与分子生物学报,29(11): 1054 - 1060.

（2）王霞,杨于嘉,余小河,等,2005.神经干细胞移植对缺氧缺血新生大鼠感觉运动机能的影响.中国行为医学科学,114(7)：596－598.

第五节　巴恩斯迷宫实验

【概述】　巴恩斯迷宫(Barnes Maze)最早由美国学者 Barnes 在 1979 年基于动物的趋暗习性而发明设计的一种行为学实验,动物表现为从明亮、宽敞的平台逃往黑暗、狭小的目标箱中,用于检测动物空间记忆的模型,是评价空间记忆常用的方法之一。

【评价】

1. 优点　　① 巴恩斯迷宫无须禁食和电击,对动物损伤较小;② 实验对于动物的体力要求很小,在水迷宫中表现差的动物可适合做巴恩斯迷宫实验;③ 通过旋转迷宫能防止动物凭借气味来完成实验。

2. 缺点　　① 实验时间长,学习过程比较慢;② 影响因素比较多,变异度大。

【来源】　Barnes C A, 1979. Memory deficits associated with senescence：a neurophysiological and behavioral study in the rat. J Comp Physiol Psychol, 93 (1)：74－104.

【实验设备及操作注意点】

1. 实验设备　　见图 3－6。

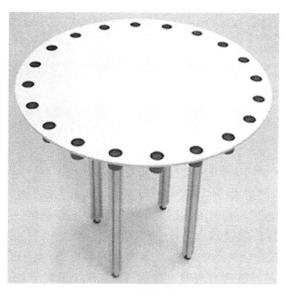

图 3－6　巴恩斯迷宫系统

2. 操作注意点　　① 与旷场实验类似,实验前需要动物在目标箱中适应一段时间。② 及时清除动物在迷宫遗留的气味。在两次训练之间旋转迷宫,避免气味残留在迷宫上对选择的影响,必要时可使用医用酒精擦拭。③ 不同品系的动物在巴恩斯迷宫中行为表现差别很大,需要注意实验动物的品系对实验结果的影响。④ 应激刺激对实验影响较大,尽量保持安静,减少实验者对动物的刺激。

【参考标准】　观察指标:动物进入目标箱的潜伏期、选择错误次数(即进入非目标洞次数)。

【完成时间】　适应期 1 天,每只动物 3~5 分钟/次;训练期每天 1 次,训练 8~10 天,或每天 2 次,训练 5~6 天;测试期与训练期相同。

【国外应用代表性研究】

(1) Sunyer B, Patil S, Hoger H, et al., 2007. Barnes maze, a useful task to assess spatial reference memory in mice. Nature Protocols, 198: 58 – 68.

(2) Harrison F E, Reiserer R S, Tomarken A J, et al., 2006. Spatial and nonspatial escape strategies in the Barnes maze. Learn Mem, 13(6): 809 – 819.

(3) O'Leary T P, Brown R E, 2013. Optimization of apparatus design and behavioral measures for the assessment of visuo-spatial learning and memory of mice on the Barnes maze. Learn Mem, 20(2): 85 – 96.

【国内应用代表性研究】

(1) 邹涛,程明,朱熊兆,等,2005.急性心理应激对小鼠记忆的影响.中国行为医学科学,14(1): 23 – 25.

(2) 王翘楚,娄丹,常秀丽,等,2012.动物神经行为测试方法的研究现状.中国预防医学杂志,13(12): 943 – 946.

第六节　"Y"形迷宫实验

【概述】　美国学者 Montgomery 最早发明并报道了"Y"形迷宫(Y-Maze)对大鼠探索行为的检测应用,随后 Glickman 等于 1961 年又复制和完善了"Y"形迷宫的应用,"Y"形迷宫主要用于考察大小鼠的空间工作记忆、参考记忆及辨识性学习,现分为无电"Y"形迷宫和有电"Y"形迷宫。无电"Y"形迷宫由 3 条等长的臂组成,夹角120°,依赖动物对新鲜事物的偏好性;有电"Y"形迷宫也由 3 条等长的臂组成,每条臂底部有可通电的铜棒,并有指示信号灯,利用鼠喜暗的习性,给予电击刺激,使其逃离阴暗区,进入一个相对安全的区域(光亮区)。

【评价】

1. 无电"Y"形迷宫　优点：① 所需设备比较简单,易达到要求;② 时间短,操作方便。缺点：变异度较大,需要动物数量多。

2. 有电"Y"形迷宫　优点：① 实验环境要求低,操作简单;② 数据处理容易。缺点：① 需要电刺激,造成对动物的损害;② 实验耗时较长。

【来源】

(1) Montgomery K C, 1953. The effect of the hunger and thirst drives upon exploratory behavior. J Comp Physiol Psychol, 46(5)：315-319.

(2) Glickman S E, Jensen G D, 1961. The effects of hunger and thirst on Y-maze exploration. J Comp Physiol Psychol, 54：83-85.

【实验设备及操作注意点】

1. 实验设备　见图3-7。

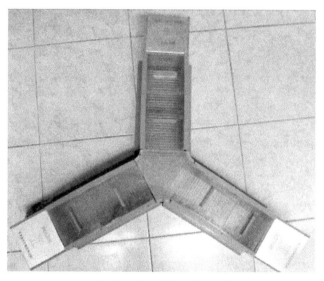

图3-7　有电"Y"形迷宫系统

2. 操作注意点　① 动物测试之间需清洁迷宫,避免气味对实验结果的干扰及分泌物对铜棒通电性能的影响。② 实验时间尽量保持一致,固定于一天中的某一时段。③ 保持周围环境线索的一致性,避免人为干扰。④ 维持动物的趋暗习性,防止对实验结果的影响。

【参考标准】　无电"Y"形迷宫：进入臂总次数,新臂偏好指数=(进入新臂次数或时间)/(进入臂总次数或时间)。

有电"Y"形迷宫：正确次数、反应时间、正确率。

【完成时间】　无电"Y"形迷宫：训练期1天,5~15分钟;测试期1天,5~10

分钟。有电"Y"形迷宫：训练 7 天,每只动物 20 次/天,每次 2~5 分钟,第 7 天作为学习成绩。

【国外应用代表性研究】

（1）Hellyer S, Straughan J H, 1961. Alternation as function of preliminary training and type of deprivation. Science, 133(3462)：1422 – 1423.

（2）Saxe M D, Battaglia F, Wang J W, et al., 2006. Ablation of hippocampal neurogenesis impairs contextual fear conditioning and synaptic plasticity in the dentate gyrus. Proc Natl Acad Sci USA, 103(46)：17501 – 17506.

（3）Baudonnat M, Guillou J L, Husson M, et al., 2011. Disrupting effect of drug-induced reward on spatial but not cue-guided learning：implication of the striatal protein kinase A/cAMP response element-binding protein pathway. J Neurosci, 31 (46)：16517 – 16528.

【国内应用代表性研究】

（1）余茜,李晓红,吴士明,等,2002.运动康复对脑梗死大鼠学习记忆能力和 LTP 的影响.中华物理医学与康复杂志,24(3)：140 – 143.

（2）Lu H, Yang S, Lin L, et al., 2013. Prediction of rat behavior outcomes in memory tasks using functional connections among neurons. PLoS One, 8(9)：e74298.

（3）Xu X, Tian Y, Li S, et al., 2013. Inhibition of propofol anesthesia on functional connectivity between LFPs in PFC during rat working memory task. PLoS One, 8(12)：e83653.

第七节　新物体识别实验

【概述】　新物体识别实验(Object Recognition Test, ORT)最早由法国学者 Ennaceur 于 1988 年在实验中描述,是基于啮齿类动物对新事物有探索倾向而建立的一种行为学方法。实验分为适应期(habituation session)、训练期(training session or sample phase)和测试期(test session or choice phase)。适应期是将动物放在方形盒子中自由活动 5 分钟;训练期在方形盒子中放入两个相同物体,然后让动物探索这两个物体一定时间(通常为 5 分钟);测试期是将一个物体换成新物体,使得方形盒子中一个物体是熟悉的,另一个物体是新的。

【评价】

1. 优点　　① 所需实验设备简单,易组建;② 实验所需时间短,避免长期实验对动物的损伤。

2. 缺点 ① 气味可能对实验产生影响;② 目前大部分实验结果仍采用人工观察,手工计算的方式进行,因此有一定的主观性。

【来源】 Ennaceur A, Delacour J, 1988. A new one-trial test for neurobiological studies of memory in rats. 1: Behavioral data. Behav Brain Res, 31 (1): 47 - 59.

【实验设备及操作注意点】

1. 实验设备 见图 3 - 8。

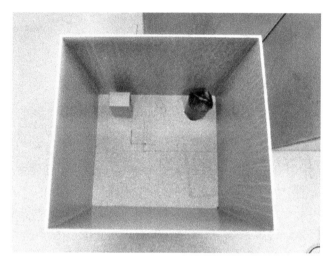

图 3 - 8 新物体识别实验系统

2. 操作注意点 ① 两个不同物体的颜色,大小和形状可能对结果产生影响。相同物体最好准备 3 个,防止气味对选择的影响。另外,物体不能被动物轻易移动,并且动物不能对物体有先天的偏好性。② 在实验中尽量保持实验条件齐同,建立统一的判断标准。

【参考标准】 检测指标是动物对熟悉和新鲜物体的探索时间、接触次数、接触潜伏期、接触持续时间。可用"偏好指数=(新物体接触时间-熟悉物体接触时间)/(新物体接触时间+熟悉物体接触时间)"进行比较。

【完成时间】 第一天为适应期,第二天训练期,训练期和测试期可以根据需要间隔 15 分钟或 1 天。

【国外应用代表性研究】

(1) Boulware M I, Heisler J D, Frick K M, et al., 2013. The memory-enhancing effects of hippocampal estrogen receptor activation involve metabotropic glutamate receptor signaling. J Neurosci, 33(38): 15184 - 15194.

（2）Bett D, Stevenson C H, Shires K L, et al., 2013. The postsubiculum and spatial learning: the role of postsubicular synaptic activity and synaptic plasticity in hippocampal place cell, object, and object-location memory. J Neurosci, 33(16): 6928-6943.

（3）Lee A M, Kanter B R, Wang D, et al., 2013. Prkcz null mice show normal learning and memory. Nature, 493(7432): 416-419.

【国内应用代表性研究】

（1）姚明江,李浩,赵文明,等,2009.D-半乳糖合并半高脂饲料致认知功能障碍大鼠模型的建立及评价.中国老年学杂志,29(6): 647-650.

（2）宋广青,孙秀萍,刘新民,2013.大鼠物体识别实验方法综述.中国比较医学杂志,23(7): 55-60.

第八节　条件性恐惧实验

【概述】　条件性恐惧实验(fear conditioning test)最早是由俄国学者 Pavlov 在 1927 年建立的一种行为学实验。通过电击等非条件刺激(unconditional stimulus)与声音等条件刺激(conditional stimulus)关联,导致在无非条件刺激时对条件刺激产生厌恶反应。通过学习,动物能够建立声音与电击的联系,即为暗示条件恐惧(cue fear conditioning),也能建立电击与周围环境的联系,即为关联条件恐惧(contextual fear conditioning)。暗示条件恐惧需要杏仁核参与,而关联条件恐惧不仅依赖杏仁核,也依赖于海马。

【评价】

1. 优点　① 该实验是研究杏仁核相关学习记忆最为常用的行为学实验;② 实验所需时间短,重复性好;③ 无须禁食禁水,设备相对简单。

2. 缺点　① 需要电击刺激,可能对动物产生损伤;② 目前大部分实验结果仍采用人工观察、手工计算的方式进行,因此有一定的主观性。

【来源】　Pavlov I P. Conditional Reflexes. New York: Dover Publications (the 1960 edition is not an unaltered republication of the 1927 translation by Oxford University Press).

【实验设备及操作注意点】

1. 实验设备　见图 3-9。

2. 操作注意点　① 测试期尽量保持与训练期环境条件一致,包括灯光、实验时间、气味等。② 如果人工观测,尽量减少实验者对动物行为的影响,快速观察,并且保证评判标准的一致性。③ 实验与听力有关,需要事先进行听力对照

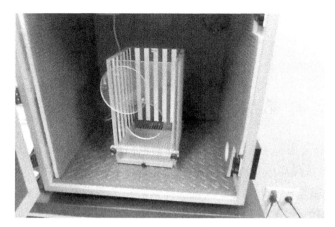

图 3-9　条件性恐惧实验系统

实验,排除听力下降对结果的影响,同时,声音频率设置需要更为谨慎,老年动物应避免高频音刺激。④ 需要进行疼痛相关行为测试,排除疼痛阈值对实验结果的影响。

【参考标准】　检测指标有僵立时间、僵立次数、僵立时间百分比、僵立次数百分比等。

【完成时间】　第 1 天为训练期,无声音 2~3 分钟,声音 30 秒,电击 2 秒(与声音同时结束);第 2 天检测期,包括关联条件恐惧和暗示条件恐惧(可在同一天进行,也可以分两天进行,但应先进行关联条件恐惧实验)。关联恐惧实验是将动物放入前一阶段的箱内无刺激 3~5 分钟,记录僵立次数。改变环境如箱内气味改变或物品改变,再放入动物,无刺激 3 分钟,再声音刺激 3 分钟,记录僵立次数。

【国外应用代表性研究】

(1) Taylor E W, Wang K, Nelson A R, et al., 2014. O-GlcNAcylation of AMPA receptor GluA2 is associated with a novel form of long-term depression at hippocampal synapses. J Neurosci, 34(1): 10-21.

(2) Kass M D, Rosenthal M C, Pottackal J, et al., 2013. Fear learning enhances neural responses to threat-predictive sensory stimuli. Science, 342(6164): 1389-1392.

(3) Schafe G E, Nader K, Blair H T, et al., 2001. Memory consolidation of Pavlovian fear conditioning: a cellular and molecular perspective.Trends Neurosci, 24(9): 540-546.

【国内应用代表性研究】

(1) 李则宣,李凌江,2006.不同刺激对条件性恐惧大鼠行为及海马 CA1 区突触可塑性的影响.中华精神科杂志,39(1): 42-46.

(2) 张丽丽,李培培,李敏,等,2012.消退训练对大鼠条件性恐惧行为及海马 CA1 区突触超微结构的影响.第三军医大学学报,34(6): 496-499.

第九节　高架十字迷宫实验

【概述】　高架十字迷宫（Elevated Plus-Maze）最初是英国学者 Pellow 等在 1985 年用来鉴别大鼠抗焦虑药与引起焦虑的药物效应而发明的，由两个开放臂和两个闭合臂组成，其原理是基于动物对开放臂的探索心理和对敞开臂的恐惧心理而设计的行为学实验，是测量焦虑相关反应的经典方法，已被广泛应用于啮齿类动物焦虑行为学的研究及新的抗焦虑药物筛选和评价。后来改进的高架零迷宫原理与此类似。

【评价】

1. 优点　　① 实验装置简单，易开展操作；② 基于动物的自发行为，避免了长时间的训练及禁食禁水等。

2. 缺点　　① 对部分抗焦虑药能产生可靠且可重复的效果，而对另一些抗焦虑药无效，因此，作为评估焦虑模型的应用有其局限性；② 高架十字迷宫中动物不愿进入开放臂的原因可能与悬高引起的恐惧、趋暗性及逃避空旷区等多种因素相关，很难区分唯一因素。

【来源】　Pellow S, Chopin P, File S E, et al., 1985. Validation of open：closed arm entries in an elevated plus-maze as a measure of anxiety in the rat. J Neurosci Methods, 14(3): 149 - 167.

【实验设备及操作注意】

1. 实验设备　　见图 3 - 10。

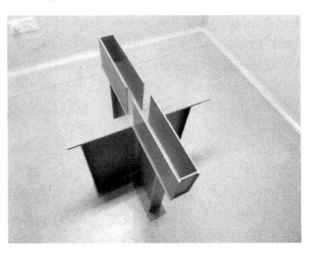

图 3 - 10　高架十字迷宫系统

2. 实验操作注意点 ① 实验检测与情绪相关,实验前抚摸动物 3~5 天,每天 1~2 分钟,减少实验者操作动物引起的刺激对本实验的影响;实验中环境应保持安静,操作要温柔。② 做高架十字迷宫实验之前,通常将实验动物置于旷场中活动 5 分钟后再放入迷宫,以提高进入臂的次数。③ 及时清除动物的排泄物,用酒精擦拭以消除之前动物留下的气味。④ 高架十字迷宫周围尽量避免有其他的物体。⑤ 每只实验动物只做一次高架十字迷宫实验,跌落下去的动物淘汰。

【参考标准】 可测量的参数如下:进入开放臂的次数和时间、进入闭合臂的次数和时间、向下探究次数、进入开放臂时间百分比和进入开放臂次数百分比反映了动物的焦虑状态,该指数越高,焦虑程度越低;进入开放臂和闭合臂的总次数反映动物的运动能力,向下探究次数反映了动物在非保护区内的探索行为,与焦虑程度有一定相关性。

【完成时间】 实验只进行一次,通常测 5 分钟。

【国外应用代表性研究】

(1) Iñiguez S D, Alcantara L F, Warren B L, et al., 2014. Fluoxetine exposure during adolescence alters responses to aversive stimuli in adulthood. J Neurosci, 34(3): 1007-1021.

(2) Dawson G R, Tricklebank M D, 1995. Use of the elevated plus maze in the search for novel anxiolytic agents. Trends Pharmacol Sci, 16(2): 33-36.

(3) Albrechet-Souza L, Oliveira A R, De Luca M C, et al., 2005. A comparative study with two types of elevated plus-maze (transparent vs. opaque walls) on the anxiolytic effects of midazolam, one-trial tolerance and fear-induced analgesia. Prog Neuropsychopharmacol Biol Psychiatry, 29(4): 571-579.

(4) Arantes R, Tejada J, Bosco G G, et al., 2013. Mathematical methods to model rodent behavior in the elevated plus-maze. J Neurosci Methods, 220(2): 141-148.

【国内应用代表性研究】

(1) 吴立坤,张建军,李伟,等,2009.采用高架十字迷宫实验优选抗焦虑复方中药制剂中当归和川芎的制备工艺.中华中医药杂志,24(5): 641-643.

(2) 侯津详,刘屏,陈世铭,1997.高架十字迷宫和 Vogel 饮水冲突法用于吗啡依赖动物焦虑评价.中国药理学通报,10(6): 563-565.

第十节 强迫游泳实验

【概述】 强迫游泳实验(Forced Swimming Test, FST)是 1978 年由法国学者

Porsolt 等发明的用来评估啮齿类动物抗抑郁药物疗效的行为学测试方法,又称行为绝望实验,目前广泛应用于潜在的抗抑郁药物的基础研究和筛选及评价,也是最常用的评估精神疾病动物模型中抑郁相关的行为学研究。

【评价】

1. 优点   ① 操作简单快速,实验装置价格低廉,搬运、排水和清洗方便,结果可信;② 对抗抑郁药敏感,能够检出广谱的抗抑郁药。

2. 缺点   ① 行为绝望实验能否成为研究抑郁症的有价值动物模型,尚有争议;② FST 对部分抗抑郁药、急性治疗的药物敏感,对 5 -羟色胺再摄取抑制剂药效不确定,因此,作为抗抑郁药的筛选方法有其局限性;③ 存在药物作用的假阳性和假阴性反应;④ 观察具有主观性,需尽量保证判断标准的一致性。

【来源】   Porsolt R D, Anton G, Blavet N, et al., 1978. Behavioural despair in rats: a new model sensitive to antidepressant treatments. Eur J Pharmacol, 47: 379 - 391.

【实验设备及操作注意点】

1. 实验设备   见图 3 - 11。

2. 操作注意点   ① 要注意某些种属和品系不宜作为强迫性游泳模型动物,不同种属及品系的动物对抗抑郁药的敏感性不同,要选择合适的动物。② 水温对实验动物行为的影响很关键,通常应设定在 23~25℃,水温低,动物易出现静止不动;水温高,易跳出水面。③ 微型游泳池水量要合适,水量太少,动物肢体容易碰及底面;水量太多,动物容易跳出水面。④ 每次测试完后,缸中的水要倒掉并清洗干净后再开始下一次测试。⑤ 实验前需要进行自发活动性测定,排除中枢兴奋而导致的假阳性结果。

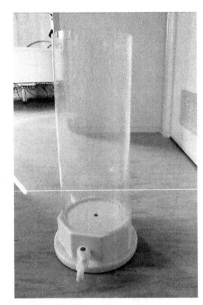

图 3 - 11   强迫游泳系统

【参考标准】   实验观测指标:① 挣扎时间,包括动物前肢拍打水面、俯冲及抓爬玻璃瓶壁的时间;② 静止时间,包括动物在水中不动呈直立漂浮状态,或仅有偶尔的肢体运动以保持头部浮在水面的时间。不动时间越短,抗抑郁作用越强。

【完成时间】   共两天,第 1 天预游泳,一般 15 分钟,第 2 天进入测试实验,一般 5 分钟,也有 6~30 分钟不等。

【国外应用代表性研究】

(1) Wang Q, Wang M, Whim M D, 2013. Neuropeptide y gates a stress-induced, long-lasting plasticity in the sympathetic nervous system. J Neurosci, 33 (31): 12705 - 12717.

（2）Detke M J，Lucki I，1996. Detection of serotonergic and noradrenergic antidepressants in the rat forced swimming test：the effects of water depth. Behav Brain Res，73：43－46.

（3）Cryan J F，Valentino R J，Lucki I，2005. Assessing substrates underlying the behavioral effects of antidepressants using the modified rat forced swimming test. Neurosci Biobehav Rev，29（4－5）：547－569.

（4）Bogdanova O V，Kanekar S，D'Anci K E，et al.，2013. Factors influencing behavior in the forced swim test. Physiol Behav，118：227－239.

【国内应用代表性研究】

（1）陆林，黄明生，李静，等，2000.强迫游泳和糖皮质激素促进小鼠对吗啡的条件性位置偏爱.中华精神科杂志，33（1）：35－37.

（2）杨福中，吴彦，单红英，等，2011.雌二醇对强迫游泳实验中大鼠行为及海马和杏仁核 5－羟色胺转运体表达的影响.上海交通大学学报（医学版），31（11）：1574－1577.

第十一节 避暗实验

【概述】 避暗实验又称步入法（Step-Through Test），是基于啮齿类动物趋暗的习性及对电击刺激的厌恶心理建立的一种行为学实验，属于被动回避性反应（passive avoidance response），最初由 Essman 在 1964 年发明设计的，1967 年 Jarvik 进一步改良了避暗测试箱，旨在考察动物在学习之后的记忆能力，对记忆再现有较高的灵敏度。

【评价】

1. 优点　① 实验操作过程简便、指标明确、易于观察，是研究学习和记忆的常用方法；② 可以同时检测多组实验动物，实验操作时间较短。

2. 缺点　① 因个体差异，需淘汰对电击不敏感和耐受性差的动物；② 环境温度及药物处理可能影响实验动物的自主活动，动物避暗被动回避反应的差异较大；③ 电击刺激对动物是一种伤害，易产生应激反应。

【来源】 Essman W B，Alpern H，1964. Single trial conditioning：methodology and results with mice. Psychological Reports，14：731－740.

【实验设备及操作注意点】

1. 操作设备　见图 3－12。

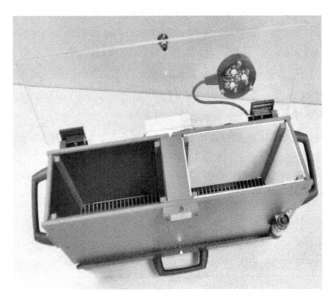

图 3-12   避暗实验系统

2. 操作注意点   ① 尽量维持动物的趋暗习性,以免影响实验结果。② 选择合适的电压,因个体差异,每个实验动物对电击的敏感性不同,可适当调整。③ 应考虑不同处理对实验动物自主活动的影响。④ 避免明室与暗室的温度差对实验结果的影响。⑤ 环境尽量安静,操作轻柔,减少误差。⑥ 及时清理动物粪便和分泌物,以免影响暗箱底部铜棒的导电性能及气味对实验结果的干扰。

【参考标准】   考察指标主要包括避暗潜伏期,避暗错误次数,明、暗箱活动时间及活动时间百分比,也可记录动物受到电击后的反应,如剧烈嘶叫并跳跃等作为对疼痛域的评价。

【完成时间】   一般两天,第一天为训练期,第二天为记忆测试期,也有第三天或者第七天为记忆测试期。

【国外应用代表性研究】

(1) Nassiri-Asl M, Zamansoltani F, Javadi A, et al., 2010. The effects of rutin on a passive avoidance test in rats. Prog Neuropsychopharmacol Biol Psychiatry, 34(1): 204-207.

(2) de Souza F A, Sanchis-Segura C, Fukada S Y, et al., 2004. Intracerebroventricular effects of angiotensin II on a step-through passive avoidance task in rats. Neurobiol Learn Mem, 81(1): 100-103.

(3) McGaugh J L, 1966. Time-dependent processes in memory storage. Science, 153(3742): 1351-1358.

（4）Jarvik M E，Kopp R，1967. An improved one-trial passive avoidance learning situation. Psychol Rep，21（1）：221－224.

【国内应用代表性研究】

（1）叶翠飞，李斌，安文林，等，2000.避暗反应测定大鼠学习记忆功能方法的探讨.中国实验动物学报，8：164－169.

（2）张均田，斋藤洋，1986.十二种化学药品破坏小鼠被动回避性行为——跳台试验和避暗试验的作用的比较观察.药学学报，21（1）：12－19.

（3）Lu J，Wu D M，Zheng Z H，et al.，2011. Troxerutin protects against high cholesterol-induced cognitive deficits in mice. Brain，134（3）：783－797.

第十二节　跳 台 实 验

【概述】　跳台实验，又称步下法（Step-Down Test），也属于被动回避性反应，最初在 1961 年由 Abt 发明设计，其原理利用啮齿类动物大部分时间都在边缘与角落里活动的习性，在方形空间中心设置一个高的平台，底部铺以通电铜栅，当把动物放在平台上时，它会主动跳下平台，并向四周进行探索。如果动物跳下平台时受到电击，其正常反应是跳回平台以躲避伤害性刺激。多数动物可能再次或多次跳至铜栅上，受到电击后又迅速跳回平台。第一次考察其学习能力；一定时间后再重复实验，考察其记忆能力。

【评价】

1. 优点　　操作简便、易行，可用于筛选新药，既能检测学习能力也能测试记忆功能。

2. 缺点　　① 受动物自身运动因素干扰严重，影响实验结果；② 动物回避性反应差异较大，实验结果准确度、灵敏度偏低，需要增加大量动物进行实验。

【来源】　Abt J P，Essman W B，Jarvik M E，1961. Ether-induced retrograde amnesia for one-trial conditioning in mice. Science，133（3463）：1477－1478.

【实验设备及操作注意点】

1. 实验设备　　见图 3－13。

2. 操作注意点　　① 因实验动物对电击的敏感性不同，需要调整刺激电压，电压过大容易造成动物死亡；电压过小，动物停留在铜栅上，不跳回平台。② 及时清理动物粪便和分泌物，以免影响跳台测试箱内铜栅的导电性能。

【参考标准】　学习测试阶段记录反应时间及一定时间内受电击的次数（错误次数），记忆保持测试阶段记录首次跳下平台的潜伏期和错误次数。

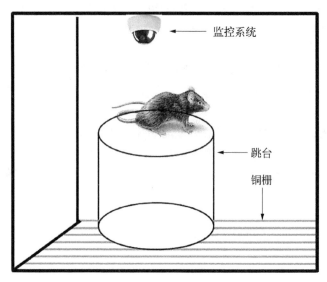

图3-13 跳台实验系统

【完成时间】 一般完成时间为2天。第1天5分钟,记录首次找到平台的时间(反应时间)和5分钟内受到的电击次数(错误次数),此为学习测试,第2天记录动物跳下平台的时间(潜伏期)和错误次数,此为记忆保持测试。

【国外应用代表性研究】

(1) Jafari-Sabet M, Khodadadnejad M A, Ghoraba S, et al., 2014. Nitric oxide in the dorsal hippocampal area is involved on muscimol state-dependent memory in the step-down passive avoidance test. Pharmacol Biochem Behav, 117: 137 - 143.

(2) Malekmohamadi N, Heidari P, Sahebgharani M, et al., 2007. Effects of clozapine and sulpiride on morphine state-dependent memory in the step-down passive avoidance test. Pharmacology, 79(3): 149 - 153.

(3) Zarrindast M R, Bananej M, Khalilzadeh A, et al., 2006. Influence of intracerebroventricular administration of dopaminergic drugs on morphine state-dependent memory in the step-down passive avoidance test. Neurobiol Learn Mem, 86 (3): 286 - 292.

【国内应用代表性研究】

(1) Zhu L, Zhang L, Zhan L, et al., 2014. The effects of Zibu Piyin Recipe components on scopolamine-induced learning and memory impairment in the mouse. J Ethnopharmacol, 151(1): 576 - 582.

(2) Xu Y, Ku B S, Yao H Y, et al., 2005. Antidepressant effects of curcumin in the forced swim test and olfactory bulbectomy models of depression in rats. Pharmacol Biochem Behav, 82(1): 200 - 206.

第十三节 转 棒 实 验

【概述】 转棒实验(Rotarod Test)由可调节速度的螺纹圆棒和感应平台组成。其原理是把小鼠放在防跌落的圆棒上,按其旋转方向相反的方向,在 4 r/min 低速下训练小鼠,使其能在圆棒上保持平衡,并且保持在低速旋转的杆上至少 60 秒。这种能力水平达到后,将杆设置为在 5 分钟内从 4 r/min 到 45 r/min 加速旋转,记录相关数据。还可通过加速实验,评估小鼠的运动协调功能及学习能力。

【评价】

1. 优点 ① 操作简便、易行,可用于检测药理作用;② 可同时测试多只小鼠的行为学实验,高效、省时。

2. 缺点 受动物自身运动因素干扰严重,影响实验结果。

【来源】 Jones B J, Roberts D J, 1968. The quantiative measurement of motor inco-ordination in naive mice using an acelerating rotarod. J Pharm Pharmacol, 20 (4): 302 - 304.

【实验设备及操作注意点】

1. 实验设备 见图 3 - 14。

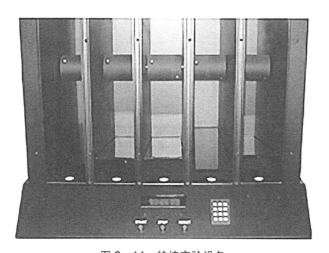

图 3 - 14 转棒实验设备

2. 操作注意点 ① 应及时清理圆棒上的动物粪便和分泌物,以免影响下一只实验动物受气味影响而不配合操作或者影响圆棒表面的摩擦力。② 因实验动物在转棒实验时容易被激怒,会从圆棒上跳下来,试验时需仔细排除该现象。③ 学习和测试时间固定,最好选择在傍晚,更符合小鼠的作息规律。

【参考标准】 可记录大鼠在转棒上的掉落时间、掉落时速度、平均速度、总路程、平衡在某一速度时所需的学习时间等。

【完成时间】 一般完成时间4天。先进行为期3天的适应性预实验,每天将小鼠放置在转棒仪上,设置转棒仪转速4 r/min,训练小鼠适应能在转棒保持平衡。在第四天正式实验,记录小鼠从开始到掉棒的时间。

【国外应用代表性研究】

(1) Matias M, Silvestre S, Falcão A, et al., 2018. Considerations and pitfalls in selecting the drug vehicles for evaluation of new drug candidates: focus on in vivo pharmaco-toxicological assays based on the rotarod performance test. J Pharm Pharm Sci, 21(1): 110-118.

(2) Shiotsuki H, Yoshimi K, Shimo Y, et al., 2010. A rotarod test for evaluation of motor skill learning. J Neurosci Methods, 189(2): 180-185.

(3) Lee B H, Kim J, Lee R M, et al., 2016. Gintonin enhances performance of mice in rotarod test: Involvement of lysophosphatidic acid receptors and catecholamine release. Neurosci Lett, 612: 256-260.

【国内应用代表性研究】

(1) 杨谦谦,孙芳龄,艾厚喜,等,2013.6-羟多巴胺诱导帕金森病大鼠模型行为学评价方法的探讨.神经药理学报,3(1): 17-22.

(2) 罗英,许洁,范希敏,等,2016. PARK2基因在锰致大鼠运动功能降低中的作用.毒理学杂志,30(1): 27-30.

第十四节 穿梭箱实验

【概述】 穿梭箱实验(Shuttle Box Test)又称双向回避实验,属于主动回避性反应(active avoidance response),该实验与避暗实验相似,是对被动回避反应的创新。穿梭箱实验底部依然为不锈钢栅,使用电流电击动物足底,此为非条件刺激。顶部配置有噪声发生器或光源,此为条件刺激。条件刺激数秒钟后电击。若在声音或光刺激安全间隔时间内小鼠逃向安全区,则为主动回避反应;如果在条件刺激安全间隔时间内小鼠未逃向安全区,则通以交流电击后逃向安全区的为被动回避反应,两者情况皆不是,则为主动、被动回避反应阴性。经过反复训练后,只给予条件刺激,小鼠即逃到安全区以逃避电击,那么便形成了条件反射或称主动回避反应。

【评价】

1. 优点　　实验操作过程省时,简便,指标明确,易于观察。

2. 缺点　　① 动物个体反应差异性较大,只用于初筛实验;② 电击刺激对动物是一种伤害,易产生应激反应。

【来源】　Stark H, Bischof A, Scheich H, 1999. Increase of extracellular dopamine in prefrontal cortex of gerbils during acquisition of the avoidance strategy in the shuttle-box. Neurosci Lett, 264(1−3): 77−80.

【实验设备及操作注意点】

1. 实验设备　　见图 3−15。

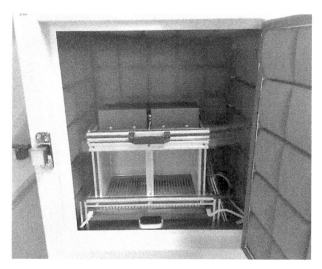

图 3−15　穿梭箱实验设备

2. 操作注意点　　① 保持实验室安静,光线不宜过强,尽量避免给动物额外刺激;② 实验中应及时清除栅上的粪便和分泌物等杂物,以免影响刺激的电流强度和气味对小鼠的影响;③ 动物在 24 小时内有其活动周期,故每次实验应选择同一时间;④ 选择合适范围的刺激,避免小鼠的过激反应产生实验误差。

【参考标准】　考察指标主要包括动物反应次数、主动回避次数、被动回避次数、主被动回避平均反应时间、主动回避率(主动回避次数/被动回避次数)等。

【完成时间】　一般需 1 周时间。前 2 天为训练期,将动物置于穿梭实验箱中进行学习记忆,使小鼠形成主动回避性条件反应,即给予条件刺激小鼠主动逃向安全区,从而获得记忆。之后 5 天为记忆测试期,方法步骤同训练期。

【国外应用代表性研究】

(1) Banasikowski T J, Cloutier C J, Ossenkopp K P, et al., 2015. Repeated

exposure of male mice to low doses of lipopolysaccharide: dose and time dependent development of behavioral sensitization and tolerance in an automated light-dark anxiety test. Behav Brain Res, 286: 241-248.

（2）Pitsikas N, Georgiadou G, Delis F, et al., 2019. Effects of anesthetic ketamine on anxiety-like behaviour in rats. Neurochem Res, 44(4): 829-838.

（3）Rabiei Z, Setorki M, 2018. Effect of hydroalcoholic Echium amoenum extract on scopolamine-induced learning and memory impairment in rats. Pharm Biol, 56(1): 672-677.

【国内应用代表性研究】

（1）马莉,封宇,艾莉伟,2019.电针对血管性痴呆大鼠行为学及脑内海马区 MAPK 通路的影响.针灸临床杂志,35(10): 71-75.

（2）尹昌浩,孙爽,张宇,等,2016.人参皂苷 Rg_l 结合米诺环素对脑缺血大鼠 海马记忆能力的影响.亚太传统医药,12(13): 14-15.

第十五节　孔 板 实 验

【概述】　1962 年 Boissiex 和 Simon 首次建立孔板实验(the Holeboard Test), 此后被广泛应用于焦虑药物药效研究。该实验装置一般为方形,孔数 4~16 个不 等;记录钻头次数的标准为实验动物的一双眼睛在装置表面不可见。同时,可选择 洞穴下放嗅觉刺激物,进行学习记忆的训练和实验。

【评价】

1. 优点　　① 设备简单,易于操作;② 数据记录简易方便;③ 实验遵循动物 的自然天性,更符合医学动物伦理学。

2. 缺点　　① 实验动物需禁食;② 实验训练时间较长。

【来源】　Bernstein A, Simon F, 1962. Anxiety and angina pectoris. Angiology, 13: 17-22.

【实验设备及操作注意点】

1. 实验设备　　见图 3-16。

2. 操作注意点　　① 测试前 3 天控制实验动物的饮食,使其体重下降至正常 获取食物时的 80% 左右;② 保持实验环境条件的稳态;③ 尊重动物的行为规律,固 定时间点训练和实验;④ 孔洞的直径大小根据实验动物对象进行调整;⑤ 尽量选 择标准食物颗粒且固定于某一孔洞下;⑥ 每只实验小鼠实验结束后,需及时清洁 该板,避免小鼠之间气味的交叉影响。

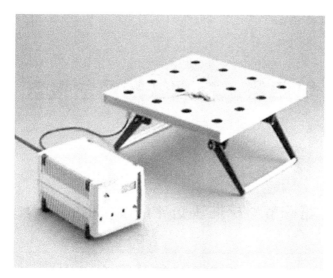

图 3 - 16　孔板实验系统

【参考标准】　钻头次数（动物两眼消失在洞中为一次钻头）、钻头持续时间、发现所有颗粒的时间、轨迹长度（试验过程中动物的行进距离）。

【完成时间】　实验前需轻度禁食 3~4 天；适应期 1~2 天，适应测试装置；训练期，每只动物每天训练直至找到所有食物颗粒；测试期 1 天。

【国外应用代表性研究】

（1）Subramaniyan S, Hajali V, Scherf T, et al., 2015. Hippocampal receptor complexes paralleling LTP reinforcement in the spatial memory holeboard test in the rat. Behav Brain Res, 283: 162 - 174.

（2）Wernecke K E, Fendt M, 2015. The olfactory hole-board test in rats: a new paradigm to study aversion and preferences to odors. Front Behav Neurosci, 9: 223.

【国内应用代表性研究】

（1）Wu L, Feng X, Li T, et al., 2017. Risperidone ameliorated Aβ1-42-induced cognitive and hippocampal synaptic impairments in mice. Behav Brain Res, 322(Pt A): 145 - 156.

（2）Wang X, Li G, Li P, et al., 2015. Anxiolytic effects of orcinol glucoside and orcinol monohydrate in mice. Pharm Biol, 53(6): 876 - 881.

（张永芳）

第四章 标准认知评估报告

第一节 标准认知评估报告(中文版)

标准认知评估报告

此份报告所有内容均**保密**,仅供专业医师间交流使用。此报告不分发给患者、患者家属或其他委托人,亦不能分发给未经患者和检查者书面授权的临床医师。如需复印件,请联系检查者。

姓 名:	张××	性 别:	男
出生日期:	1955 年	年龄(测试时):	65 岁
检查者:	××	指导者:	××

【受试者资料】

患者为 65 岁汉族男性,上海市常住居民,右利手,大学文化,退休前为机械厂技术员。因记忆力下降 4 年就诊,社区医师建议其到三级医院记忆门诊就诊,进行神经心理学评估,以明确诊断。

【病　史】

2016 年初年自觉记忆力变差:交代好的事情容易忘记,出门买菜经常买错或者少买,但理财能力尚可,一般生活能力不受影响。

2017 年经常会在家里找东西,有时会怀疑别人拿走了他的东西。自觉很容易疲惫,反应比较迟钝,不爱动,可独立外出并返回,无走失现象发生。

2018 年初开始容易烦躁,性格有改变。

2019 年开始加重,出门方向感很差,有时会认错路,换乘公交车不能独立完成。尤其是下半年病情加重明显,前讲后忘,前两天做过的事情想不起来,理解能力变差,看电视时完全不能理解其内容,看过的电视情节也很快忘掉。不主动书写东西,但在交代下能写简单的便签。家具坏了,原来知道如何处理,比如给什么地方打电话预约维修,现在不懂得如何打电话。无兴趣爱好,在指导下仍能完成简单家务,在别人提醒帮助下可简单生活自理,无法独立生活,不能独立出门。

（续表）

[神经影像学检查]

患者既往于 2019 年头颅 MRI 检查提示脑萎缩,双侧颞叶萎缩明显(MTA 4 级)。

[既往史]

患者否认头部外伤史,否认糖尿病、高血压、心脏病等其他系统慢性疾病;患者母亲怀孕及分娩期间未出现明显的并发症;患者生长发育与同龄人无异。家族史:母亲可疑阿尔茨海默病病史,无其他特殊病史。

[精神病史及药物滥用史]

患者否认有其他精神疾病诊断或治疗。患者家族精神疾病史未见明显异常。否认药物滥用史。

[目前服用的药物]

无。

[社会心理学史/教育史/执业史]

患者出生于上海,原籍生长,母语为汉语,一直在原籍城区学习生活,大学文化,正常退休。

[目前居住环境及每日行动轨迹]

患者能完成独立行走、吃饭、穿衣、洗脸、洗澡等简单日常个人活动,在家人帮助下可完成简单家务活动,每天仍可维持正常作息规律。

【行为学表现】

患者在女儿陪同下预约就诊。就诊时穿戴整齐,仪容整洁。评估过程中,患者配合度好。

【评估采用的量表】

① 简易智能状态检查(MMSE)量表;听觉词语学习测验(AVLT);连线测验(Trail making A & B);Stroop 色词干扰测验;Rey-O 复杂图形模仿回忆测验;逻辑记忆测验;言语流畅性测验(范畴:商品、动物、水果、蔬菜);波士顿命名测验 30 条项目版本(BNT);相似性测验;符号数字转换测验;汉密尔顿抑郁量表。

【评估结果】

[总体认知功能]

简易智能状态检查量表(MMSE,中文版):患者得分 24 分,反映总体认知功能轻微减退(满分 30,受教育程度在中学以上正常老人划界值 24 分)。

Addenbrook's 认知功能检查-Ⅲ中文版(2012):患者得分 68 分反映总体认知功能轻度减退(满分 100 分,受教育程度在中学以上正常老人划界值 83 分)。

[定向能力]

患者时间及空间定向能力均有保留。患者可清楚自己所在城市及住所所在区域,对自己住所具体街区门牌能语言上正确定位。能回忆出自己的出生年月,对于目前年份清楚,但具体月份及具体日期均不清楚。

（续表）

[注意力和信息处理速度]

注意力和信息处理速度在平均水平,但处于正常低值。TMT－A 测验耗时:47 秒,全程无错误(受大学教育正常老人划界分:48 秒);数字符号测验得分:27 分[平均参考范围(25.37±15.51)分];Stroop 色词干扰测验－A 耗时 28 秒,B 耗时 43 秒,C 耗时 67 秒[均在平均参考范围:(29.0±6.9)秒,(39.6±9.7)秒,(80.6±21.3)秒]。(注:耗时越长,说明信息处理速度越慢,认知障碍越明显。)

[语言功能]

患者部分语言功能受损害,命名性语言功能尚在正常平均水平低值。范畴言语流畅性均低于平均水平,"1 分钟水果列举"为 8 分,"1 分钟蔬菜列举"为 10 分,"1 分钟动物列举"为 16 分,"1 分钟商品列举"为 9 分(大学教育程度正常老人划界分为 19 分);波士顿命名测验患者得分 24 分(满分 30 分,≤22 分为划界分)。

[视觉感知/空间技能]

视觉感知/空间技能测试结果提示尚在正常水平。CDT 采用 Wolf－Klein10 分评分法得 9 分。Rey－Osterrieth 复杂图形模仿采用 Taylor(1981)36 分评分法得 34 分。但患者在构建图形的过程中表现出策略紊乱,表现为画钟时在标数字未能先标出 12、3、6、9 四点位置。

[学习和记忆能力]

患者语言学习功能尚有保留,而记忆功能缺失。患者听觉词语学习成绩在正常参考范围临界分值 14 分[前三次学习成绩之和正常 60～69 岁老年人得分在(17.69±4.83)分],5 分钟及 20 分钟延迟回忆能力明显消失:均为 0 分[正常平均值 60～69 岁老年人得分在(6.16±2.12)和(6.00±2.19)分]。

与上下文相关的故事的即时和延迟的言语记忆能力明显减退,尤其是延迟回忆。患者逻辑故事即刻回忆得分为 6 分而延迟回忆则为 0 分(延迟回忆是检测逻辑记忆的核心,受教育年限在 16 年以上的正常老年人得分划界分为 9 分及以上)。

非言语记忆能力得分严重受损。复杂图形延迟回忆得分 2 分[受教育年限在 12 年以上的老年人正常得分划界分为(18.53±5.35)分],数字符号转换测验回忆得 0 分。

[前额叶/执行能力]

执行能力表现在平均水平不等,思维灵活性和口头概括能力略低于正常水平。思维灵活性的 Trials B 测试得分为 257 秒,过程中无错误(受大学教育老人正常参考值划界分为 124 秒);口头概括能力的相似性测验 11 分(划界分为 12 分);反应抑制能力达到平均水平,Stroop 色词干扰测验 C 正确数得分 47 分,耗时 67 秒[正常老人 Stroop 色词干扰测验 C 得分参考范围正确数得分为(44.0±4.9)分,耗时数(80.6±21.3)秒]。

[情绪]

患者 Hamilton 抑郁量表(24 项版)7 分(<8 分),提示不存在抑郁情绪。

【总结和印象】

患者是一位 66 岁上海常住居民,汉族,右利手,大学学历。社区医师建议其进行神经心理学评估,以评定目前认知功能障碍程度,协助照护安排。

（续表）

　　此次评估的结果显示轻度的全面认知功能受损,语言学习功能、注意力和信息处理速度、思维灵活性及抑制能力、视觉感知/空间结构能力尚在正常平均水平,但处于低值。以下方面出现神经心理学缺失:

- 具体的时间空间定向能力
- 语言学习记忆功能
- 逻辑记忆
- 视觉空间记忆

　　综上,患者主要为严重的记忆丧失,而绝大部分认知能力评估结果在正常平均水平下限。考虑到患者在4年前就开始出现记忆障碍,病呈逐渐进展状态。目前神经心理学测试结果仍是以记忆力障碍为主要认知损害,建议随访影像学检查及血液检查,综合临床资料进行确诊,并制定相应的治疗、随访计划。

【建　议】

　　(1)患者因严重记忆力损害,建议避免需要记忆的有潜在危险的操作,如明火烧饭等操作。

　　(2)患者目前独立生活能力受损,时间及空间定向能力出现障碍,独自外出可能迷路,建议陪护下外出,并携带电子定位设备。

　　(3)为了补偿记忆能力,患者的日常活动应该安排得有条理,将其安排成为日常例行程序,不应每天改变,可进行智能化提醒,项目应该被合理划分,一次只关注一个独立的任务以保证完成度,而非将其注意力分散至多个任务。将大量的信息和复杂任务逐步细分为更小、更可控部分以加强信息的编码和任务的完成。

　　(4)推荐患者进行药物、音乐、认知行为干预治疗,这或许有益。

　　(5)建议持续监测患者的认知功能。如果患者照料者注意到其认知水平变化及精神行为异常,则应及时进行以此次评分为基准重新进行测试。

（陈美蓉　王　刚）

第二节　标准认知评估报告（英文版）

Neuropsychological Evaluation Consultation Report

　　The following neuropsychological assessment report is *CONFIDENTIAL* and is intended as a communication between professionals. In its present form, it is not to be released to the patient's family or other representative(s), or any other practitioner without expressed written consent of the patient and the examiner. All requests for copies of this report should be sent to the examiner.

(continued)

Name:	XXXX	MR#:	
Date of Birth:	03 - 11 - 1963	Date of Testing:	03/11/2019
Age at Testing:	56	Examiner:	XXX, PhD
Supervisors:	XX, PhD & X, PsyD		

REFERRAL SOURCE

×××× is a 56-year-old, right-handed, African American male with 12 years of education. He was referred for neuropsychological assessment by ××, M. D., to evaluate his present level of cognitive functioning and aid in differential diagnosis.

BACKGROUND AND HISTORY

History of Presenting Complaints

Historical information was gathered through the clinical interview with Mr. ×××× and a review of medical records. He reported being involved in a traffic accident in 2012. He stated that he fell, and the side of his head struck his shoulder. He denied any loss of consciousness, posttraumatic amnesia, or cognitive sequelae immediately following the incident. However, he reported a delayed onset of post-concussive symptoms 5 days later, including lightheadedness, seeing "sparkles," and poor memory and attention. He added that he felt as if he was in a "fog." His physician reportedly diagnosed him with post-concussive syndrome. He reported that his physical and cognitive functioning completely returned to the baseline after 5 weeks. In August of 2018, he reported experiencing similar cognitive difficulties following 1 week of significant work-related stress and sleep deprivation. He indicated that his job had been effortful and time demanding for years, but it had become more stressful during that period. His cognitive problems are reportedly persistent and stable. Specially, he reported problems with memory (general forgetfulness, misplacing items, forgetting why he entered a room), attention (decreased concentration, distractibility, and needing to re-read text), language (poor word finding), and executive skills (disorganization, poor working memory, and decreased multitasking ability). He denied visuospatial problems. He reported pressure in the bilateral temporal regions of his head and occasional sharp headaches since August of 2018.

Mr. ×××× reported increased symptoms of anxiety since December of 2018. These symptoms include: increased irritability, rumination, restlessness, exacerbated claustrophobia, and 2 - 5 panic attacks lasting 5 minutes each. He reported ongoing reduced sleep with vivid dreams and increased sugar cravings, though he has refrained from sugar intake for the last 17 days due to health concerns. He denied any symptoms of depression and he completely denied any history of hallucinations, delusions, and suicidal or homicidal ideation.

Neuroimaging

His medical records indicate that an MRI/MRA was conducted on 11/16/2018 (see Dr. ××× 's neurology note, 1/23/2000) and were unremarkable. EEG on 3/3/2019 was unremarkable.

(continued)

Medical History

His medical history is significant for hypercholesterolemia, diverticulitis, and kidney stones. In addition to the aforementioned concussion, Mr. ×××× reported being struck in the head with a baseball bat at age 10, with less than 1 minute of loss of consciousness. He denied any posttraumatic amnesia, post-concussive symptoms, or cognitive sequelae. There are no known complications with his birth and mother's pregnancy. Developmental milestones were reported to be on time. Family medical history was unremarkable.

Psychiatric History and Substance Use

Mr. ×××× reported receiving individual psychotherapy for psychological " growth " sporadically since 1986, with his last session 4 months ago. He denied any other history of psychiatric diagnosis or treatment. As noted above, he reported current feelings of irritability, rumination, restlessness, and panic attacks. Family psychiatric history was unremarkable.

Mr. ×××× reported a history of drinking up to 1/2 a bottle of scotch and using a few grams of cocaine per week from 15 years old to 41 years old. In addition, he reported smoking 5 – 10 marijuana cigarettes daily. He has been sober from all substances since 1994. He denied any history of tobacco use. Family history was significant for reported substance dependence.

Medications at Time of Testing

Lipid Shield, multivitamin, red rice yeast, glucosamine, methylsulfonylmethane, niacin, flaxseed, vitamin B complex.

Psychosocial/Educational/Occupational History

Mr. ×××× was born and raised in San Jose, California and English is his primary language. He has never been married and currently lives alone. His mother died at age 50 from renal failure. His father died at age 47 and reportedly had substance dependence. He has 1 brother, who reportedly also has substance dependence. He has 2 adult sons, both in good health.

He noted being an average student and earned his high school diploma. He denied a history of learning disability, attention-deficit hyperactivity disorder, or behavior difficulties. Mr. ×××× was a professional touring musician from 1978 to 2006. Currently, he has been working 50 – 70 hours per week in production and marketing for a design company since 2006. He reported that subjective cognitive decline might be impacting his work, though he noted receiving positive evaluations from supervisors.

Present Living Situation and Daily Routine

Mr. ×××× is able to independently perform all basic ADLs and instrumental ADLs without difficulty. He continues to drive without incident. He reported that his job, which is distressing, is a major stressor.

BEHAVIORAL OBSERVATIONS

Mr. ×××× arrived alone and on time to the scheduled appointment. He was well dressed and well groomed. He was alert and fully oriented. Mood was euthymic, with full range of affect. He made good eye contact, and spontaneous speech was fluent and normal for volume, rate, and

(continued)

prosody. Thought processes were linear and goal-directed. No hallucinations or delusions were observed, and he completely denied any suicidal or homicidal ideation. Insight and judgement appeared to be intact. No gait disturbances were observed, and he did not display any gross motor abnormalities. Hearing and vision appeared to be adequate for testing purposes. He appeared to put forth adequate effort. Therefore, the following assessment results are considered to be valid reflection of his current neuropsychological functioning.

TESTS ADMINISTERED

Beck Depression Inventory - II (BDI - II); Boston Naming Test (BNT); California Verbal Learning Test - II (CVLT - II); Controlled Oral Word Association Test (FAS & Animals); Mini-Mental State Examination (MMSE); Rey - Osterrieth Complex Figure Test (ROCFT); Stroop Color - Word Interference Test; Trail Making A & B; Wechsler Adult Intelligence Scale - 3rd edition (WAIS - 3) Selected subtests; Wechsler Memory Scale - 3rd edition (WMS - III) selected subtests, Wechsler Test of Adult Reading (WTAR); Wisconsin Card Sorting Test (WCST).

TEST RESULTS

MMSE

Mr. ×××× scored 30 out of 30 on the MMSE, suggesting intact gross cognitive functioning.

Estimated Premorbid Intellectual Functioning

His premorbid verbal IQ (WTAR VIQ = 97, 42nd percentile) was estimated to be average.

Intellectual Functioning:

Mr. ××××'s estimated (prorated) general intellectual functioning was average (FSIQ = 100, 50th percentile). His Verbal IQ (VIQ = 101, 53rd percentile) and Performance IQ (PIQ = 99, 47th percentile) were also average.

Verbal subtest performances ranged from low average to high average. Mental calculation (Arithmetic = 16th percentile) was low average. Simple attention (Digit Span = 50th percentile) was average. Verbal abstraction (Similarities = 75th percentile), fund of general knowledge (Information = 75th percentile), and working memory (L - N Sequencing = 75th percentile) were high average.

Performance subset scores ranged from average to high average. Specially, graphomotor speed (Digit Symbol = 37th percentile) and visual construction (Block Design = 37th percentile) were average. Visual perception (Picture Completion = 75th percentile) was high average.

Attention and Information Processing Speed:

Attention and information processing speed were average. Information processing speed was average (WAIS - III Digit Symbol = 37th percentile; Trails A = 54th percentile; Stroop Color = 61st percentile; Stroop World = 70th percentile). Simple attention was also average (WAIS - III Digit Span = 50th percentile). Forward digit span was 6 and backward digit span was 5, which was within normal limits.

(continued)

Language Functioning：

Language was intact. Confrontation naming was within normal limits (Boston Naming Test = 54; >16th percentile). Phonemic fluency was high average (COWAT FAS = 84th percentile), and semantic fluency was average (COWAT animals = 25th percentile).

Visual Perceptual/Spatial Skills：

Visual perceptual/spatial skills were variable. Specifically, visual perception (WAIS – III Picture Completion = 75th percentile) was high average. Gross visual construction (WAIS – III Block Design = 37th percentile) was average, but visual construction involving executive skills (ROCFT copy = <1st percentile) was impaired, and Mr. ×××× demonstrated a disorganized strategy to produce a complex figure.

Learning and Memory：

Verbal learning and memory were intact. His ability to learn a list over five trials was high average (CVLT – II List A Trials 1 – 5 = 54, 84th percentile; Learning curve: 6, 9, 12, 12, 15). Immediate free recall was superior (CVLT – II Short Delay Free Recall = 13, 93rd percentile). Immediate cued recall was high average (CVLT – II Short Delay Cued Recall = 13, 84th percentile). Recall following a 20-minute delay was high average (CVLT – II Long Delay Free Recall = 12, 84 percentile), and he gained 2 additional words from semantic cues (CVLT – II Long Delay Cued Recall = 14, 84th percentile). Recognition was also high average (CVLT – II Total Recognition Discriminability = 84th percentile).

Immediate and delayed verbal memory for contextually related stories was average (WMS – III Logical Memory I = 50th percentile; WMS – III Logical Memory II = 37th percentile). He retained 64% of the information encoded.

Nonverbal learning and memory ranged from low average to high average. Immediate recall of simple figures was average (WMS – III Visual Reproduction I = 63rd percentile). Recall following a 30 – minute delay was high average (WAIS – III Visual Reproduction II = 84th percentile), and he retained 83% of the information encoded. Reproduction of a complex figure after a 3 – minute delay was low average (ROCFT 3' Delay = 24th percentile), despite his impaired copy of the figure.

Frontal Lobe/Executive Functioning

Executive functioning was low average to high average. Word generation (COWAT FAS = 84th percentile), mental flexibility (Trails B = 78th percentile, 0 errors), verbal abstraction (WAIS – III Similarities = 75th percentile), and working memory (WAIS – III L – N Sequencing = 75th percentile) were high average. Response inhibition (Stroop Interference = 21st percentile, 0 errors) and novel problem solving were low average (WCST Categories = 4, 11 – 16th percentile), despite making numerous perseverative errors (WCST Perseverative Errors = 3rd percentile).

Mood

His score on a self-report inventory of current depression symptoms (BDI – II = 7) was within normal limits.

(continued)

SUMMARY AND IMPRESSIONS

Mr. ×××× is a 56-year-old, right-handed, African American male with 12 years of education. He was referred to neuropsychological assessment by Dr. ××× to evaluate his level of cognitive functioning and aid in differential diagnosis.

Results of the current evaluation indicate the following areas of neuropsychological deficit:

- Complex visual construction (aspect of visuospatial abilities)

Relative weaknesses were noted in:

- Novel problem solving, response inhibition (aspects of executive skills)

The following areas were intact:

- General intellectual functioning
- Attention/information processing speed
- Language
- Visual perception and gross visual construction (aspects of visuospatial abilities)
- Learning and memory
- Word generation, mental flexibility, verbal abstraction, working memory (aspects of executive skills)

In summary, Mr. ×××× demonstrated an isolated deficit in an aspect of visuospatial skills. However, the large majority of cognitive skills assessed were intact. When given a large neuropsychological test battery, it is not uncommon for a single impaired score to emerge. Furthermore, his impaired score was in the only domain of cognitive functioning (visuospatial) in which he did not have subjective cognitive complains. He reported declines in memory, attention, language, and executive skills, but these were all within normal limits on objective testing. Though he initially experienced cognitive difficulties following a minor head injury in 2012, his cognitive functioning returned to baseline after 5 weeks and is unlikely to be the etiology of his subjective concerns. In addition, it would be unexpected for the minor head injury, with on loss of consciousness or posttraumatic amnesia, to have resulted in long-term cognitive sequelae. His history of substance use is also unlikely to be the etiology of his concerns, giving that his cognitive symptoms began 8 years after his sobriety from all substances. The most likely etiologies of his subjective cognitive concerns are his occupational stress and reduced sleep in 2018, which can negatively impact an individual's mood. In addition, his cognitive concerns began after a period of poor sleep and increased stress. Enhanced mood and improved sleep hygiene may result in improved cognition. Final diagnosis will be rendered by Dr. ××, integrating the present neuropsychological findings with the results from neurological examination, neuroimaging, and laboratory studies.

RECOMMEDATIONS

1. He may benefit from education regarding his numerous cognitive strengths and his weakness so that he can structure his environment to compensate for his weakness.

2. Given the patient's subjective memory complaints, he may benefit from the use of compensatory strategies. Memory aids, such as a daily planner and reminder notes, should be employed to record important information.

3. To compensate for executive concerns, the patient's daily activities should be structured so that they become routine and do not change from day to day. Projects should be prioritized and

(continued)

focus on one discrete task at a time to ensure its completion rather than divide his attention among multiple tasks or projects. Breaking up large amounts of information and complex tasks into smaller, more manageable parts will enhance encoding of information and completion of projects.

4. A referral for behavioral psychotherapy may be beneficial. Learning effective coping strategies for life stressors may be helpful. In addition, learning better sleep hygiene may also be useful.

5. Continued monitoring of the patient's cognitive functioning is recommended. The patient should be retested in one year, using these scores as a baseline, if he notes changes in his cognition.

Thank you for this interesting referral. If I can be of further assistance, please feel free to contact me at ××××. The face-to-face patient evaluation took 4 hours. And additional 3 hours were spent in interpretation and scoring of the test data with 3 hours for report preparation.

（王 刚 任汝静修改整理）

第三节　标准认知评估报告(中译版)

神经心理评估报告

此份报告所有内容均**保密**,仅供专业医师间交流使用。此报告不分发给患者、患者家属或其他委托人,亦不能分发给未经患者和检查者书面授权的临床医师。如需复印件,请联系检查者。

姓名:	XXXX	MR#:	
出生日期:	1963－03－11	检测日期:	2019－03－11
年龄(测试时):	56 岁	检查者:	XXX,科学博士
指导者:	XX,科学博士 &X,心理学博士		
【推举人资料】			

　　患者××××是一位56岁非裔美国人,右利手,高中学历。××医师建议其进行神经心理学评估,以评定目前认知功能,协助鉴别诊断。

（续表）

【病史】

[现病史]

　　患者病史通过问诊及回顾既往诊疗记录获得。患者自述于 2012 年遭受滑雪事故，期间出现摔倒，头部一侧撞上肩膀。患者否认伤后即刻出现意识丧失、创伤后失忆或认知后遗症。患者诉受伤 5 天后出现迟发性脑震荡后症状，包括：头晕，眩光，记忆力差和注意力不集中。患者诉感觉处于"迷雾"中。接诊医师据此诊断为脑震荡后综合征。5 周后患者体能和认知功能恢复正常水平。在 2018 年 8 月，患者在经历了 1 周显著工作压力及睡眠剥夺后再次出现类似的认知困难症状。患者自知工作有一定压力且耗费时间，但在发病前 1 周工作压力额外大。此次患者出现了持续的认知困难。特别地，症状表现为记忆力差（广泛遗忘、物品放置错误、忘记进入房间目的），注意力不集中（注意力下降、注意力分散、需要重读文字），语言困难（找词困难）以及执行力下降（组织能力差、工作记忆力差、多任务处理能力下降）。患者否认存在视空间问题。患者诉自 2018 年 8 月开始出现双侧颞区压迫感以及偶发锐痛。

　　患者诉自 2018 年 12 月开始焦虑症状加重，包括：更易怒，沉思，躁动，幽闭恐惧症加剧，2~5 次惊恐发作（每次持续 5 分钟）。患者诉持续的睡眠时间减少，伴梦境逼真。尽管患者因为健康问题已经限制糖分摄入长达 17 天，但出现吃糖渴望加重。患者否认抑郁症状，未曾出现过幻觉、妄想、自伤或他杀倾向。

[神经影像学检查]

　　患者既往于 2018-11-16 的 MRI/MRA 检查未见明显异常。2019-03-03 的 EEG 未见明显异常。

[既往史]

　　患者既往患高胆固醇血症、憩室炎、肾结石。除了上述的脑震荡病史，患者诉 10 岁时脑部被棒球击中，随即出现长达 1 分钟的意识丧失。患者否认出现创伤后失忆，脑震荡后综合征或认知后遗症。患者母亲怀孕及分娩期间未出现明显的并发症。患者生长发育与同龄人无异。家族史未见明显异常。

[精神病史及药物滥用史]

　　患者自 1986 年开始因"心理发育问题"间断接受个体心理治疗，最近一次治疗是在 4 月前。患者否认有其他精神疾病诊断或治疗。如上所述，患者诉有易怒、沉思、躁动和惊恐发作。患者家族精神疾病史未见明显异常。

　　患者从 15 岁到 41 岁期间，每周最多饮用半杯威士忌，几克可卡因。此外，患者每天抽 5~10 根大麻烟。从 1994 年开始，患者已经戒断上述烟酒。患者否认烟草使用史。患者家族中有明显的药物滥用史。

[目前服用的药物]

　　Lipid Shield（天然胆固醇补充剂）、多维元素片、红曲米胶囊、葡糖胺、甲基磺酰甲烷、烟酸、亚麻仁、复合 B 族维生素。

（续表）

[社会心理学史/教育史/执业史]

　　患者出生于加州的 San Jose,原籍生长,母语为英语。患者未婚,目前独立生活。患者母亲 50 岁时死于肾衰。患者父亲 47 岁死亡,死前有药物滥用。患者有 1 个兄弟,也有药物滥用。患者有 2 个儿子,均已成年,体健。

　　患者自述智商一般,高中毕业。患者否认学习障碍、注意缺陷多动障碍或行动障碍。患者从 1978 年至 2006 年职业为专业巡回音乐家。从 2006 年至今,患者每周工作 50~70 小时为设计公司做生产和销售工作。尽管患者从指导者得到积极的评估,但其主观认知功能下降,并对工作有负面影响。

[目前居住环境及每日行动轨迹]

　　患者能独立完成所有的基本日常生活活动和工具性日常生活活动。患者至今保持驾驶无安全事故。患者表示目前工作是主要压力源。

【行为学表现】

　　患者独立准时参加此次医疗预约。就诊时穿戴整齐,仪容整洁。警觉、有方向感。情绪愉悦,有感染力。眼神交流良好,自发语言流利,音量、节奏、韵律正常。思维过程是连贯的,目标导向的。未见幻觉、妄想。患者否认自杀或他杀倾向。洞察力和判断力完整。步态无异常,未见明显的运动异常。视听能力足够完成量表评估。评估过程中,患者配合度高。因此,以下评估结果是患者目前神经心理功能的有效反映。

【评估采用的量表】

　　Beck 抑郁量表-Ⅱ(BDI-Ⅱ);波士顿命名测验(BNT);加州口头学习测试-Ⅱ(CVLT-Ⅱ);受控口语联想测试(FAS & Animals);简易智能状态检查(MMSE);Rey-Osterrieth 复杂图形测验(ROCFT);Stroop 色词干扰测验;Trailmaking A & B;韦氏成人智力量表(第三版)(WAIS-3)部分子测试;韦氏记忆量表(第三版)(WMS-Ⅲ)部分子测试,韦氏成人阅读测试(WTAR);威斯康星卡片分类测验(WCST)。

【评估结果】

[MMSE]

　　患者得分 30(满分 30),反映大体认知功能完整。

[预估病前智力]

　　患者发病前 IQ 预估得分为 WTAR VIQ=97(位于第 42 分位),达到平均水平。

[智力]

　　预计患者智力达到平均水平[FSIQ=100(位于第 50 分位)]。患者言语智商[VIQ=101(位于第 53 分位)]及操作智商[PIQ=99(位于第 47 分位)]均达到平均水平。

　　言语亚测试的得分从低于平均水平到高于平均水平不等。心算能力是低于平均水平(算术能力测试得分位于第 16 分位)。简单注意力达到平均水平(注意广度测试得分位于第 50 分位)。语言抽象能力(相似度测试得分位于第 75 分位)、常识储备(信息测试得分位于第 75 分位)、工作记忆力(L-N 排序测试得分位于第 75 分位)均高于平均水平。

　　操作亚测试得分从平均水平到高于平均水平不等。特别地,书写速度(数字符号测试得分位于第 37 分位)、视觉构建能力(区组设计测试得分位于第 37 分位)达到平均水平。视觉感知高于平均水平(图片完成度测试得分位于第 75 分位)。

[注意力和信息处理速度]

　　注意力和信息处理速度达到平均水平。信息处理速度达到平均水平(WAIS-Ⅲ数字符号测试得分位于第 37 分位;Trails A 测试得分位于第 54 分位;Stroop 颜色测试得分位于第 61 分位;Stroop 单词测试得分位于第 70 分位)。简单注意力达到平均水平(WAIS-Ⅲ数字广度测验得分位于第 50 分位)。前向数字广度测验得 6 分,反向数字广度测验得 5 分,均在正常范围内。

[语言功能]

　　患者语言功能完整。对抗命名测试结果在正常范围内[波士顿命名测试=57 分(>第 16 分位)]。语音流畅性高于平均水平(COWAT FAS 测试得分位于第 84 分位)。语义流畅性达到平均水平(COWAT Animals 测试得分位于第 25 分位)。

[视觉感知/空间技能]

　　视觉感知/空间技能测试结果各不相同。特别地,视觉感知功能高于平均水平(WAIS-Ⅲ图片完成测试得分位于第 75 分位)。总体视觉构建功能达到平均水平(WAIS-Ⅲ区组设计测试得分位于第 37 分位),但涉及执行技巧的视觉构建受损(ROCFT 复制测试得分位于 ≤ 第 1 分位)。患者表现为合成复杂图片时策略紊乱。

[学习和记忆能力]

　　语言学习和记忆功能完整。患者学习包含五个试验的清单能力高于平均水平[CVLT-Ⅱ List A Trials 1~5 测试得分=54(位于第 84 分位);学习曲线: 6,9,12,12,15]。即刻自由回忆能力十分优秀[CVLT-Ⅱ简短延迟自由回忆得分为 13(位于第 93 分位)]。即刻暗示回忆能力高于平均值[CVLT-Ⅱ简短暗示回忆测试得分为 13(位于第 84 分位)]。20 分钟延迟回忆能力高于平均值[CVLT-Ⅱ长延迟自由回忆测试得分为 12(位于第 84 分位)],经提示后额外回忆 2 个单词[CVLT-Ⅱ长延迟暗示回忆测试得分为 14(位于第 84 分位)]。识别能力也高于平均值[CVLT-Ⅱ总识别辨别力测试得分为 12(位于第 84 分位)]。

　　与上下文相关的故事的即时和延迟的言语记忆能力达到平均水平(WMS-Ⅲ逻辑记忆测试-Ⅰ得分位于第 50 分位;WMS-Ⅲ逻辑记忆测试-Ⅱ得分位于第 37 分位)。患者保留了编码信息的 64%。

　　非言语学习与记忆能力得分从低于平均水平到高于平均水平不等。简单图形即刻回忆能力达到平均水平[WMS-Ⅲ视觉再生-Ⅰ测试得分位于第 63 分位]。30 分钟后延迟回忆能力高于平均水平[WAIS-Ⅲ视觉再生-Ⅱ测试得分位于第 84 分位],患者保留了编码信息的83%。3 分钟延迟后复杂图形再生能力低于平均水平[ROCFT 3 分钟延迟测试得分位于第 24 分位],再回忆出的图像与原图像相似性不高。

[前额叶/执行能力]

　　执行能力表现为从低于平均水平到高于平均水平不等。文字合成能力(COWAT FAS 测试得分位于第 84 分位)、思维灵活性(Trials B 测试得分位于第 78 分位,过程中无错误)、口头

(续表)

概括能力(WAIS-Ⅲ相似性测试得分位于第 75 分位)及工作记忆能力(WAIS-Ⅲ L-N 排序测试得分位于第 75 分位)均高于平均水平。尽管患者犯了许多持续性错误(WCST 持续性错误测验得分位于第 3 分位),但反应抑制能力(Stroop 色词干预测验得分位于第 21 分位,过程中无错误)及新问题解决能力[WCST 分类测验=4(位于第 11~16 分位)]均低于平均水平。

[情绪]

患者目前自测抑郁症状得分为 7 分(BDI-Ⅱ),尚在正常范围内。

【总结和印象】

患者是一位 56 岁非裔美国人,右利手,高中学历。×××医师建议其进行神经心理学评估,以评定目前认知功能,协助鉴别诊断。

此次评估的结果显示以下方面出现神经心理学缺失:

● 复杂的视觉构建能力(视空间能力方面)

以下方面能力相对较差:

● 新问题解决,反应抑制(执行能力方面)

以下方面能力目前完好:

● 一般智力

● 注意力/信息加工速度

● 语言能力

● 视觉感知以及简单视觉构建能力(视空间能力方面)

● 学习和记忆

● 词语加工,思维灵活性,语言抽象,工作记忆(执行能力方面)

综上,患者在视空间能力方面出现独立缺陷。然而,患者绝大部分认知能力评估结果为正常。当一次性进行大量的神经心理量表检查,出现单一某项分数异常这一现象很常见。此外,患者出现异常分数的领域仅为认知功能(视空间),而患者对此并无不适主诉。患者诉记忆力、注意力、语言功能以及执行能力下降,但在客观检查中,上述功能检查结果均在正常范围内。尽管患者在 2012 年头部轻微伤后立即出现了认知障碍,但是其认知功能在 5 周后恢复为其受伤前水平,因此其头部轻微伤很可能不是病因。此外,头部轻微伤在不导致即刻意识丧失和外伤性失忆症的情况下,很难导致长期的认知后遗症。考虑到患者在出现认知障碍前 8 年就已戒断所有大麻烟和酒精,患者药物滥用似乎也不是其病因。患者主观认知障碍的最可能病因为 2008 年出现的职业压力和睡眠减少,这二者均对人体情绪有不好的影响。此外,患者先出现一段时间的睡眠质量差及压力增大,再出现认知问题。改善情绪和提高睡眠质量可能会改善患者的认知功能。×××医师将综合目前的神经心理报告、神经影像学结果和实验室检查结果给出最终的诊断。

【建　议】

(1)针对患者认知强项和弱项的医学教育可使患者受益,以便患者能自行适应,以补偿弱项。

(2)考虑到患者的主观记忆问题,其可从补偿途径获益。患者可使用记忆辅助工具(如日常计划和提醒便签)帮助记录重要信息。

（续表）

（3）为了补偿执行能力,患者的日常活动应该安排的有条理,将其安排成为日常例行程序,不应每天改变。项目应该被合理划分,一次只关注一个独立的任务以保证完成度,而非将其注意力分散至多个任务。将大量的信息和复杂任务逐步细分为更小、更可控部分,以加强信息的编码和任务的完成。

（4）推荐患者进行行为心理治疗,这或许有益。为解决生活压力源,学习有效的应对策略可能会有所帮助。另外,学习更好的睡眠习惯也可能有用。

（5）建议持续监测患者的认知功能。如果患者注意到自己认知水平变化,则应在一年内以这些评分为基准重新进行测试。

（黄　强　任汝静　王　刚）

附 录

名 词 解 释

1. 信度 (reliability)	信度是指测验结果的一致性、稳定性及可靠性,信度系数越高即表示该测验结果愈一致、稳定与可靠,但不涉及测试结果是否正确。常通过重测信度、复本信度、分半信度、同质性信度、评定者信度来考量信度。
2. 重测信度 (test-retest reliability)	重测信度指采用重测法,即用同一测验,在不同时间(多为2~4周)对同一人群测量两次,这两次测量分数的相关系数即为重测系数,又称为稳定性系数。其值越大,说明两次测量的一致性程度越高;反之,越低。
3. 复本信度 (parallel-forms reliability)	复本信度指同一个测量工具(调查问卷、量表等)同时构建两个等值的复本,包含相同的数量、类型、内容、难度的题目,然后对同一受试群体进行测试,再估算两种复本测量分数的相关系数,即为复本信度。
4. 分(折)半信度 (split-half reliability)	分(折)半信度指只用一个测量工具对某一受试人群进行测量,测试结果分为前后两部分或奇数题和偶数题两个部分分别计分,计算这两半测验之间的相关性所得的信度系数。分半信度既可避免重测信度中的"记忆效应",又较复本信度经济和简便。
5. 同质性信度 (inter-item consistency)	心理量表常设计成一系列的问题来考察某一个概念,这些子问题之间的相关性称为同质性信度。它等于所有可能组合的分半信度系数的平均值。但当一份完整的量表测量的内容包括几个领域时,需要分别估算其同质性信度才能准确反映其内部一致性。常用 Cronbach α 系数来衡量量表的同质性信度,通常要求其大于 0.80。
6. 评定者信度 (inter-rater reliability)	当量表(他评)由评定者给受试者计分时,测量的信度则主要取决于评定者信度。分为评定者间信度和评定者内信度,前者指不同评定者对同样对象进行评定时的一致性,后者指同一评定者在不同场合下进行评定的一致性;通常评定者信度多指评定者间信度。

7. 效度 (validity)	效度指测量工具或手段能准确测出所需测量的事物特质的程度,效度越高表示测量结果越能显示所要测量对象的真正特征。常通过表面效度、内容效度、校标效度、结构效度来考量信度。
8. 表面效度 (face validity)	表面效度指测量结果与公众的观念或学术界形成的共识的吻合程度,若吻合度高,则表面效度高。通常由专家评定,属于主观指标。
9. 内容效度 (content validity)	内容效度指一个量表所选题目是否符合测量目的和要求,即这些题目是否体现了所要测量事物的所有或主要特征,从而确定测验是否是所要测量的行为领域的代表性取样。通常由专家判断,故属于主观指标。
10. 实证效度 (criterion validity)	实证效度又称校标效度,指测量结果与一些已经被证实能精确表示被测事物的标准之间的一致性程度,如一个公认有效的量表即可作为标准,检验新量表与标准量表测得结果的相关性,相关系数越大表示量表的校标效度越好。
11. 结构效度 (construct validity)	结构效度亦称为构想效度,自 1955 年被提出以来,其概念仍在不断发展、变化。结构通常指对某种不能直接被观察和测量的一种或一组心理属性所做的理论定义,如智力、态度、焦虑等。在编制心理测验时,往往对所测量的心理属性先提出或已经存在着一种理论上的设想,依此编制测验,结构效度指该测验的测验结果在多大程度上符合或论证了编制测量的理论构想。同时,因该概念与理论有密切的联系,故也被认为是理论假设是否得到了经验数据的证明的一种效度。
12. 天花板效应 (ceiling effect)	天花板效应是量表衰减效应之一,又称高限效应,在心理学测试中,常会遇到实验中的因变量水平趋于完美的现象。常因为设计的反应指标的量程不够大,而造成反应结果停留在量表的最顶端,从而使指标的有效性遭受损失。如当要求受试者完成的任务过于容易,所有不同水平(数量)的自变量都获得很好的结果,并且出现无明显差别。
13. 地板效应 (floor effect)	地板效应也是量表衰减效应之一,又称低限效应,指在心理学测试中,因设计的反应指标量程过小,造成反应结果停留在量表最低端,影响指标的有效性。如当要求受试者完成的任务过于困难,所有不同水平(数量)的自变量都获得很差的结果,并且出现无明显差别。
14. 常模 (norm)	常模全称为测验常模,指一定人群在测验所测特性上的普遍水平或水平分布状态,由标准化样本测试结果计算而来,是心理测评用于比较和解释测验结果时的参照标准。常见的形式有均数、标准分均数、百分位、划界分等。
15. 划界值(分) (cut-off score)	划界值(分)是常模其中的一种形式,在一些心理评定量表中,特别是某些用于特殊人群的临床量表,由于其样本常不是正态分布,不具备制定标准分常模的条件,而采用某一具体量值来划定评定结果的阴性、阳性,这一量值即称为划界值。

16. stroop 效应与（反转）逆 stroop 效应（stroop effect and reverse stroop effect）	stroop 效应与反转 stroop 效应最初是指同一刺激的颜色信息和词义信息互相干扰的现象。前者指字义对字体颜色的干扰效应。如用红墨水写"绿"这个字，要求受试者说出字的颜色，会出现说字的颜色时受到字义的干扰。反转 stroop 效应指字体颜色信息对词义所产生的影响，但这种影响相对较弱。现该现象已被不断发展、演变为多种范式，如昼-夜 stroop、图-词 stroop、双语 stroop、情绪 stroop 范式等。因此从广义上来说，stroop 效应可理解为一个刺激的两个不同维度发生相互干扰的现象。
17. 学习效应（learning effect）	学习效应指受试者在反复接受某种神经心理量表测试后由于个人经验的积累而对该量表产生的一种"熟能生巧"效应，属于神经心理测评的干扰因素之一；对于易产生该效应的量表原则上需要具备平行版本。
18. 语义范畴（semantic domain）	语义范畴即认知范畴的语言化，人类在认识世界的过程中，对客观事物或现象所体现的本质特征进行概括、分类，从而在人类的头脑中形成了认知范畴，但这是存在于思维中的抽象概念，需要借助语言、动作、表情等来体现思维，使其变得可以感知的。认知范畴这一抽象思维活动的结果在语言中的投射，就称之为语义范畴。
19. 心理推测能力（the theory of mind, ToM）	心理推测能力也称心智理论、心理理论，指个体能够理解自己及推断他人客观状况（心理状态）的一种能力，是人类进化的一种表现，有助于维系复杂的社会关系，按照精神（心理）状态内容的特点，可分为认知型 ToM（Cognitive ToM）和情感型 ToM（Affective ToM），前者主要指具备推理和表达他人观点和企图的能力；后者主要指能够察觉和理解他人情感的能力。
20. 日落现象（sundown syndrome）	日落现象又称为日落综合征，用来描述一些老年患者在黄昏时分出现的一系列情绪、认知功能和精神行为的改变，如焦虑、幻觉、攻击行为、定向力消失等，可持续几小时甚至整晚，最常见于阿尔茨海默病患者，也可见于轻度认知功能损害患者等，可能与昼夜节律紊乱、疲劳、情绪激动、环境改变和认知功能受损等因素相关，在进行神经心理测评时间的选择上需要考虑到日落现象的影响。

参考文献

陈俊,刘海燕,张积家,2007. Stroop 效应研究的新进展.心理科学,30(2):415-418.

高娟,2013.语义范畴及相关概念.现代交际,2:65-66.

李灿,辛玲,2008.调查问卷的信度与效度的评价方法研究.中国卫生统计,25(5):541-544.

莫文,2008.心理学实验中的各种效应及解决办法.实验科学与技术,6(6):118-121.

聂建中,汤晓媚,2006.试论结构效度的发展演变.山西大学学报(哲学社会科学版),29(3):104-107.

Colliver J A, Conlee M J, Verhulst S J, 2012. From test validity to construct validity … and back?. Med Educ, 46(4): 366 - 371.

Khachiyants N, Trinkle D, Son S J, et al., 2011. Sundown syndrome in persons with dementia: an update. Psychiatry Investig, 8(4): 275 - 287.

Kidd D C, Castano E, 2013. Reading literary fiction improves theory of mind. Science, 342: 377 - 380.

Song Y, Hakoda Y, 2007. An asymmetric phenomenon of Stroop/reverse Stroop interference in ADHD. Journal of Attention Disorder, 15(6): 499 - 505.

(潘小玲 王 刚)

索 引

中 文 索 引

A

B

C

Y

Z

英 文 索 引

A

F

G

H

I

M

N

O

P

Q

R

S

T

V

W

Y

Z

评新书《痴呆及认知障碍神经心理测评量表手册》[*]（代跋）

　　神经心理学评估工具作为一种获取被试心理与行为间联系的量化方法,为临床医师及相关研究者判断和量化评估患者大脑功能受损的性质、涉及的范围及其严重程度提供了工具。神经心理学评估对诊断、制定相关干预和康复措施,以及疗效评定有重要意义,尤其是对于早期临床表现不典型、又尚未出现影像学改变的认知功能障碍患者,神经心理学评估对于了解患者的行为和功能仍起着无可替代的作用。

　　近年来,新的神经心理学评估工具不断涌现,越来越广泛地应用到临床诊疗实践、脑科学研究和药物临床试验中。然而,许多临床医师和相关研究者面对种类繁多的神经心理学量表常感无从下手,对于如何选择合适的工具、合理规范地使用及如何解释评定结果缺乏系统的认识。国内神经心理学专门书籍出版很少,适用于临床人员及研究者的更是寥寥。当第一时间看到由上海交通大学医学院附属瑞金医院神经内科王刚博士主编的《痴呆及认知障碍神经心理测评量表手册》时,感觉编排形式令人耳目一新,内容简洁精要、系统全面,为临床医师及相关工具使用者提供了一本客观、规范和实用的"口袋"手册。

　　该手册的总论部分细致地介绍了神经心理学评估的规范化流程,强调了正式神经心理评估前准备工作的重要性。专科医师需要根据初步临床评估来判断患者是否有指征做测评,是否有足够的自控、自知力及肢体运动、视听觉能力来完成评估,并根据临床初步印象选择有针对性的评估项目。该手册除了科学性和循证特点,另外一大特色就是提供了对于不同类型就诊者如何采用不同的沟通技巧及测评过程中专科医师与神经心理评估师的衔接,体现了医学人文关怀、真正以病家为中心的理念。总论最后部分则对评价量表的统计学指标及软件实现进行了全面介绍,为读者能更好地理解如何判断分论中不同量表的特点打下理论基础。

　　手册的分论部分涵盖了综合智能、不同认知领域、日常功能、生活质量、照料者负担等不同方面的评估工具。精选了国内外临床通用、常用的量表,较为系统地对每个量表的编制背景及构架、发展演变和应用对象进行概述,建立在文献数据上的

---

　　* 本文原载:内科理论与实践杂志,2015,10(2):161.

总结评价让读者更好地了解每个量表的优势及其局限性。对量表来源(包括中文版相关信息)和版权情况的介绍则强化了读者在将来使用过程中的学术规范意识。有关量表类型及操作注意点则对实际操作过程中的关键问题进行说明,具有高度的可操作性。国内外代表性研究的介绍可供有兴趣钻研的读者进一步了解相关量表的应用现状。

此外,该手册的一大亮点是融入了作者对神经心理学与临床应用的诸多理念,切合当前转化医学研究的需要,增加了与神经心理学测评相平行的动物行为学实验的介绍,让读者能更为全面地了解前沿基础研究的基本方法学。相信读者通过反复研读和使用,在潜移默化之中与作者的科学思想进行交流,激发出读者在临床实践和转化研究中的创新火花。

李春波　曹歆轶
上海市精神卫生中心